常 见 病 药 食 宜 忌 丛 书

·总主编 孟昭泉 孟靓靓·

U0728256

儿科常见病药食宜忌

主 编 孟靓靓 于 静

副主编 刘 勇 王 琨 苑修太 路 芳
陈夫银 卜令标

编 委 (以姓氏笔画为序)
卜令标 于 静 王 琨 冯冉冉
刘 勇 米亚南 陈夫银 苑修太
屈会婷 孟现伟 孟昭泉 孟靓靓
路 芳

中国中医药出版社
·北 京·

图书在版编目（CIP）数据

儿科常见病药食宜忌/孟靓靓，于静主编．—北京：中国中医药出版社，2016.8
（常见病药食宜忌丛书）
ISBN 978 - 7 - 5132 - 3265 - 4

Ⅰ.①儿…　Ⅱ.①孟…　②于…　Ⅲ.①小儿疾病 - 常见病 - 药物 - 禁忌　②小儿疾病 - 常见病 - 忌口　Ⅳ.①R272②R155

中国版本图书馆 CIP 数据核字（2016）第 072020 号

中 国 中 医 药 出 版 社 出 版
北京市朝阳区北三环东路 28 号易亨大厦 16 层
邮政编码　100013
传真　010 64405750
北京市泰锐印刷有限责任公司印刷
各地新华书店经销

*

开本 787×1092　1/16　印张 16.5　字数 359 千字
2016 年 8 月第 1 版　2016 年 8 月第 1 次印刷
书　号　ISBN 978 - 7 - 5132 - 3265 - 4

*

定价　42.00 元
网址　www.cptcm.com

如有印装质量问题请与本社出版部调换
版权专有　侵权必究
社长热线　010 64405720
购书热线　010 64065415　010 64065413
微信服务号　zgzyycbs
书店网址　csln.net/qksd/
官方微博　http：//e.weibo.com/cptcm
淘宝天猫网址　http：//zgzyycbs.tmall.com

《常见病药食宜忌丛书》

编 委 会

前　言

随着社会经济的发展和人民生活水平的提高，人们对自身保健的意识愈来愈强。一日三餐提倡膳食平衡，不仅要吃得饱，而且要吃得好，吃得科学，同时更注重饮食搭配方法。当患病以后，更要了解中西药物及食物之间的宜忌等知识。

食物或药物宜忌是指食物与食物之间、各种药物之间、药物与食物之间存在着相互拮抗、相互制约的关系。如果搭配不当，可引起不良反应，甚至中毒反应。这种反应大多呈慢性过程，在人体的消化吸收和代谢过程中，降低药物或营养物质的生物利用率，导致营养缺乏，代谢失常而患病。食物或药物宜忌的研究属于正常人体营养学及药理学范畴。其目的在于深入探讨食物或药物之间的各种制约关系，以便于人们在安排膳食中趋利避害。提倡合理配餐，科学膳食，避免食物或药物相克，防止食物或药物中毒，提高食物营养素或药物在人体的生物利用率，对确保身体健康有着极其重要的意义。

当患了某种疾病之后，饮食和用药需要注意什么；哪些食物或药物吃了不利于疾病的治疗，甚至加重病情；哪些食物吃了不利于患者所服药物疗效的发挥，甚至降低药效或发生不良反应；哪些药物不能同时服用，需间隔用药……这些都是患者及家属十分关心的问题。

因此，我们组织长期从事临床工作的专家，查阅海量文献，针对临床上患者及家属经常问到的问题，编写了《常见病药食宜忌丛书》，旨在帮助患者及家属解惑，指导药物与食物合理应用，以促进疾病康复。

患者自身情况各异，疾病往往兼夹出现且有其个体性，各种药食宜忌并非绝对，还需结合临床医生的建议，制定更为个性化方案，以利于疾病向愈。另外，中外专家对药食宜忌的相关研究从未停止，还会有更新的报道出现，我们将及时收录。基于上述原因，本丛书虽经反复推敲，但仍感未臻完善，其中的争议亦在所难免。愿各位读者、同道批评指正，以期共同提高。

本丛书在编写过程中，得到了有关专业技术人员的积极配合与大力支持，在此一并表示感谢。

《常见病药食宜忌丛书》编委会

2016 年 7 月

编写说明

在我国，儿童仍是疾病高发人群。普及疾病防治知识、关心儿童身心健康，对提高国民人口素质和生活质量极为重要。如果广大人民群众能够掌握一些常见疾病的中西医简易治疗法，便可及时有效地预防和治疗儿童常见疾病，这不但节省了宝贵时间，还可以做到有病早治、无病早防。

在长期的临床工作中，我们经常采用中西医结合的方法治疗疾病，获得了花钱少、见效快的效果。有时我们也经常指导家长认识婴幼儿及儿童常见病的临床表现，并教给她们一些简易方法，配合医生治疗，常能收到良好的疗效。为此，我们组织儿科专家，参考有关资料，依据儿科常见病饮食用药特点编写了《儿科常见病药食宜忌》一书。

全书共分五章，第一章讲述了婴幼儿与儿童的饮食、用药特点及原则。第二章至第五章依次为新生儿疾病、婴幼儿及儿童常见疾病、感染性疾病、寄生虫病，每一疾病均按概述（包括病因、临床表现、辅助检查）、饮食宜忌（包括饮食原则、饮食搭配、药膳食疗方及禁忌）、药物宜忌（包括中、西药物治疗及禁忌）等方面做详细阐述。其内容丰富，通俗易懂，科学实用，操作性强，适合医护人员及普通读者参考阅读，同时也是家庭育儿的必备科普读物。

该书在编写过程中，曾得到相关专业技术人员的积极配合与大力支持，在此一并表示感谢。本书虽经我们反复推敲，但仍感未臻完善，书中不足之处敬请专家、同仁和广大读者提出宝贵意见，以便再版时修订提高。

编者
2016 年 6 月

目　录

第一章　婴幼儿与儿童的饮食、用药特点及原则

一、婴幼儿与儿童的饮食特点

（一）婴幼儿的饮食特点

合理的饮食营养，是保证婴幼儿正常生长发育的必要条件。婴幼儿新陈代谢旺盛，其基础代谢消耗的热能是成人的 2 倍。一般来说，年龄愈小，代谢愈旺盛，为了适应这种高代谢，就必须摄入大量的热能，维持生长发育的需要。6 个月以下，每天每千克体重需要热能 500kJ（120kcal），6 ~ 12 个月为 400kJ（96kcal）。若热能不足，婴儿就会出现倦怠，不喜活动，进食少，以至影响生长发育。

1. 蛋白质对婴幼儿生长发育尤为重要

年龄愈小，生长发育愈快，蛋白质的需求量也就愈多。当然，对蛋白质需求量的多少，还要取决于蛋白质的质量及食物中各种营养的搭配。母乳喂养的婴幼儿每天每千克体重蛋白质需求量为 2 ~ 2.5g，人工喂养者蛋白质需求量为 3 ~ 4g，混合喂养者蛋白质需求量为 3g。在母乳不足或无母乳的情况下，代乳品中蛋白质含量一定要充足。某些植物蛋白含氨基酸很丰富，但生物利用价值较低，如若全部供给植物蛋白，则所给的蛋白质的量要相对高些。婴幼儿长期缺乏蛋白质，则会影响大脑的发育，体重及身高增长缓慢，肌肉松弛，抵抗力下降，严重者会引起营养不良性水肿。

2. 脂肪与婴幼儿生长有密切关系

婴幼儿所需热能 40% 由脂肪供给，故婴幼儿所需的脂肪比成人要多，每天每千克体重的脂肪需求量为 4 ~ 6g，其中母乳喂养者脂肪需求量为 5.5 ~ 6g，人工喂养者脂肪需求量为 4.5 ~ 5g。母乳中含有丰富的脂肪和天然的脂肪消化酶——脂酶，且脂肪球比牛奶小，更易吸收。婴儿对母乳中脂肪的吸收率为 90% ~ 95%，而牛奶则为 80% ~ 85%。多不饱和脂肪酸为婴儿生长发育所必需的物质，母乳中含有丰富的花生四烯酸，是其他乳类不能比拟的，可见母乳是婴儿的天然理想食物。婴儿对脂肪代谢不稳定，储存的脂肪消耗极快。若长期供应不足，则可导致营养不良、生长缓慢和各种维生素缺乏症；若供给过多，则易发生消化不良。

3. 糖类是婴幼儿热能的主要来源

最初 6 个月乳糖可满足基本的需要，母乳中乳糖含量为 6% ~ 7%，牛奶、羊奶为 4% ~ 5%，母乳中乳糖完全溶于奶液中，较易吸收。最初婴幼儿仅能消化乳糖、蔗糖、葡萄糖。随着消化系统的逐步发育与完善，也能消化淀粉类食物。6 个月以后可开始给

予一定量的淀粉食物，如小米粥、大米粥、面片汤等，以后逐渐添加谷类、豆类、水果、蔬菜等。

糖类所供给的热能占婴幼儿总热能的50%。食物含糖过多，在肠内发酵生成大量低级脂肪酸，刺激肠蠕动，易致腹泻，故需要合理安排膳食。

4. 水对婴幼儿代谢很重要

其重要性仅次于空气。婴儿对水的需求量较成人高，一般每天每千克体重约150mL。水的需求量与人体代谢率的高低和饮食的质量有关，如进食量大、蛋白质及食盐大量摄入时，则水的需求量就多。婴儿在出生后3个月内肾脏浓缩尿的能力有限，摄入的盐量超过需要的部分，则由尿中排出，这时就需要多喝些水。母乳内含盐量低，不会产生盐在体内蓄积的危险，而人工喂养则摄入的蛋白质及盐量均较多，因此需要多喝水，以帮助盐的排泄。

5. 钙对婴幼儿骨骼、牙齿和成长都非常重要

新生儿体内的钙约为其体重的0.8%，每日钙的存留量达450mg；当满1岁时，每日钙的存留量就降到123mg。说明年龄愈大，钙的存留量愈少，所以婴幼儿应增加钙的摄入量。一般来说，1~10岁每人每天需钙量为1000mg，10~13岁需钙量为1200~1500mg。如果奶类供应较少，而主要靠蔬菜和粮谷供给时，钙的供应标准应该略有提高。

6. 铁在婴幼儿饮食营养中十分重要

婴幼儿体内含铁500mg左右。婴幼儿生长快，铁的需求量相对也较多。乳汁中含铁量极少，故要额外补充。足月胎儿肝内贮存的铁可供6个月用，早产儿贮铁不足，仅够3~4个月之用，故应及时添加含铁食物。婴幼儿每日需铁量为6~10mg。在选择含铁丰富食物的同时，要考虑铁的吸收利用。动物性食物铁的吸收率高，而植物性食物铁的吸收率较低。动物肝脏含铁高，可做成肝泥以供食用。绿叶蔬菜含铁较多，可加工成菜汁或菜泥，既补充铁又补充维生素。

7. 锌与生长发育关系密切

缺锌可致生长发育迟缓，味觉迟钝，食欲降低。但母乳喂养的婴幼儿很少缺锌，每升母乳中含锌10~20mg。婴幼儿期锌的供给标准为每日3~5mg。高锌食物有海鱼、蛤贝及肉类等。

8. 碘与婴幼儿脑发育

婴幼儿缺碘可引起甲状腺功能不足，甚至造成脑发育不全，且常是不可逆的，从而造成智力低下。在母乳喂养期间，要供给乳母以足够的碘。人工喂养者，对于以大豆为基础的配方食品要适量加碘盐。

9. 维生素对婴幼儿的生长及增强机体抵抗力很重要

（1）维生素D可促进钙、磷吸收，有利于骨骼生成，对生长期的婴儿更为重要：缺乏维生素D是发生佝偻病的重要原因，这类婴儿还易发生营养不良。反之，摄入过多也会发生中毒。供给量以每天400U为宜，新生儿体内无储存，故出生后第3周即应开始添加。

（2）维生素 A 促进生长发育，维持上皮组织正常结构与视力功能：饮食中缺乏维生素 A，婴幼儿生长缓慢，甚至停滞，并易患角膜炎和各种皮肤病，严重者会致角膜溃疡及夜盲症等。反之，摄入过量会中毒，故摄入一定要适量。维生素 A 来自乳、蛋、鱼肝油。胡萝卜素主要存在于深绿色或红黄色的蔬菜和水果中，如胡萝卜、菠菜、橘子、香蕉等，含量都比较丰富。婴幼儿维生素 A 的需求量为 1000U。

（3）B 族维生素是促进婴幼儿生长发育的必需营养素：维生素 B_1 在猪肉、大豆、小米中含量丰富。维生素 B_2 在动物肝中含量较多，故婴幼儿辅助食物中要添加肝泥。一般来说，母亲的食物中 B 族维生素含量丰富，乳汁中的含量即可满足婴幼儿生长的需求。

（4）维生素 C 是骨、齿、微血管及结缔组织的细胞间质合成的必需物质：缺乏维生素 C 时，易出血，创伤不易修复，人体抵抗力下降。1 岁婴幼儿每日维生素 C 的供给量为 30mg。维生素 C 在母乳中的含量是 2% ~6% ，故母乳喂养的婴幼儿不易缺乏。一般代乳品内未加维生素 C，故人工喂养一定要适量地补充含维生素 C 丰富的食物，例如橘子汁、苹果汁、菜泥等。

（二）儿童的饮食特点

儿童时期其生长虽然比婴幼儿缓慢，但各脏腑器官仍然在迅速发育，是身体和智力发育的旺盛时期，因此，必须合理安排饮食，使儿童德、智、体全面发展。

1. 要满足热能的供应

热能是食物中糖类、蛋白质、脂肪在身体进行代谢时释放出来的能量，是用来维持生理功能的重要因素。如果膳食热能供给不足，其他的营养素在体内也不能很好地被利用，从而导致儿童身体瘦弱，容易生病，影响儿童生长。一般说来，按体重或体表面积计算，儿童对热能的需求量比成人高。7 岁儿童每千克体重需热能 180kJ（43kcal），12 ~13 岁儿童每千克体重需热能 120kJ（29kcal），和正常成人差不多。所以，必须供给充足的热能，以补充儿童体力活动的消耗。如果体重超重，应该减少一些高热能的食物，如肥肉、糖、油炸食品等。

2. 要注重蛋白质的质量

蛋白质在儿童的生长发育中是十分重要的，要供应充足。根据中国生理学会所制定的需要标准，学龄前儿童每日 50g，7 ~10 岁每日 60g，10 ~13 岁每日 70g，13 岁以上按成人标准。对儿童蛋白质的供应，不仅要满足数量，而且还要讲究质量。因此，在膳食中蛋白质至少应该有 1/3 的优质蛋白质。富含优质蛋白的食物有鱼、瘦肉、蛋类、奶类、大豆。

3. 供给足够的无机盐

儿童的骨骼正在生长发育之中，需大量的钙和磷，如果钙、磷供应不足，可能产生轻度佝偻病和骨质疏松症。铁供应不足可发生贫血；碘供应不足可出现甲状腺肿。因此，应每日供给儿童钙 600mg、磷 700mg、铁 15mg、碘 100 ~110μg。含钙丰富的食物有牛奶、鸡蛋、大豆、青菜、粗粮、豆腐、虾皮、虾酱等；含磷丰富的食物有牛奶、鸡蛋、大豆、鱼类、肉类；含铁丰富的食物有动物肝脏、蛋黄、绿叶蔬菜等；含碘丰富的食物有海带、紫菜、海鱼等。

4. 补充足够的维生素

维生素对维持儿童正常生长和调节生理功能非常重要。严重缺乏任何一种维生素，都可使儿童患维生素缺乏症。因此，必须补充足够的维生素。中国生理学学会制定的标准为，5~7岁的儿童，维生素A的每日供给量为2200U；胡萝卜素每日为4mg；每日可供维生素D 400U，以获得最大的钙存留。维生素C的供给量为5~7岁50mg，7~10岁65mg，10~13岁75mg；维生素B_1的供给量为5~7岁1mg，7~10岁1.2mg，10~13岁1.4mg；维生素B_2的供给量为5~7岁0.8~0.9mg，7~10岁1mg，10~13岁1.2mg；5~7岁儿童每日需要烟酸10mg，7~10岁每日12mg，10~13岁每日1.4mg。含维生素A丰富的食物有动物肝脏、鸡蛋黄、牛奶等，绿色蔬菜含的胡萝卜素能在人体内变成维生素A；含维生素D丰富的食物有鱼肝油、动物肝脏、鸡蛋黄等；含维生素C丰富的食物有新鲜蔬菜和水果等；含维生素B_2丰富的食物有动物内脏、鸡蛋、牛奶、豆类、花生、葵花子等；含烟酸丰富的食物有牛羊肉、花生、黄豆等。

二、小儿用药特点及原则

（一）小儿用药特点

1. 新生儿用药不良反应的特点

新生儿作为特殊人群，多器官系统发育不完全，所患疾病的状态及其具体治疗方案与儿童和成人均有所不同。

新生儿期大多数药物代谢酶严重不足，早产儿更加严重，加之肾功能低下导致药物半衰期延长，其维持时间和毒副作用均增加。过期产儿由于妊娠期延长，胎盘退行性变，使胎儿在宫内呈慢性缺氧和消耗状态。这些因素导致早产儿、过期产儿的呼吸窘迫综合征发生率均较足月儿为高。药物相互作用发生在药动学和药效学各个方面，合并用药势必增加不良反应的发生率，在新生儿期同样如此。

新生儿药物不良反应的主要诱因：①新生儿有与儿童和成人不同的药理学特征，药代动力学方面表现为肝肾功能低、药物－血浆蛋白结合能力差、药物经皮利用率高等；药效学方面表现为机体对药物的反应性改变。②新生儿多药混用和长期用药。③新生儿接受非肠道营养和被动呼吸。④新生儿患有某些疾病，如呼吸窘迫综合征、心室内出血、坏死性结肠炎、肝肾功能衰竭、窒息等。⑤母亲怀孕期间用药，药物经胎盘进入胎儿体内。⑥母亲提前和过期分娩。

2. 母亲产前用药对新生儿的不良反应

（1）局部麻醉药：可引起胎儿中毒症状。母体局部用药后，通过胎盘转运，使胎儿接触到局部麻醉药。子宫颈或阴道神经阻滞麻醉也可将药物误注入胎儿体内。新生儿应用局部麻醉剂也可引起意外中毒，表现为心动过缓、肌张力降低、癫痫发作、呼吸困难和瞳孔散大。

（2）镁：分娩前用于治疗产前子痫或早产。可使新生儿产生高镁血症，表现为昏睡、肌张力降低和软弱无力。但这与新生儿的血镁浓度没有直接关系。母体产前用药时间越长，新生儿异常神经症状持续时间也越长。在婴儿清除镁24～48小时内，异常的神经症状可获改善。

（3）β受体阻滞剂：母体产前使用β受体阻滞剂，其新生儿在出生后2～3日内仍可检出有效的β受体阻滞剂浓度。母亲应用醋丁洛尔（醋丁酰心安）治疗者，约有1/3以上的新生儿发生窦性心动过缓。母亲使用普萘洛尔（心得安）与新生儿低血糖症的发生有关。

（4）其他

①孕妇服用血管紧张素转化酶抑制剂，可引起早产儿无尿症，严重时可有生命危险。

②母亲服用利可君，可造成新生儿肾功能短暂失调，特别是在早产儿中，有肾小球滤过率减低、血浆肾素活性增加，但无明显肾功能衰竭的表现。

3. 小儿用药常见的不良反应

（1）神经系统反应：呋喃坦啶可引起头前额部疼痛及多发性神经炎。大剂量氯丙嗪可引起锥体外系反应。癫痫患者用药后可发生惊厥。小婴儿应用四环素、糖皮质激素及维生素A等，可引起脑脊液压力增高。应用糖皮质激素易引起手足搐搦。

（2）心血管系统反应：婴儿的交感神经比副交感神经发育滞后，因此对洋地黄耐受性较好，用药较少发生毒性反应；但是，因新生儿及早产儿排泄药物功能较低，易发生蓄积中毒。

（3）消化道反应：口服铁剂易引起呕吐。大剂量应用糖皮质激素可引起消化道溃疡。6个月以内的婴儿应用氯丙嗪可引起麻痹性肠梗阻。无味红霉素可引起婴幼儿淤胆性黄疸。氯丙嗪、呋喃类药物、苯巴比妥、异烟肼等药物易引起中毒性肝损害。

（4）肾脏反应：氨基糖苷类抗生素对婴幼儿肾脏有毒性作用。大剂量维生素D可引起肾脏钙化。

（5）血液系统反应：氯霉素可引起再生障碍性贫血。磺胺类及水杨酸类药物可致血小板减少。磺胺和大剂量青霉素可引起溶血性贫血。磺胺药、氯丙嗪及对氨基水杨酸钠等可致高铁血红蛋白血症。甲氧嘧啶可抑制二氢叶酸还原酶，影响叶酸代谢，导致巨幼红细胞性贫血。

（6）生长障碍：长期应用糖皮质激素及免疫抑制剂，可影响生长发育。大剂量应用维生素A，可造成骨生长延迟及骨骺早期闭合。

（7）牙齿、骨骼、皮肤等反应：四环素类抗生素可致牙齿发黄及珐琅质缺损，即使换恒齿后也不能恢复；早产儿长期应用四环素类抗生素可致骨骼生长停滞。因此，7岁以内小儿禁止使用四环素类抗生素。

（8）其他：磺胺药可致新生儿胆红素脑病。新霉素等具有抑酶作用的药物，可以阻碍药物解毒。

4. 小儿药物吸收特点

（1）胃肠道给药：不同年龄的儿童具有不同的吸收功能。新生儿由于胃酸较低，胃排空时间相对较长，胃肠蠕动不规则，肠黏膜通透性较高，一般情况下，口服给药后血药浓度较低。在一些病理情况下，如脱水或休克时，肠系膜血流锐减，则对药物吸收的影响更大。随着年龄的增长，胃肠道的吸收功能也趋向稳定，6 岁以后儿童口服药物吸收情况类似成人。

（2）皮下注射：用药容量和应用范围非常有限。皮下注射量较大时，由于张力较大可使皮肤的血流量减少而影响吸收。药物浓度渗透压亦可影响药物吸收，腐蚀性药物可损害附近组织。

（3）肌内注射：可以用相对较大容量，但肌内血流量不稳定，尤其是周围循环不良时药物吸收降低。另外，不同药物有不同的吸收速率，如地高辛肌内注射吸收较差，苯巴比妥钠肌内注射吸收较快，而安定（地西泮）肌内注射吸收速率反而比口服慢。

（4）静脉用药：药物直接进入血液循环，起效快，但易引起血栓性静脉炎。静脉用药是危重患儿，尤其是循环较差患儿较为可靠的给药途径。

（5）外用药：小儿皮肤黏膜血管丰富，且体表面积相对较大，具有很强的吸收能力。在局部有炎症或破损时，外用药吸收速度更快。过量阿托品滴眼即可引起高热、谵妄，甚至惊厥等中毒症状；酒精擦浴可引起昏迷或呼吸困难；糖皮质激素软膏外用面积过大，可引起全身水肿；新霉素软膏外用于烧伤创面，可引起听神经损害等。

（二）小儿用药原则

1. 明确用药指征，制定合理用药方案

药物适应证要正确，每次处方用药量要尽可能少，以减少药物不良反应带来的危害。

2. 明确药物治疗目的

监测个例用药过程，制定停止和改善治疗方案的客观标准和方法。

3. 熟悉药物性能

熟悉药物的不良反应及药物间的相互作用，经常检查小儿的用药情况（种类、剂量、时间等）。

4. 避免小儿处方中容易出现的问题

小儿用药剂量是根据年龄、体重或体表面积来计算的，其给药间隔时间与成人亦有较大差异。医生开处方时必须字迹清楚，药物剂量、用法等必须明显标出，不可混淆不清。

第二章　新生儿疾病

一、新生儿惊厥

新生儿惊厥是指在新生儿期由于各种疾病或病理变化，使大脑运动神经元异常放电，引起肌肉抽动。惊厥是新生儿时期常见的症状，早产儿发生率较高。

1. 病因

引起新生儿惊厥的病因很多，有时几种因素同时存在，包括：①围产期损伤，如缺氧缺血性脑病、颅内出血等。②宫内感染及围产期感染。③代谢异常，如低血糖、低血钙、高血钠及低血钠、胆红素脑病等。④遗传代谢病，如苯丙酮尿症、枫糖尿症等。⑤先天脑发育畸形，如脑发育不全、小头畸形、脑积水等。⑥遗传缺陷，如良性家族性新生儿惊厥、色素失调症、维生素 B_6 依赖等。⑦药物。

2. 临床表现

（1）惊厥发作类型

①轻微型：是新生儿期惊厥最常见的一种发作类型，无肢体强直或阵挛抽动。表现为眼球水平位偏斜或双眼上翻，眼睑反复抽动，眨眼，流涎，吸吮及咀嚼动作，呼吸暂停，上下肢体呈现游泳样或踏板样动作。

②多灶性阵挛型：是发生于几个肢体，呈移行性，由一个肢体移向另一个肢体或身体一侧移向另一侧的游走性、阵挛性抽动。有时一个肢体的局限性阵挛性抽动持续很长时间，然后出现其他部位的抽动。常伴有意识障碍。

③局灶性阵挛型：是指身体某个部分局限性阵挛发作。如一个肢体或一侧面部抽动，可蔓延至同侧其他部位。常无意识障碍。

④强直型：表现为四肢强直性伸展，有时上肢屈曲、下肢伸展并伴有头后仰。常伴呼吸暂停和眼球上翻，脑电图常有明显异常。

⑤全身性肌阵挛型：此型新生儿期少见。表现为上肢和（或）下肢同步性抽搐动作，常表示有弥漫性脑损伤。

（2）伴随症状：各种引起惊厥的疾病，均可有各自疾病本身的临床表现。如低血糖可有面色苍白、肌张力减弱、反应低下；颅内出血可有兴奋、嗜睡、凝视、尖叫、前囟膨隆及肌张力、腱反射的改变；化脓性脑膜炎可有全身感染症状及神经系统表现等。

3. 辅助检查

（1）血常规检查：红细胞增多症时，血红蛋白 $>220g/L$，红细胞压积 $>65\%$。

（2）生化检查：测定血糖、钾、钠、氯、钙、镁、磷等，必要时测血、尿氨基酸及血氨。

（3）血气分析：注意是否有低氧血症和二氧化碳潴留以及酸中毒的表现。

（4）脑脊液检查：注意外观是否混浊、血性，细胞数、蛋白及糖含量是否正常，必要时送细菌培养。

（5）其他：眼底检查，头颅透照试验，头颅B超，脑电图，CT检查，必要时做磁共振检查。

（6）宫内感染实验室检查：血IgM测定，母亲及婴儿TORCH特殊抗体IgM及IgG测定等。

4. 西医治疗

（1）一般治疗：保持呼吸道通畅，及时清理口咽部分泌物。将患儿头部偏向一侧，防止误吸。若出现换气障碍，立即吸氧及人工呼吸。

（2）病因治疗

①低血糖：10%葡萄糖2～4mL/kg，静脉注射后，10%葡萄糖每小时5～8mL/kg维持。

②低血钙：10%葡萄糖酸钙2mL/kg加等量葡萄糖稀释后缓慢静脉注射。

③低血镁：25%硫酸镁0.2～0.4mL/kg，肌内注射或2.5%硫酸镁2～4mL/kg，静脉注射，速度要缓慢。

④维生素B_6缺乏：维生素B_6 50～100mg，静脉注射。

⑤其他：针对不同病因给予治疗，如有感染者抗感染，红细胞增多症者需做部分换血。缺氧缺血性脑病、颅内出血者应做相应处理。

（3）控制惊厥：除非是表现为呼吸暂停的惊厥，通常惊厥过程中不用止痉，因为一般它们是自限性的，很少危及新生儿的生命功能。

①苯巴比妥：给予负荷量20mg/kg，静注，如果惊厥未停止，可每15分钟给予5mg/kg，直至惊厥停止，或最大用量40mg/kg，已给予维持治疗在12小时后开始。剂量从3～4mg/（kg·d）起，根据临床反应和血清药物浓度可增加至5mg/（kg·d）。苯巴比妥必须静脉给药，特别在惊厥反复发作或长时间发作时，或惊厥控制后，苯巴比妥可给予口服，苯巴比妥的有效治疗浓度为15～40μg/mL（65～170μmol/L）

②苯妥英钠：个别患儿应用苯巴比妥不能控制惊厥时，可选用本药。负荷量为15～20mg/kg，静脉缓注，一般主张将负荷量分2次，间隔20～30分钟静脉缓慢注射，有效血浓度20～30mg/L。6～12小时后可给予维持量，每日3～4mg/kg，分2～3次给予。

③安定（地西泮）：除用于治疗新生儿破伤风外，一般不宜作新生儿一线抗惊厥药物，仅用于苯巴比妥及苯妥英钠治疗无效的持续惊厥，剂量为每次0.3～0.5mg/kg，缓慢静脉注射。此药半衰期为15分钟，通过血脑屏障快，消失也快，因此可于15～20分钟后重复使用，一日之内可应用3～4次。可从小剂量开始，无效则逐渐加量，或以每小时0.3mg/kg（每日3～12mg/kg）连续静脉滴注，有效血药浓度为0.15mg/L。此外还可直肠给药，剂量为每次0.6mg/kg。

④利多卡因：此药起效迅速（1分钟内），安全性大。首剂 2mg/kg，静脉注射，20～30分钟后如无效，可重复上述剂量，缓解后以每小时 4～6mg/kg 维持。本药禁用于有房室传导阻滞或肝功能异常者。

⑤副醛：可作为抗惊厥的辅助剂。每次 0.05～0.2mL/kg，加 10% 葡萄糖 20～40mL/kg，缓慢静脉注射；或每次 0.2mL/kg，肌内注射。

⑥10% 水合氯醛：可作为抗惊厥的辅助剂。每次 0.5mL/kg，加入生理盐水 10mL，保留灌肠。

（4）新生儿惊厥持续状态的处理：立即控制惊厥。

①安定：为控制新生儿惊厥持续状态首选药物。静脉缓注 0.3～0.75mg/kg，用后 1～3分钟见效，但维持时间短，最好静脉滴注维持。直肠给药可用安定栓剂或直肠灌注，2分钟内可达血浆最低止惊浓度，6分钟内可达高峰。不应肌内注射，因为吸收很差，起效慢。氯硝安定是治疗新生儿惊厥最安全的药物，作用比安定更强，只需每次 0.01～0.1mg/kg，静脉注射。

②苯巴比妥，苯妥英钠：用法同上。

③以上药物均无效时可用硫喷妥钠，每次 10～20mg/kg 配成 2.5% 溶液，每分钟 0.5mg/kg，静脉注射或肌内注射。利多卡因 1～2mg/kg，静脉缓注，然后每小时 1～2mg/kg，静脉滴注。

（5）治疗脑水肿：避免输液过量是预防和治疗脑水肿的基础，每日液体总量不超过 60～80mg/kg。颅内压增高时，首选利尿剂呋塞米，每次 1mg/kg，静注；严重者可用 20% 甘露醇，每次 0.25～0.5g/kg，静注，每4～6小时1次，连用3～5天。一般不主张使用糖皮质激素。

5. 中医治疗

（1）辨证治疗

①感受风邪

主症：发热，烦躁，双目上视，牙关紧闭，甚则壮热不退，手足躁动，舌质红，苔黄，指纹色暗红。

治法：清热开窍，息风镇惊。

方药：羚羊钩藤汤加减。水牛角10g，钩藤、桑叶、菊花、川贝母、白芍各6g，甘草3g。痰多加天竺黄、胆星；抽搐加菊花、僵蚕；神志不清加菖蒲、远志。

②感受暑邪

主症：发热恶风，继而壮热，项强烦躁，四肢抽搐，惊厥不止，口渴，便秘，舌质红，苔黄，重者持续高热，反复抽搐，神志不清。

治法：清热祛暑，开窍镇惊。

方药：清瘟败毒饮加减。水牛角10g，生地黄、丹皮、连翘、玄参、竹叶各6g，栀子、黄连各3g。痰多加远志、天竺黄；呕吐加藿香、佩兰；抽搐加钩藤、郁金。

③暴受惊恐

主症：面色时青时赤，频作惊惕，甚至惊厥，偶有发热，大便色青，舌无异常变化，指纹淡而滞。

治法：镇惊安神。

方药：安神丸加减。茯神、橘红各6g，人参、五味子各5g，当归、甘草各4g。痰多加远志、半夏；手足抽搐加钩藤、菊花；眠不安者加酸枣仁。

④脾胃虚弱

主症：脾阳虚者，精神萎靡，嗜睡，面色萎黄，四肢欠温，抽搐无力，时作时止，舌淡苔白，脉细弱。胃阴虚者，皮肤干枯，目眶凹陷，烦躁，口渴，唇红，手足蠕动，舌红绛，无苔，脉细数。

治法：脾阳虚者，温运脾阳，抑木扶土。胃阴虚者，酸甘化阴，清热平肝。

方药：脾阳虚者理中汤加减。人参、干姜、白术、甘草各3g，钩藤、白芍各6g。胃阴虚者连梅汤加减。生地黄、麦冬、阿胶各6g，黄连、乌梅各3g，钩藤、天麻各4.5g。

⑤脾肾阳虚

主症：精神淡漠，面色㿠白，额汗不温，四肢厥冷，手足蠕动，舌质淡，苔薄白，脉沉细或微弱。

治法：温补脾肾，回阳救逆。

方药：固真汤加减。人参、附子、肉桂各3g，龙骨、牡蛎各6g。痰多加菖蒲、竹茹；病程较长加蜈蚣、地龙。

⑥肝肾阴亏

主症：虚烦低热，手足心热，震颤，舌光红绛少津。

治法：育阴潜阳，滋水涵木。

方药：大定风珠加减。龟甲、鳖甲、牡蛎各10g，白芍、阿胶、五味子各6g，麦冬、甘草各3g。阴虚潮热加地骨皮、银柴胡。

（2）验方

①青蒿10g，银柴胡10g，白薇10g，丹皮10g，菊花6g，大青叶10g。水煎服，每日1剂。适用于新生儿惊厥高热不退者。

②蝉衣6g，钩藤8g，甘草8g，珍珠母10g，炒枣仁10g，栀子4g，黄连3g，防风3g，杭白芍8g，青黛3g。水煎服。每疗程4周，第1周每日1剂，以后隔日1剂。适用于新生儿惊厥热退风止，善后调理。

③天竺黄、郁金、栀子、白僵蚕、蝉衣、甘草各等份，共研细末。每服0.3g，以薄荷汤送服。适用于新生儿惊厥痰多者。

④牛黄0.3g，炒蝉蜕0.3g，大黄15g，黄芩15g，龙齿15g，共研细末，炼蜜为丸，如麻子大。每服3g，薄荷汤送服，日服2次。适用于新生儿高热惊厥。

6. 药物禁忌

（1）地西泮与含有氰苷的中药相克：地西泮与含有氰苷的中药，如枇杷仁、桃仁、苦杏仁等同时应用，可造成呼吸中枢抑制，还会损害肝脏功能，甚至有些患者会死于呼吸衰竭。

（2）速可眠与消胆胺相克：消胆胺能与速可眠结合，妨碍药物吸收，降低疗效。

（3）抗癫灵与氯硝安定、乙琥胺相克：因抗癫灵与氯硝安定、乙琥胺合用可使氯硝安定、乙琥胺的血药浓度升高，引起中毒。

二、新生儿硬肿症

新生儿硬肿症是指新生儿期由于多种原因引起的皮肤和皮下脂肪变硬兼有水肿的一种严重疾病，常伴有低体温及多器官功能低下。单纯由寒冷致病者称新生儿寒冷损伤。

1. 病因

新生儿硬肿症的病因及发病机制尚未完全明了，可能与下列因素有关：①新生儿特别是早产儿体温调节中枢发育不完善，体温易随着环境的温度而波动。②新生儿体表面积相对较大，皮下脂肪少，皮肤薄，血管分布较多，易于散热。③新生儿皮下脂肪中饱和脂肪酸成分相对多，熔点高，体温低时易凝固。④新生儿产热主要靠棕色脂肪，并需要氧的参与，当缺氧、寒冷、酸中毒等因素存在时，产热过程极易受抑制，早产儿此种脂肪储存不足。以上新生儿解剖生理特点，是引起新生儿硬肿症的发病基础。此外，寒冷、摄入不足、感染、窒息及酸中毒等是引起本病的重要诱发因素。新生儿硬肿症时由于血流变慢、微循环障碍、组织缺氧、缺血及自由基产生增多等，易引起弥散性血管内凝血（DIC）和心、肾功能障碍，重症病例可致死亡。

2. 临床表现

（1）体温不升（在35℃以下）：重症仅26℃左右，反应差，哭声低微或不哭，吸吮困难，全身及四肢冰冷，呼吸浅表，心率减慢，脉搏微弱。

（2）硬肿：全身皮下脂肪聚集的部位均可发生硬肿、水肿或硬而不肿，触及似硬橡皮样。常见于大腿两侧、臀部、小腿外侧、肩部，可波及背、胸、腹部及颊部，严重者手足心也可发硬。病初皮肤发红似熟蟹色，若伴缺氧可呈紫红色，出血、循环障碍呈苍灰色，如伴黄疸则苍黄似蜡样。硬肿病情分度见表2-1。

表2-1 新生儿硬肿症病情分度

程度	体温	硬肿范围	全身一般情况	休克、DIC、肺出血
轻	<34℃	<30%	稍差	无
中	30℃~34℃	30%~50%	较差	无或轻
重	<30℃	>50%	极差	有

硬肿范围计算：头颈部20%，双上肢18%，前胸及腹部14%，背部及腰骶部14%，臀部8%，双下肢26%。

（3）感染并存者常并发肺炎、败血症等。

（4）可伴有代谢性酸中毒、心肌损害、肾功能不全，严重病儿可并发DIC及肺出血等。

（5）新生儿硬肿症需同新生儿水肿、皮下坏疽、维生素E缺乏相鉴别。

3. 辅助检查

（1）血常规检查：白细胞总数升高或减少，中性粒细胞增高，血小板减少。

（2）血气分析：由于缺氧、酸中毒，血 pH 降低、PaO_2 降低、$PaCO_2$ 增高。

（3）心电图：由于心肌损害，可表现为低电压、Q－T 延长、T 波低平或 S－T 段下降。

（4）部分患儿血 DIC 指标呈阳性。

4. 西医治疗

（1）复温：低体温持续时间过长，病情易于恶化，故主张快速复温。

对体温稍低者（34℃～35℃）可用预热的衣被包裹后置于25℃～26℃室温中，加用热水袋保暖，体温多能很快升至正常。对体温明显降低者（≤33℃），先在远红外辐射保暖床快速复温，使暖床温度高于体温2℃，随着患儿体温回升逐渐升高床温，复温速度约1℃/h，待体温升至35℃移至暖箱保暖，箱温应设置在中性温度，力争使患儿体温在24小时内恢复正常。在复温过程中应详细记录患儿生命体征、尿量、体温、环境温度并检测血气、血糖、电解质及肾功能等，重症患儿应专人守护。

（2）补液：喂养困难者静脉补充10%～12%葡萄糖溶液每日50mL/kg，有尿后可给每日60～70mL/kg，其中含钠液为1/5～1/4张。低温时多有代谢性酸中毒，可用5%碳酸氢钠，参照血气分析决定用量。重症患儿可输血或血浆。

（3）纠正器官功能紊乱

①改善微循环控制休克：适当应用血管活性药物，东莨菪碱每次0.1～0.2mg/kg、山莨菪碱注射液每次1～2mg/kg、多巴胺每分钟5～10μg/kg、多巴酚丁胺每分钟5～15μg/kg等静脉注射。

②DIC：早期高凝阶段可用肝素，首次1mg/kg，静脉注射，病情有好转后，于首次肝素后8～12小时重复1次，剂量减半，2次肝素后输新鲜血或血浆10mL/kg，以补充凝血因子。若临床已有出血倾向，肝素慎用。

③肾功能衰竭：严格控制液体入量，给呋塞米2mg/kg，静脉注射，无效者加用多巴胺或氨茶碱。高血钾用胰岛素或10%葡萄糖酸钙。

④肺出血：可早期使用机械通气如 CPAP 或 IPPV，平均气压1.05～1.25kPa，病情好转可逐渐降低呼吸机参数或撤下呼吸机。

（4）控制感染：针对引起感染的可能病原菌选用相应的抗生素，具有肾毒性的抗生素慎用或不用。

5. 中医治疗

（1）辨证治疗

①脾肾阳虚

主症：皮肤冰冷硬肿，皮色苍白或暗红，按之凹陷，精神萎靡，后应迟钝，僵卧少动，吸吮无力，哭声低怯，气息微弱，舌质暗，苔白水滑，指纹滞或隐伏不显。

治法：益气温阳，通脉活血。

方药：参附汤加味。人参、黄芪各5g，附子、桂枝各2g，红花、川芎各3g，炙甘草 1g。肿甚，小便不利加车前子、泽泻；肤色紫暗加鸡血藤、丹参。

②寒凝血滞

主症：面色紫暗，肌肤不温而硬肿，不易捏起，肌肤色紫，口鼻出血，精神萎靡，气息微弱，唇舌暗红，指纹紫滞。

治法：温阳通脉，活血化瘀。

方药：当归四逆汤加减。当归、白芍各 6g，桂枝、炙甘草各 3g，细辛 0.5g。四肢不温加肉桂、干姜；气息微弱加人参、黄芪；瘀血明显加鸡血藤、红花。

（2）验方

①附子 2.4g，干姜 2.4g，炙甘草 3g，当归 9g，红花 6g，黄芪 12g，水煎服，红参 3g 另煎后兑服。每日 1 剂，分 3~4 次服。适用于本病属寒凝血瘀者。

②生黄芪 9g，茯苓 9g，猪苓 9g，白术 6g，泽泻 6g，麦冬 6g，白人参 2g，五味子 0.6g，甘草 3g。水煎服，每日 1 剂，分次频服。适用于新生儿硬肿症。

③桂枝 5g，白芍 5g，当归 5g，木通 5g，小茴香 5g，丹参 6g，红花 2g，橘核 12g，细辛 1.3g，甘草 1g。水煎服，每日 1 剂，分 3 次服。适用于本病属阳虚血瘀者。

④人参 2g，附子 3g，黄芪 5g，茯苓 5g，桂枝 3g，陈皮 3g，白术 3g，川芎 3g，防风 3g，肉桂 2g，甘草 2g。水煎服，每日 1 剂，分 3~4 次服。适用于本病属脾肾阳虚者。

⑤当归 3g，赤芍 3g，细辛 0.3g，桂枝 3g，木通 3g，黄芪 5g，党参 5g，乌药 3g，木香 1.5g，甘草 2g，生姜 2 片。水煎服，每日 1 剂，分 3~4 次服。适用于本病属寒者。

6. 药物禁忌

（1）东莨菪碱与拟胆碱药相克：拟胆碱药如毛果芸香碱、毒扁豆碱、新斯的明等可拮抗东莨菪碱的抗胆碱作用。

（2）呋塞米

①与苯巴比妥合用时，可使呋塞米的利尿作用减弱，尿量减少 50%。

②与安妥明合用，可使尿量增加，肌肉僵硬。

三、新生儿黄疸

新生儿黄疸是指新生儿期由于胆红素代谢异常而引起的血中胆红素升高，出现皮肤、巩膜及黏膜黄染的临床现象。如按肉眼观察，成熟儿 50% 左右、未成熟儿 80% 左右均有此症状；如测定血中胆红素浓度，则不论是未成熟儿还是成熟儿，在出生后数天内均可发现胆红素浓度超过 34μmol/L。新生儿黄疸分生理性黄疸和病理性黄疸两大类。

1. 病因

（1）生理性黄疸：主要是由于新生儿红细胞破坏过多及肝脏微粒体内葡萄糖醛酰转移酶含量极低，使胆红素产生增加、肝细胞结合胆红素能力不足所致。

（2）病理性黄疸

①间接胆红素升高为主的疾病

a. 胆红素产生过多的疾病，如新生儿溶血病、感染（宫内感染、败血症）和药物

（维生素 K_3、樟脑、催产素）所致的溶血，遗传性溶血病（G-6-PD）、红细胞增多症及头颅血肿等。

b. 胆红素摄取、结合障碍的疾病，如先天性葡萄糖醛酰转移酶缺乏症（Crigler-Najjar 综合征、Gilbert 综合征）、暂时性葡萄糖醛酰转移酶活性不足或受抑制（Lucey-Driscoll 综合征、母乳性黄疸、低血糖、缺氧、酸中毒、药物、败血症等）。

c. 肠肝循环增多的疾病，如胎粪排出延迟、巨结肠等。

②直接胆红素升高为主的疾病

a. 感染性疾病，如败血症、宫内感染及新生儿肝炎。

b. 胆道阻塞性疾病，如先天性胆道闭锁、先天性肝内小胆管发育不良及胆汁黏稠综合征。

c. 遗传代谢病，如 α_1 抗胰蛋白酶缺乏、半乳糖血症及酪氨酸代谢病等。

2. 临床表现

（1）生理性黄疸：生后第 2~3 天出现黄疸，第 4~6 天达到高峰。足月儿血总胆红素低于 204μmol/L，早产儿低于 255μmol/L，血直接胆红素低于 34μmol/L。足月儿于生后第 10~14 天内，早产儿于生后 2~3 周内黄疸消退，无其他伴随症状。

（2）病理性黄疸：生后 24 小时内出现黄疸，或进展快，每日胆红素上升大于 85μmol/L。血总胆红素值足月儿大于 204μmol/L，早产儿大于 255μmol/L，或血直接胆红素大于 34μmol/L。足月儿黄疸持续 2 周以上，早产儿持续 3~4 周以上，且退而复出。常伴有其他相关症状，如贫血、肝脾大、多血质貌及感染中毒症状等。几种常见病理性黄疸的临床特点如下。

①新生儿溶血病

a. 新生儿 ABO 溶血：常见于母亲血型为 O 型，子女为 A、B 或 AB 型。可发生在第一胎，常于出生后 24 小时内出现黄疸，病情多较轻，贫血和网织红细胞增多均可不严重。直接 Coombs 试验阴性或弱阳性，间接 Coombs 试验阳性。

b. 新生儿 Rh 溶血：见于母亲 Rh 阴性、子女为 Rh 阳性。多见于第二胎，出生后 24 小时之内出现黄疸，且进展快、病情重。贫血、网织红细胞升高均较明显，肝脾大。直接 Coombs 试验及间接 Coombs 试验阳性。

②新生儿红细胞-6-磷酸葡萄糖脱氢酶缺陷症：本病多见于广东、广西等南方沿海地区，是一种遗传性溶血性疾病。多有感染、药物、窒息等诱因，也可自发性溶血，黄疸多在出生后第 2~5 天出现，第 5 天左右达高峰，红细胞 Heinz 小体和 G-6-PD 活性测定可确诊。

③新生儿红细胞增多症：患儿有宫内缺氧或接受大量胎盘输血史，多血质貌或有青紫，化验静脉血血红蛋白≥220g/L，红细胞压积≥65%，或毛细血管血红细胞压积两次≥70%。

④母乳性黄疸：母乳喂养儿，因乳汁中含有抑制肝酶活性的物质及 β-葡萄糖醛酸，使胆红素结合发生障碍及肠肝循环增加，患儿可出现早发型和晚发型黄疸。早发型为第 3~4 天出现黄疸，第 5~7 天达高峰；晚发型为生理性黄疸消退延迟或减退后又

加重。两型均于停母乳或换牛奶后 3 ~ 5 天黄疸消退，无其他特殊症状及体征。

⑤新生儿先天性非溶血性高未结合胆红素血症

a. Crigler - Najjar 综合征：分 I 型和 II 型。I 型为常染色体隐性遗传病，杂合子无黄疸，一般为健康儿。该病发病率极低，由于葡萄糖醛酸转移酶的缺乏，使胆红素结合障碍，临床表现为生后 1 ~ 2 天血胆红素在 340μmol/L 以上。若不换血，几乎都发生胆红素脑病，常于 1 周内死亡。II 型为常染色体显性遗传病，双亲中有黄疸史。II 型发病率低，但较 I 型高，葡萄糖醛酸转移酶为正常的 5%，因此血胆红素浓度一般在 85 ~ 340μmol/L，有少量直接胆红素。苯巴比妥治疗有效，很少有胆红素脑病出现。

b. Gilbert 综合征：为常染色体显性遗传病，双亲中有黄疸史。该病较常见，葡萄糖醛酸转移酶为正常的 50%，血中胆红素常低于 85μmol/L，苯巴比妥治疗后，胆红素降至正常，无胆红素脑病发生。

⑥新生儿败血症：不但可引起溶血，还可引起中毒性肝炎，因此，血清间接胆红素和直接胆红素均升高。一般生后 1 周内发病者，黄疸以间接胆红素升高为主；1 周以后发病者，多以直接胆红素升高为主。除黄疸外，患儿可表现为精神差，拒乳，发热或体温不升，肝脾大等。感染控制后黄疸消退。

⑦新生儿肝炎综合征：黄疸轻重不一，起病可早可晚，主要临床表现为直接胆红素增高性黄疸，大便淡黄或呈白陶土色，肝脾大及肝功能异常。

（3）胆红素脑病：足月儿一般在生后 2 ~ 5 天出现，早产儿一般在生后 7 天左右出现，分为 4 期。

①先兆期：主要表现为黄疸加重，厌食，嗜睡，吸吮及拥抱反射减弱或消失，肌张力减弱。先兆期持续约 12 ~ 24 小时。

②痉挛期：主要表现为凝视，尖叫，呼吸困难及暂停，惊厥，角弓反张，发热等。此期持续约 24 ~ 48 小时，病死率较高。

③恢复期：如患儿渡过痉挛期则进入此期，表现为吸吮能力首先恢复，对外界反应逐渐恢复，呼吸渐好转，痉挛减少或消失。此期持续约 2 周。

④后遗症期：多在新生儿期以后出现，表现为持久的锥体外系损害，常伴有手足徐动、眼球运动障碍、听力障碍、牙釉质发育不全及智力低下。

3. 辅助检查

（1）血清胆红素测定：可明确是否有黄疸及严重程度。多数患儿以间接胆红素升高为主，伴胆道梗阻或肝细胞损害时直接胆红素也升高。

（2）下列检查有助于病因诊断：①血红蛋白、红细胞形态及网织红细胞计数。②血型以及 Coombs 试验。③血培养或其他病原学检查。④肝功能检查。

4. 诊断标准：

新生儿病理性黄疸的诊断标准及分度如下。

（1）诊断标准

①黄疸出现时间：出生后 24 小时内出现，主要为新生儿溶血症。

②血清总胆红素：足月儿≥205μmol/L，早产儿≥256.5μmol/L，但胎龄愈小，危

害愈大。

③黄疸持续时间：足月儿出生后 2 周、早产儿出生后 3~4 周血清总胆红素仍 > 342μmol/L。

（2）分度（足月儿）

轻度：血清总胆红素 <256.5μmol/L。

中度：血清总胆红素 256.5~307.8μmol/L。

重度：血清总胆红素 >307.8μmol/L。

5. 西医治疗

生理性黄疸不需治疗。病理性黄疸，尤其是发生在 1 周内的患儿需积极治疗，不能延误。

（1）一般治疗：注意保暖，出生后尽早喂养，供给足够的热能，以减少胆红素肠肝循环。纠正酸中毒及低血糖，避免使用引起溶血和与肝酶或白蛋白结合位点竞争的药物，如维生素 K_3、磺胺类、红霉素及先锋霉素等。

（2）药物治疗

①肝酶诱导剂：常用苯巴比妥，出生后第 1 周口服有效，剂量为每日 4~8mg/kg，分 2~3 次服用。

②减少游离间接胆红素：白蛋白可与间接胆红素结合而减少胆红素脑病的发生。1g 白蛋白可结合 15mg 胆红素。用法为每次 1g/kg，加葡萄糖 10~20mL，静脉缓慢注射或滴注，每日 1~2 次。无白蛋白时可用血浆 25mL/次。

③减少肠肝循环：10% 活性炭 5mL/次，口服，每日 3 次；或琼脂每次 125~250mg，口服，每日 3 次。

④对免疫性溶血所致的黄疸可给予肾上腺皮质激素，抑制抗原抗体反应，提高肝酶活力。常用泼尼松每日 1~2mg/kg，口服，或地塞米松每日 0.5~1mg/kg 静注。

⑤如患儿总胆红素过高，为防止后期发生胆汁黏稠综合征，或患儿直接胆红素增高，均可给予利胆药，如利胆素 125mg/次，口服，每日 2 次。

（3）光疗：光疗是一种有效而安全的方法，可使间接胆红素氧化、异构为一种无毒性水溶性双吡咯化合物，从胆汁或尿中排出，降低血胆红素浓度。

（4）换血疗法：换血可较快地清除血中游离胆红素、抗体和致敏红细胞，并可提供白蛋白及纠正贫血，改善携氧，防止心力衰竭。

6. 中医治疗

（1）辨证治疗

①湿热熏蒸

主症：面目皮肤发黄，黄色鲜明，状如橘皮，烦躁啼哭，不欲吮乳，小便黄赤，大便秘结，舌红，苔黄腻而厚，指纹滞。

治法：清热利湿退黄。

方药：茵陈蒿汤加减。茵陈、栀子、黄连各 6g，黄芩、竹叶、竹茹各 3g，甘草、大黄各 1.5g。水煎服，每日 1 剂。腹胀明显加大腹皮、枳实；水肿加车前子、泽泻。

②寒湿阻滞

主症：面目皮肤发黄，颜色晦暗，精神倦怠，不欲吮乳，时时啼哭，腹胀便溏，大便灰白，小便黄少，唇舌偏淡，苔白滑，指纹淡。

治法：健脾化湿退黄。

方药：茵陈理中汤加减。茵陈、党参、炒白术各6g，茯苓、陈皮、泽泻、薏苡仁各3g，干姜1.5g。水煎服，每日1剂。腹胀加木香、大腹皮；便溏加葛根。

③瘀积发黄

主症：面目皮肤发黄，颜色晦滞无华，日益加重，腹部胀满，右胁痞块质硬，小便短黄，大便秘结或灰白，或见衄血，唇色暗红，舌有瘀点，苔黄，指纹紫。

治法：化瘀消积退黄。

方药：血府逐瘀汤加减。桃仁、红花、当归、赤芍、柴胡各6g，生地黄5g，枳壳3g。水煎服，每日1剂。腹胀加陈皮、大腹皮；胁下痞块加三棱、莪术。

④胎黄动风

主症：黄疸急剧加重，气促神萎，阵阵尖声哭叫，口角抽动，或全身抽搐，或前囟隆起，角弓反张。舌红绛，苔黄，指纹紫。

治法：清热解毒，凉血退黄。

方药：犀角散加味。水牛角10g，茵陈、天麻各6g，黄连、栀子各3g。水煎服，每日1剂。便秘加大黄；抽搐、神昏加菖蒲、羚羊角粉。亦可选用紫雪散、安宫牛黄丸。

（2）验方

①茵陈15g，炙大黄1.5g，泽泻3g，茯苓9g，金钱草6g，栀子6g。水煎，每日1剂，频服。适用于湿热黄疸。

②生麦芽9g，茵陈12g，龙胆草3g，炒栀子4g，穿肠草6g，金钱草9g，黄柏4g，青黛0.3g，血竭0.3g（分3次冲服，每次0.1g）。水煎，每日1剂，分3次服。适用于湿热黄疸。

③茵陈6g，蒲公英4.5g，茯苓4.5g，郁金3g，花粉3g，泽泻3g，栀子2g，木通1.5g，生甘草1g。水煎，每日1剂，分3次服。适用于湿热黄疸。

④炒乳香6g，炒没药6g，全虫3g，僵蚕9g，蜈蚣3条。共为细末，每服0.3g，日服3次。适用于胆红素脑病高热抽搐者。

（3）中成药

①黄疸茵陈冲剂：具有清热解毒，利湿退黄的功效。适用于新生儿黄疸属阳黄者。每服1~2g，日服2~4次。

②茵陈五苓丸：具有清湿热，利小便的功效。适用于新生儿黄疸属阳黄者。每服1~2g，日服3次。

③益肝乐冲剂：具有清热利湿，舒肝解郁，扶正固本的功效。适用于新生儿黄疸各型。每服1~2g，日服3次。

④肝泰冲剂：具有舒肝养血，化瘀理气的功效。适用于新生儿黄疸各型。每服

2.5g，日服 3 次。

7. 药物禁忌

（1）苯巴比妥

①苯巴比妥与安定催眠药如氯丙嗪、奋乃静、安定、利眠宁、眠尔通、溴化钾、溴化钠、溴化铵、导眠能、速可眠、戊巴比妥、扑痫酮、抗癫灵、安眠酮等配伍，可使镇静催眠作用增强，故应减量慎用。

②单胺氧化酶抑制剂（如痢特灵、优降宁、异烟肼等）和药酶抑制剂（如甲氰咪胍）均可使本药代谢减慢，作用增强，故合用时应适当减量。

③中药牛黄有清心开窍、豁痰定惊的作用，但牛黄与苯巴比妥等同用，可发生拮抗作用，因此注意不要联合应用。

④因为苯巴比妥有促进胆汁分泌的作用，胆汁可以使肠道蠕动加快，使灰黄霉素在肠道吸收部位滞留时间缩短，从而降低了灰黄霉素的疗效。

⑤苯巴比妥是一种较强的酶促药物，可以增强洋地黄的代谢速度，从而降低疗效。

⑥与抗酸药物合用可妨碍或延缓抗酸药物如胃舒平在胃肠道的重吸收，使作用减弱。

⑦因为碳酸氢钠碱化尿液，可减少弱酸性药物苯巴比妥的重吸收，促进排泄。因此，碳酸氢钠可用于解救苯巴比妥的中毒。

⑧含硼砂的中成药有痧气散、红灵散、行军散、通窍散等，其碱性硼砂可减少苯巴比妥的吸收，降低疗效。

⑨因为利他林可拮抗苯巴比妥对中枢神经的抑制作用，并可抑制肝脏微粒体酶对苯巴比妥的代谢。但如服用苯巴比妥剂量过大，引起中毒时，可用利他林解救。

⑩活性炭的吸附作用会影响苯巴比妥的吸收，使其疗效降低，如需合用，则应在服苯巴比妥 2~3 小时后再服活性炭。

⑪苯巴比妥可诱导肝微粒体酶系统，加速苯妥英钠的代谢，使血药浓度和效力显著降低。如果两药长期合用，还可因两药都具有酶诱导作用，使体内维生素 D 的代谢加速而引起维生素 D 缺乏。故两药应尽量避免合用。

⑫苯巴比妥、水合氯醛等镇静药与中药鹿茸合用可发生拮抗作用，降低疗效。

（2）泼尼松、地塞米松

①与消炎痛、阿司匹林相克：泼尼松、地塞米松能促进蛋白质分解和抑制蛋白质合成，并刺激胃酸和胃蛋白酶分泌，降低胃及十二指肠黏膜组织对胃酸的抵抗力，阻碍组织修复，使溃疡愈合迟缓，与对胃有刺激作用的消炎痛等药合用，可诱发或加重消化道溃疡，故应避免同服。如临床必须合用时，应间隔服药时间，并加服氢氧化铝凝胶，以保护胃黏膜。

②与两性霉素 B 相克：泼尼松、地塞米松与两性霉素 B 合用，可加重机体缺钾。

③与利福平相克：利福平具有酶促作用，使泼尼松、地塞米松的代谢加快，血药浓度降低，疗效减弱。

④与含钙药物相克：含钙药物与激素联合应用会降低疗效。

⑤与免疫抑制剂相克：泼尼松、地塞米松与免疫抑制剂（如硫唑嘌呤、环孢霉素A等）合用，可诱发溃疡，加重出血等不良反应。

⑥与接种疫苗相克：糖皮质激素能抑制免疫反应，使机体抵抗力减弱，如在使用激素时接种疫苗（如麻疹疫苗，脊髓灰质炎疫苗，白喉、百日咳、破伤风疫苗，狂犬疫苗，流行性腮腺炎疫苗，水痘疫苗等），易造成疫苗感染。

⑦与酶诱导剂相克：酶诱导剂（如苯妥英钠、苯巴比妥等）能加速泼尼松、地塞米松的代谢，降低其血药浓度，从而降低其作用强度和有效时间，一般不宜合用。

⑧与活性炭相克：药用活性炭的吸附作用可使泼尼松、地塞米松的吸收减少，疗效降低。

⑨与维生素 A 相克：两类药物合用，可使泼尼松、地塞米松的抗炎作用受到抑制。其原因在于维生素 A 能使细胞中溶酶体内脂蛋白膜的通透性增大，稳定性降低，从而使溶酶体膜破裂。此外，维生素 A 还能使溶酶体内无活性的水解酶（如酸性磷酸酶、核糖核酸酶、β-葡萄糖醛酸苷酶）运送到溶酶体膜外，这些被释放出的酶被激活，易促使炎症加重。泼尼松、地塞米松的作用恰好相反，它们能使溶酶体膜稳定化，制止膜内蛋白水解酶的释放，从而防止血浆和组织蛋白分解并产生和释放 5-羟色胺、缓激肽类物质，减少这些致炎物质对细胞刺激而产生抗炎作用。

（3）氢化可的松

①与心得安相克：心得安能抑制氢化可的松的抗炎作用，使疗效降低。

②与万古霉素、链霉素相克：合用可使其疗效降低。

③与氨茶碱相克：氨茶碱与氢化可的松合用，可使氢化可的松的结构发生变化，从而导致氢化可的松的效价降低。

四、新生儿坏死性小肠结肠炎

新生儿坏死性小肠结肠炎是由于多种因素引起肠黏膜损害，使之缺血、缺氧，从而导致小肠、结肠发生弥漫性或局部坏死的一种疾病。本病多见于早产儿、低出生体重儿，常发生于出生后 3~10 天，病死率较高。

1. 病因

本病的病因与下列因素有关。

①肠道供血不足，如新生儿窒息、肺透明膜病、脐动脉插管、红细胞增多症、低血压、休克等。

②饮食因素，如高渗乳汁或高渗药物溶液可损伤肠黏膜，食物中的营养物质有利于细菌生长和碳水化合物发酵产生氢气。

③细菌感染，如大肠杆菌、克雷伯氏菌、绿脓杆菌、沙门氏菌、梭状芽孢杆菌等过度繁殖，侵入肠黏膜造成损伤，或引起败血症及感染中毒性休克，加重肠道损伤。

2. 临床表现

（1）腹胀：常为首发症状，伴肠鸣音减弱或消失。

（2）呕吐：呕吐物带胆汁或咖啡样物。无呕吐的患儿常可自胃中抽出含胆汁或带咖啡样胃内容物。

（3）便血：轻者仅为大便潜血阳性，重者则为果酱样或血便。

（4）全身症状：早期可出现反应差、嗜睡、体温不稳、呼吸暂停、心动过缓等症状。大多数患儿病情进展快，很快出现较重的感染中毒症状，精神萎靡，体温不升，面色青紫或苍白，四肢凉，休克，酸中毒，甚至频繁呼吸暂停，呼吸衰竭，DIC，败血症，肠穿孔继而死亡。

3. 辅助检查

（1）大便隐血试验阳性。

（2）血常规检查：白细胞计数可正常、升高或减低。

（3）粪便和血培养：可阳性，以杆菌多见。

（4）血气分析：可有代谢性酸中毒。

（5）X线检查：以小肠扩张为主要表现，伴多个细小液平面，肠曲排列紊乱，肠壁间隔增宽，肠壁间积气，呈多囊状、细条状或环状透亮影。胃壁和结肠壁也可有积气。门静脉积气，自肝门向肝内呈树枝样充气影。肠穿孔时出现气腹。

4. 西医治疗

（1）禁食

①禁食的时间：一旦确诊应立即禁食，轻者 5～10 天，重者 10～15 天或更长。腹胀明显时给予胃肠减压。

②恢复进食的标准：腹胀消失，大便潜血转阴性，腹部 X 线检查正常，一般状况明显好转。如进食后患儿又出现腹胀、呕吐等症状，则需再次禁食。

③喂养食品：开始禁食时，先试喂 5% 糖水 3～5mL，2～3 次后如无呕吐及腹胀，可改喂稀释的乳汁，从每次 3～5mL 开始，逐渐加量，每次增加 1～2mL，以母乳最好，切忌用高渗乳汁。

（2）静脉补充液体及维持营养：禁食期间必须静脉补液，维持水、电解质及酸碱平衡，供给营养。

①液量：根据日龄，每日总液量为 100～150mL/kg。

②热能：病初保证每日 209.2kJ/kg（50kcal/kg），以后逐渐增加至 418.4～502.1kJ/kg（100～120kcal/kg）。其中 40%～50% 由碳水化合物提供，45%～50% 由脂肪提供，10%～15% 由氨基酸提供。

③碳水化合物：一般用葡萄糖，每天 5～18g/kg。血糖 >7.28mmol/L，应减少糖的输入；如血糖多次测定位于 11.2～16.8mmol/L，应加用胰岛素 0.25～0.5U/kg。

④蛋白质：常用 6% 小儿氨基酸注射液，开始以每日 0.5g/kg，按每日 0.25～0.5g/kg 递增，最大量为每日 2.5g/kg。输注氨基酸的主要目的是在保证热量的前提下，有利于蛋白质的合成，故使用时要求非蛋白质与蛋白质热量之比约 10:1，每克氨基酸静滴时要求热量为 628～837kJ。

⑤脂肪：常用 10% 脂肪乳，开始每日 0.5g/kg，按每日 0.25～0.5g/kg 递增，最大量每日 3g/kg，胎龄 33 周者每小时不超过 3.0mL/kg。

⑥电解质：一般每日供给钠 3 ~ 4mmol/kg，钾 2 ~ 3mmol/kg，氯 2 ~ 3mmol/kg，与上述营养物质配成 1/4 ~ 1/5 张液体输入。但应监测血电解质浓度，随时调整。钾的浓度不应大于 3‰。如有额外丢失（呕吐、腹泻及胃肠减压）则需提高氯化钠的供给，一般配成 1/3 张液体输入。如存在酸中毒，可每次给 5% 碳酸氢钠 3 ~ 5mL/kg，必要时根据血气检测调整。

⑦各种微量元素及维生素：常用安达美（含各种微量元素）每日 1mL/kg，水乐维他（含各种水溶性维生素）每日 1mL/kg，维他利匹特（含各种脂溶性维生素）每日 5mL。

（3）抗感染：常用氨苄青霉素及丁胺卡那霉素，也可根据细菌培养和药敏试验选择抗生素。

（4）对症治疗：病情严重伴休克者应及时治疗，扩容除用 2∶1 含钠液外，还可用血浆、白蛋白、10% 低分子右旋糖酐。血管活性药物可选用多巴胺、酚妥拉明等，并可给氢化可的松每次 10 ~ 20mg/kg，每 6 小时 1 次。缺氧时应用面罩吸氧。

（5）外科治疗指征：肠穿孔、腹膜炎症状体征明显，腹壁明显红肿或经内科治疗无效者应行手术治疗。

5. 中医治疗

（1）辨证治疗

①热毒蕴结

主症：腹泻，便血，发热，腹胀，腹痛，呕吐，精神萎靡，面色苍白，舌质红或暗紫，苔黄腻。

治法：清热解毒，活血化瘀。

方药：葛根芩连汤加减。葛根、黄柏、红花、三棱、莪术各 6g，黄连、丹参各 3g，大黄 2g。呕吐加姜半夏、旋覆花、代赭石；腹痛加金铃子、延胡索。

②气血亏虚

主症：为本病恢复期，上述临床表现明显缓解，见面色㿠白，倦怠乏力，腹胀，唇舌色淡，苔薄白，脉细数，指纹沉隐色淡。

治法：益气健脾，活血化瘀。

方药：四君子汤加减。党参、茯苓各 9g，当归、川芎、白术各 6g，甘草、红花各 3g。血虚明显加鸡血藤、阿胶珠；余热未尽加黄连、葛根。

（2）验方

①三七白及散：三七粉、白及粉各 6g。以温开水调成糊状，口服或鼻饲给药，每次 3g，日服 2 次，便血停止后药量减半，继服 3 日。

②导毒化瘀汤：黄连 6g，黄芩 10g，大黄 10g，炒地榆 10g，炒槐花 10g，白头翁 10g，丹皮 10g，炒枳实 10g，甘草 3g。水煎，1 剂分 4 次口服或鼻饲。另煎 1 剂保留灌肠，日 2 次。

③解毒活血汤：紫花地丁 16g，凤尾草 16g，刘寄奴 16g，大血藤 16g，地榆 16g，仙鹤草 31g。每日 1 剂，频服。

④清肠解毒汤：川军6g，当归6g，败酱草6g，白芍6g，玄明粉2g，桃仁5g，丹皮5g，大血藤5g，地榆5g，枳实10g。水煎，川军后下，玄明粉冲服。日1剂，分3次服。

⑤马齿苋合剂：生马齿苋200g，生大黄100g，蒲公英30g，槐花30g，桃仁5g，赤芍10g，白芍10g，生地榆10g，槟榔10g。生马齿苋取汁，其余药物水煎，生大黄后下。每剂药服2日，频服。

6. 药物禁忌

（1）糖皮质激素药物

①大量食糖：由于糖皮质激素能促进糖原异生，并能减慢葡萄糖的分解，有利于中间代谢产物如丙酮酸、乳酸等在肝脏和肾脏再合成葡萄糖，增加血糖的来源，亦可减少机体组织对葡萄糖的利用，致血糖升高。因此服用糖皮质激素要限制糖的摄取。

②高盐饮食：糖皮质激素有保钠排钾的作用，高盐饮食易引起钠水潴留，造成水肿。

③过食含钙食物：服糖皮质激素期间过食含钙食物，如牛奶、奶制品等会降低疗效。

其他禁忌参见"新生儿黄疸"一节中"泼尼松、地塞米松"的药物禁忌。

（2）磺胺类药物

①食用糖类：糖类分解代谢后可产生大量酸性成分，可使磺胺类药物在泌尿系统形成结晶而损害肾脏，降低磺胺类药物的疗效。

②用果汁服药：磺胺及其乙酰化物在碱性环境下溶解度增大，对肾脏不良反应减少，而果汁等酸性饮料则易使磺胺类药物析出结晶，增强对肾脏的损害，引起血尿、少尿、无尿。

③饮水不足：磺胺类药物在尿中的溶解度很小，如果饮水不足，尿很少时，药物在尿中的浓度很高，容易在肾小管、肾盂、输尿管、膀胱处析出磺胺结晶，对肾脏产生机械性刺激，引起腹痛、血尿，甚至阻塞尿道而发生无尿。

④与酵母片相克：酵母含有对氨苯甲酸，能对抗磺胺类药物的抗菌效能。

⑤与乳酶生相克：磺胺类药物能抑制乳酸杆菌的生长繁殖，故磺胺类药物与乳酶生合用既可使乳酶生的疗效降低，同时又可使磺胺类药物自身的有效浓度降低。

⑥与对氨苯甲酸的衍生物相克：因为对氨苯甲酸衍生物（如普鲁卡因、普鲁卡因胺、丁卡因、苯佐卡因等）为细菌生长繁殖过程中所需的生物合成原料，可促进细菌叶酸的生物合成，与磺胺类药物的抗菌作用拮抗，从而使磺胺类药物的疗效降低。

⑦与吸附收敛剂相克：吸附剂（如药用炭、白陶土）、收敛剂（如鞣酸、鞣酸蛋白等）与磺胺类药物合用，易导致磺胺类药物被吸附，从而使其疗效降低。

⑧与普鲁本辛相克：因为普鲁本辛能降低胃排空速率，从而延缓磺胺类药物的吸收，使其抗菌疗效降低。

⑨与噻替哌、氨甲蝶呤相克：磺胺类药物与噻替哌、氨甲蝶呤合用，可使胃肠道及骨髓的毒性反应明显增强。

⑩与神曲相克：神曲中含有多量的对氨苯甲酸，可拮抗磺胺类药物的抗菌作用。

⑪与酸化尿液的药物相克：磺胺噻唑、磺胺嘧啶等磺胺类药物在酸性尿中溶解度降低，易析出结晶，引起肾脏损害，故酸化尿液的药物（如氯化铵、阿司匹林、维生素 C 等）与磺胺类药物合用时应慎重，一般应多饮开水，并定期做尿常规检查。

⑫与碱化尿液的药物相克：碱化尿液的药物（如碳酸氢钠、氢氧化铝等）可增加磺胺类药物在尿中的溶解度，减少结晶尿的形成和对肾脏的刺激性，但同时也影响了磺胺类药物的吸收，从而使其疗效降低。所以，除了磺胺噻唑、磺胺嘧啶及其乙酰化物外，一般慎与碱化尿液的药物合用。

⑬与大剂量硫酸镁、硫酸钠、非那西汀相克：磺胺药与大剂量硫酸镁、硫酸钠在血中会形成硫络血红蛋白，与大剂量非那西汀能形成氧化血红蛋白和硫络血红蛋白，从而引起中毒。

第三章 婴幼儿及儿童常见疾病

一、急性上呼吸道感染

【概述】

急性上呼吸道感染（简称上感），是小儿最常见的疾病，病毒引起者占90%以上。常见的病毒有鼻病毒、柯萨奇病毒、埃可病毒、流感病毒、副流感病毒、呼吸道合胞病毒等。经过病毒感染后，上呼吸道黏膜失去抵抗力，继发细菌感染。常见的细菌大多属于A组β溶血性链球菌。肺炎支原体也可引起上呼吸道感染。

1. 病因

上感于冬春季节发生较多。婴幼儿由于其独特的上呼吸道解剖特点和免疫特点，易患呼吸道感染。致病病毒的传播一般通过飞沫及直接接触。营养不良、佝偻病及平素缺乏锻炼的小儿易患上感；环境因素及护理不周也可诱发本病，如居住拥挤、大气污染、间接吸入烟雾均可降低呼吸道黏膜的局部防御能力，从而发生呼吸道感染。

2. 临床表现

（1）一般类型上感

①起病急，有鼻塞、流涕、咽痛、咳嗽，发热或有或无，热度高低不一。

②部分患儿在疾病早期伴有腹痛，可能是由于肠蠕动增强或肠系膜淋巴结炎所致。

③婴幼儿可出现呕吐、腹泻等胃肠道症状，起病1~2日内可发生高热惊厥。

④病毒感染引起的咽炎，有时在咽后壁可见淋巴滤泡充血肿大，双侧颊黏膜可见散在出血点，扁桃体红肿，表面可见白色斑点状渗出物。

⑤链球菌引起者，扁桃体弥漫性红肿，可见滤泡性脓性分泌物。

（2）特殊类型上感

①疱疹性咽峡炎：病原体为柯萨奇A组病毒。夏秋季多发。急性起病，高热，咽痛、咽充血，咽腭弓、悬雍垂、软腭或扁桃体上可见疱疹。病程1周左右。

②咽结膜热：病原体主要为腺病毒。夏季多发。急性起病，以发热、咽痛、咽及结膜明显充血为其特征。病程1~2周。

3. 辅助检查

血常规检查：病毒感染一般白细胞偏低或在正常范围，细菌感染则白细胞总数大多增高，中性粒细胞百分数可较高。

【饮食宜忌】

1. 饮食宜进

（1）饮食原则

①发热患儿宜食清淡稀软的食物，如稀饭、面条等；多食新鲜蔬菜，多喝温开水、

水果汁、青菜汤、瘦肉汤等。发病初期体温多较高，宜进食米粥、面条加新鲜蔬菜，这样既有丰富的维生素供应，糖类供应也充足，可防止因高热造成水、电解质的丢失及维生素缺乏。体温下降后热能要适当增加，可给高蛋白质饮食，如鸡蛋、瘦肉、豆腐等食物，加新鲜蔬菜、水果，以保证身体康复所需的热能供给。

②风寒感冒者宜食辛温发汗散寒的食物及药食兼用之品，如葱白、生姜、红糖、豆豉、苏叶、防风、粳米粥、砂仁、金橘、柠檬、洋葱、南瓜、青菜、赤小豆、黄豆芽、豇豆、杏子、桃子、樱桃等。

③风热感冒者宜食辛凉疏风、清热利咽的食物，如薄荷、青果、杏仁、菊花、金银花、苹果、枇杷、橙子、猕猴桃、草莓、无花果、苋菜、菠菜、金针菜、莴苣、豆腐、瓠子、菜瓜、绿豆芽、香蕉、番茄等。

④暑湿感冒者宜食清暑化湿、解表的食物及药食两用之品，如西瓜、西瓜皮、西红柿、茶叶、藿香、佩兰、薄荷等。

（2）药膳食疗方

①萝卜与大枣：将白萝卜50g与大枣20g煮汤服用，具有辛温解表、止咳化痰之功效。适用于风寒型上感。

②西瓜与番茄：将西瓜适量，取瓤去籽取汁，番茄适量，用沸水烫后去皮取汁，两汁混合后饮用，具有清热解毒、祛暑化湿之功效。适用于暑湿型上感。

③芫荽与白茅根：将新鲜芫荽与鲜白茅根各60g，分别洗净，用温开水浸泡片刻，取出切碎，捣烂取汁，两汁混合后早、晚服用。适用于各型上感。

④将西瓜翠衣500g洗净，削去外表硬皮，切成块，倒入沸水锅中，煮熟后淋入麻油即成。具有清暑解热、解毒润燥的功效。适用于急性上呼吸道感染属暑热者。

⑤将绿豆30g洗净，倒入沸水锅中，大火煮沸，改小火煮至绿豆熟烂，放入洗净布包的金银花10g，再煮10分钟，拣去金银花布袋即成。具有疏风清热、清暑解热的功效。适用于急性上呼吸道感染属暑热者。

⑥大青叶15g，金银花10g，同放入砂锅内，加水浓煎2次，每次30分钟，合并2次滤汁，待滤汁转温后加入蜂蜜15mL，拌和均匀即成。具有疏风清热、解毒的功效。适用于急性上呼吸道感染属风热者。

⑦将薄荷20g（鲜品5g）洗净、切碎，加入适量水，煎煮取浓汁去渣，然后倒入粳米粥中煮片刻，入冰糖调匀，早、晚各服1次，连食3日。适用于外感风热，症见头痛发热者。

⑧金银花6g，连翘6g，牛蒡子5g，生甘草2g，洗净，放入砂锅，加适量水，大火煮沸，改小火煎煮20分钟，去渣取汁，等药汁转温后调入蜂蜜10mL即成。具有疏风清热、平肝明目的功效。适用于急性上呼吸道感染属风热者。

⑨将粳米50g淘洗干净，鲜荷叶1张洗净。锅置火上，加入清水适量，放入米煮粥，煮时将荷叶盖于粥上，煮熟即成。具有健胃解暑的功效。适用于暑天感冒，困倦乏力，头重，不思饮食。

2. 饮食禁忌

（1）辛热甜腻食物：如辣椒、肥肉、猪肠、火腿、羊肉、鸭肉、油炸食品等不易消化食物，可加重胃肠道负担，加重胃肠道症状，因此不宜食用。

（2）咸寒之物：各种咸菜、咸鱼及各种过咸的水产品，食后会使呼吸道黏膜收缩，加重鼻塞、咽部不适，可使痰液增多，加重咳嗽。

（3）兴奋性食物：咖啡等可刺激呼吸道黏膜，产生大量痰液，加重症状。

（4）浓烈调味品：如辣椒粉、芥末等，可刺激呼吸道黏膜，致支气管痉挛，亦可引起鼻塞、呛咳。

（5）糯米：为温补食物，用后容易导致病邪化热入里，加重病情。

（6）风寒感冒者忌食乌梅、芡实、百合、银耳、葡萄、生藕、荸荠、金银花、金樱子、香蕉、西瓜、绿豆芽、莼菜等。

（7）风热感冒者忌食桂圆、大枣、荔枝、樱桃、胡椒、花椒、砂仁、丁香、生姜、肉桂、辣椒、荜茇、大茴香、小茴香、狗肉、羊肉、鹅肉、牛肉、海参、鸡肉、甲鱼、阿胶、人参、黄芪等。

【药物宜忌】

1. 西医治疗

（1）退热：一般先用物理降温，如枕部冷敷、温水擦浴。如果物理降温没有效果，腋下温度超过 38.5℃的患儿，给予退烧药。有过高热惊厥史的患儿体温达到 38℃就可考虑药物降温。首选对乙酰氨基酚，每次最大剂量为 15mg/kg，每 4 小时 1 次，每日最多 4 次。蚕豆病患儿或使用对乙酰氨基酚退烧无效的患儿，可选用布洛芬，每次最大剂量为 10mg/kg，每 6 小时 1 次，每日最多 4 次。脱水的患儿不适合用布洛芬，肾功能不好、有哮喘的患儿慎用布洛芬。

（2）祛痰止咳平喘：一般痰稠不易咯出，可口服小儿氯化铵合剂，每次 1ml/岁，1 日 3 次；必嗽平每日 0.7mg/kg，分 3 次服。痰稠咳嗽剧烈者可采用超声雾化吸入，喘甚者口服咳喘宁 1mL/岁，每日 3 次。

（3）抗病毒药物的应用：①干扰素：5 岁以下 10 万 U，1 次/日，肌注；5 岁以上 20 万 U，1 次/日，肌注，2～3 天为一疗程。②三氮唑核苷：超声雾化是主要给药途径，2 岁以下 10mg、2 岁以上 20～30mg 溶于 30mL 蒸馏水中雾化，每日 2 次，连续 5～7 天。

（4）抗生素的选择

①肺部革兰氏阳性球菌感染：青霉素仍为首选。一般用大剂量青霉素静滴，每次 20～40 万 U，每日肌内注射 2 次，直至体温正常后 5～7 天为止。重症者可增加剂量 2～3 倍，静脉给药。年龄小或病情严重者需用广谱抗生素联合治疗，可用氨苄青霉素每日 50～100mg/kg，分 2 次肌内注射或静脉注射。

②肺部革兰氏阴性杆菌感染：一般可用氨苄西林 – 舒巴坦 75～150mg/（kg·d），分 2 次，静脉滴注。

2. 中医治疗

（1）中医辨证常证

①风寒束表

主症：发热轻，恶寒重，无汗，鼻塞流涕，喷嚏咳嗽，年长患儿可诉肢体疼痛，头痛，舌苔薄白，脉浮紧。

治法：辛温解表。

方药：荆防败毒散加减。荆芥、淡豆豉、前胡各10g，柴胡、羌活、独活各6g，桔梗、甘草各3g。发热恶寒轻者去羌活、独活；头痛加白芷；咳嗽重加杏仁、百部。

②风热犯表

主症：发热重，恶寒轻，有汗或无汗，头痛，鼻塞流稠涕，咳嗽，咽红，或目赤流泪，烦热口渴，舌质红少津，苔薄黄，脉浮数。

治法：辛凉解表。

方药：银翘散加减。金银花、连翘、荆芥各10g，牛蒡子、桔梗各6g，薄荷、甘草各3g。咽痛加射干、青黛；发热明显加生石膏；咳嗽加桑叶、杏仁、前胡。

③暑湿袭表

主症：高热不退，或身热不扬，汗出不畅，头痛，倦怠，恶心呕逆，鼻塞流涕，咳嗽，舌尖红，苔白腻，脉数。

治法：清暑解表。

方药；新加香薷饮加减。香薷、金银花、连翘各12g，扁豆、藿香、厚朴各9g，甘草6g。热重心烦加炒栀子、淡豆豉；偏湿重加佩兰、滑石；呕逆加竹茹、法半夏。

（2）中医辨证兼证

①感冒夹痰

主症：除外感本证外，兼有咳嗽，咳声重浊，喉中痰鸣，舌苔白腻，脉浮滑。

治法：宣肺解表，化痰止咳。

方药：二陈汤加减。陈皮、半夏、前胡、茯苓各10g，杏仁、苏叶、桑叶各6g，甘草3g。咽痛加连翘、桔梗；痰黄稠加黄芩、桑白皮；大便不爽加瓜蒌。

②感冒夹滞

主症：除外感本证外，兼有腹胀，不思乳食，或伴呕吐，口中气秽，大便溏臭或秘结，舌苔垢或黄厚，脉滑。

治法：宣肺解表，消食导滞。

方药：藿香正气散加减。茯苓、神曲、连翘各10g，藿香、白芷、陈皮、厚朴各6g，苏叶、甘草各3g。腹胀满加枳实、苏梗；大便腥臭加焦军、山楂。

③感冒夹惊

主症：除外感本证外，兼见烦躁不安，惊叫，甚至惊厥，舌尖红，脉弦数。

治法：宣肺解表，安神镇惊。

方药；桑菊饮加减。桑叶、菊花、钩藤各10g，杏仁、桔梗、蝉衣各6g，薄荷、甘草各3g。高热不退加生石膏、羚羊粉；烦躁不安加栀子、黄连；伴抽搐者加全蝎。

（3）验方

①清热丹：金银花 90g，蔓荆子 60g，薄荷 20g，法半夏 30g，生石膏 150g，橘红 60g，浮萍 30g，生地黄 90g，天竺黄 60g，杏仁 60g，大黄 90g，杭菊 90g。上药研细末，兑冰片 3g，炼蜜为丸，每丸 3g。周岁左右每服 1g，1 ~ 6 岁每服 3g，6 岁以上每服 6g，日服 2 次。适用于风热感冒。

②荆防葱豉汤：荆芥 6g，防风 3g，苏叶 6g，羌活 3g，白芷 3g，淡豆豉 6g，薄荷 3g，黄芩 6g，淡竹叶 5g，葱白 2 节。水煎，每日 1 剂，频服。适用于风寒感冒。

③柴菊清热汤：柴胡 12g，黄芩 12g，野菊花 12g，连翘 9g，桔梗 9g，百部 9g，生甘草 9g。水煎，每日 1 剂。适用于小儿感冒属风热者。

3. 药物禁忌

（1）头孢菌素类抗生素

①不宜用果汁服药：果汁和清凉饮料的果酸可分解头孢菌素，不利于药物的吸收，降低药效。

②与呋塞米、利尿酸等强利尿药相克：头孢菌素类与呋塞米、利尿酸等强利尿药合用，会增加肾脏毒性作用，引起肾功能衰竭。如同时应用，应注意检查尿常规及肾功能。

③与四环素、红霉素相克：头孢菌素与四环素、红霉素合用，能降低头孢菌素的抗菌作用，故一般不合用。

（2）青霉素

①与新霉素相克：新霉素可使青霉素的血药物浓度降低 50%，一般停用新霉素 6 日后，青霉素的血药浓度才能恢复。

②与磺胺类药物相克：青霉素为杀菌剂，仅对繁殖期细菌有效；而磺胺药为抑菌剂，能抑制细菌的生长和繁殖，可使青霉素的杀菌作用不能充分发挥，故二者同用，应慎重。

③与红霉素相克：红霉素通过抑制细菌蛋白质和酶的合成，从而影响细菌细胞质的形成，发挥抑菌作用。此种作用使细菌细胞质生长减慢，并对青霉素类抗生素的细胞溶解作用敏感性降低，故二者一般不宜联用。如需联用，青霉素应在服红霉素前 2 ~ 3 小时给药。

（3）金刚乙胺

①与中枢神经系统药相克：金刚乙胺与中枢神经系统药物，如抗组胺药（苯海拉明、异丙嗪）、酚噻嗪类（氯丙嗪、奋乃静）、抗抑郁药（丙咪嗪、阿米替林）及地西泮等药合用时，可使中枢神经系统不良反应增强。

②与糖皮质激素相克：金刚乙胺具有显著抑制病毒脱壳的作用，但无杀灭病毒的作用；糖皮质激素抑制机体免疫反应，虽可减轻病毒感染的中毒症状，但不利于消除病毒。故两者并用应慎重。

（4）对乙酰氨基酚与速效伤风胶囊不宜合用：中成药速效伤风胶囊系牛黄、咖啡因、扑尔敏和对乙酰氨基酚等中西药物组成，如果与西药对乙酰氨基酚并用，会造成对乙酰氨基酚的过量，引起肝脏损害。

（5）抗生素：90%上呼吸道感染是由病毒引起，早期不宜使用抗生素，在确定有细菌感染后方可使用。

（6）镇咳药：咳嗽可促使痰液排出。如应用强烈的镇咳药可使痰液堆积，继发下呼吸道感染。

（7）解热镇痛药：大量使用解热镇痛药可使小儿出汗较多，发生脱水，应严格掌握使用指征。

（8）阿司匹林

①慎用阿司匹林制剂：瑞氏综合征系甲型和乙型流感引起的肝脏、神经系统并发症。本病多发于2~16岁儿童。临床表现为在急性呼吸道感染热退数日后，出现恶心、呕吐，继而出现嗜睡、昏迷、惊厥等神经系统症状，常伴有肝大、血氨增高、肝功能受损等。其病因不明，认为与服用阿司匹林有关。因此，儿童应慎用阿司匹林制剂，如复方阿司匹林（APC）。

②忌以果汁或清凉饮料服阿司匹林：果汁或清凉饮料的果酸容易导致药物提前分解或溶化，不利于药物在小肠内的吸收，从而大大降低药效；而且阿司匹林本来对胃黏膜就有刺激作用，而果酸则可加剧对胃壁的刺激，甚至造成胃黏膜出血。

③阿司匹林忌与酒精饮料同服：因酒精能增加胃酸分泌，并且两者都能使胃黏膜血流加快，如果合用可加重胃黏膜的损害，导致胃出血。

④忌以茶水服用阿司匹林：因茶叶中含有鞣酸、咖啡因及茶碱等成分，咖啡因有促进胃酸分泌的作用，可加重阿司匹林对胃的损害。

⑤阿司匹林忌饭前服用：阿司匹林对胃黏膜有刺激作用，如饭前空腹服用，药物直接与胃黏膜接触，可加重胃肠反应，因此，应在饭后服用。

⑥阿司匹林忌过食酸性食物：因为阿司匹林对胃黏膜有直接刺激作用，与酸性食物（醋、酸菜、咸肉、鱼、山楂、杨梅等）同服可增加对胃的刺激。

（9）忌随意滥用补品：本病患儿的消化功能较低，但切不可因为患儿食欲低下而给予大鱼大肉及各种补品，因这些食物可加重患儿消化不良的症状，甚至出现呕吐、腹泻等。

二、小儿肺炎

【概述】

肺炎是小儿的常见病和多发病，尤其多见于婴幼儿。肺炎是造成婴儿夭折的主要病因之一，因此，必须对其给予足够的重视。

1. 分类

目前对肺炎的分类，一般采用解剖、病原体、病程及病情程度四种方法。

（1）解剖分类：大叶性肺炎、小叶肺性炎（支气管性肺炎）、间质性肺炎和毛细支气管炎。

（2）病原体分类：细菌性肺炎、病毒性肺炎、真菌性肺炎、支原体肺炎、立克次氏体性肺炎、原虫性肺炎和吸入性肺炎。

（3）病程分类：急性肺炎（1个月内）、迁延性肺炎（1～3个月）和慢性肺炎（3个月以上）。

（4）病情分类：轻症：病情轻，除呼吸系统外，其他系统仅有轻微受累，全身无中毒症状不明显。重症：病情重，除呼吸系统受累严重外，其他系统亦受累，全身中毒症状明显。

临床上，若病原体明确，则按病因分类并以病原体命名，以便指导治疗，否则按病理分类。其中，支气管肺炎的诊断在临床上使用最多。

2. 病因

（1）病原体

①病毒：是本病发生的主要病原体。以往我国北方地区以腺病毒3、7型多见，且7型多致重症肺炎；近来，腺病毒感染有下降趋势，而合胞病毒上升至首位，其他如副流感病毒、流感病毒、轮状病毒等感染的肺炎亦有报道。

②细菌：引起支气管肺炎的细菌很多，多继发于病毒感染，亦有原发即为细菌感染者。常见的细菌有肺炎双球菌、金黄色葡萄球菌、溶血性链球菌、大肠杆菌等，流感杆菌亦可致肺炎，其他细菌感染少见。

③其他病原体：肺炎支原体肺炎多见于年长儿，而霉菌性肺炎多见于长期滥用抗生素、肾上腺皮质激素的婴幼儿、营养不良患儿。

④混合感染：儿童CAP混合感染率约8%～40%，年龄越小，混合感染的概率越高。2岁以下的婴幼儿混合感染病原主要是病毒与细菌，而年长儿则多是细菌与非典型微生物的混合感染。

⑤不明原因感染：约20%～60%的CAP病例无法做出病原学诊断，检测技术的改进有可能改变这种状况。

（2）诱发因素

①小儿呼吸道生理解剖因素：鼻咽、气管及支气管狭窄，黏液分泌少，纤毛运动差，肺组织分化不全、弹力纤维不发达，代偿能力差，肺泡少而间质发育旺盛，故含气少而血多，这些特点在婴儿期表现更为突出。加之免疫功能尚未充分发育，因此，容易患气管肺炎。

②疾病影响：机体本身的健康状况，与肺炎的发生有密切的关系。特别是在营养不良、佝偻病、贫血、先天性心脏病、脑发育不全等机体抵抗力、免疫力低下的情况下容易发病。

③环境因素：如气候骤变，居室通风不良，空气污浊等。

3. 临床表现与辅助检查

（1）支气管肺炎

①临床表现：一般有发热、咳嗽、呼吸急促的症状，肺部听到中、细湿啰音或X线胸片见有肺炎的改变，均可诊断支气管肺炎。确诊支气管肺炎后，应进一步了解可

能引起肺炎的病原体并判断病情的轻重。若为反复发作，在缺乏实验诊断手段的情况下，主要根据临床表现、体征、有无并发症及对治疗的反应等进行综合性分析，对肺炎的病原学做出估计。

②辅助检查

a. 血常规检查：细菌性肺炎时，白细胞总数增高，约为（15～20）×10^9/L，中性粒细胞增高，可有核左移及胞浆内中毒性颗粒，碱性磷酸酶活性测定阳性率及积分均增高，积分多达 200 以上。但重症金黄色葡萄球菌肺炎和流感杆菌肺炎，有时白细胞总数反而降低。病毒性肺炎的白细胞数正常或减少，淋巴细胞比值增加，中性粒细胞数无增高，碱性磷酸酶活性积分低于 60。

b. C 反应蛋白试验（CRP）：近年来改用火箭电泳法检测血清 CRP 浓度，其正常值为 <10000μg/L，在细菌性感染、败血症时此值上升，升高与感染的严重程度呈正比。当治疗有效时下降，治疗无效时继续上升。病毒及支原体感染时不增高。本法对细菌性及排除病毒性或支原体肺炎有价值，在区别新生儿病毒或细菌性肺炎时有帮助。

c. 细胞病原学检查：至今仍困难。咽拭子细菌培养不能代表肺炎的致病因。喉头负压吸痰定量细菌培养，对肺炎病原学诊断有一定意义，并可根据药敏试验选用抗生素。目前国内外正在致力研究细菌的快速诊断，已有人用对流免疫电泳法、ELISA 法快速诊断肺炎链球菌、β－溶血性链球菌及嗜血性流感杆菌等感染，并可与带菌者区别。

（2）呼吸道合胞病毒肺炎

①临床表现

a. 全身症状轻，发热多不高，病程约 1 周左右。

b. 突然发生剧烈喘憋，以呼气困难为主，烦躁不安，严重者常有鼻煽、三凹征及发绀。

c. 肺部听诊可闻及广泛的哮鸣音，喘憋时常听不到湿性啰音，趋于缓解时则可有弥漫性中小水泡音、捻发音，重症患儿可并发呼吸衰竭、心力衰竭。

②辅助检查

a. X 线检查：两肺有不同程度的肺气肿及支气管周围炎的影像。肺泡明显受累者，可见小点片状阴影。

b. 血常规检查：白细胞计数正常或偏低，中性粒细胞比例在 50% 以下。

c. 病毒分离可阳性，双份血清抗体效价升高 4 倍以上。

d. 病情较重的小婴儿血气分析检查可见低氧血症、代谢性酸中毒或呼吸性酸中毒。

（3）腺病毒肺炎

①临床表现

a. 骤然发热，高热不退。

b. 感染中毒症状严重，面色苍白发灰，发病后 3～4 天出现嗜睡、萎靡，随病情加重可有烦躁不安，重者抽搐、昏迷，甚至出现脑膜刺激征。心音低钝，肝大，易合并心力衰竭。

c. 咳嗽重，表现为阵咳。发热第 3 ~ 5 天才出现湿啰音，肺部出现实变体征。

②辅助检查

a. 血常规检查：白细胞偏低，碱性磷酸酶积分不高。

b. X 线检查：初期肺纹理增粗，第 2 ~ 6 天可见小片状或大片状阴影，第 2 周可有胸腔积液。

（4）肺炎链球菌肺炎

①临床表现

a. 一般发热较高。新生儿和虚弱儿可不发热，表现拒食、呛奶、呕吐或呼吸困难。

b. 多数病情较轻，病程 5 ~ 7 天。

c. 咳嗽明显，肺部体征随病情逐渐加重，两肺均有中小水泡音。

②辅助检查

a. X 线检查：两肺纹理重，散在点片状阴影或融合片。

b. 血常规检查：白细胞总数增高，中性粒细胞明显增高和出现中毒颗粒。

c. C 反应蛋白多升高。

d. 细菌学检查：痰涂片可见革兰阳性球菌，呈链状。

（5）金黄色葡萄球菌肺炎

①临床表现

a. 感染中毒症状重，多有高热，有时惊厥，吐泻、腹胀甚至发生中毒性肠麻痹、心肌炎、休克及毒素性皮炎（猩红热样皮疹）。

b. 常并发肺大泡、肺脓疡、脓胸、脓气胸及身体其他部位的感染灶，如皮肤疖肿、骨髓炎、脑膜炎甚至败血症。

c. 肺部体征出现较早，早期呼吸音减低，有散在中小水泡音；病变迅速进展，出现肺部叩诊浊音，呼吸音及语颤音明显降低；胸腔内积液积气较多时，还可有纵隔移位。

②辅助检查

a. X 线检查：短时间内可出现肺大泡或肺脓肿，易合并脓气胸，甚至并发纵膈积气、皮下气肿及支气管胸膜瘘。病灶阴影持续时间较长，可达 2 个月左右。

b. 血常规检查：白细胞总数明显增高，并有核左移。白细胞低常提示预后不良。

c. 胸水、支气管培养物或血培养阳性有诊断意义。

（6）革兰氏阴性杆菌肺炎

①临床表现

a. 出现发热，咳嗽，咳痰，呼吸困难，发绀等症状。

b. 痉挛性咳嗽，颇似百日咳，有时像毛细支气管炎。

c. 全身症状重，中毒症状明显，易并发脓胸、脑膜炎、败血症、心包炎等。

②辅助检查

a. 血常规检查：白细胞增高明显，中性粒细胞增多，可出现核左移。

b. X 线检查：可呈支气管肺炎、大叶性肺炎或肺段实变改变。下叶肺部多受累，也可呈弥漫性支气管肺炎或毛细支气管炎改变。可呈粟粒状阴影，常于肺底部融合，约30%发生脓胸。肺炎吸收后可形成肺大泡。

c. 痰液、胸水或血培养阳性则更有意义。

（7）支原体肺炎

①临床表现

a. 多数为亚急性起病，发热无定型，或体温正常，咳嗽较重，初期为刺激性干咳，常有咽痛、头痛等症状。

b. 可出现多系统多器官的损害，皮肤黏膜表现为麻疹样或猩红热样皮疹；偶见非特异性肌痛和游走性关节痛；也可表现为心血管系统、神经系统损害，血尿及溶血性贫血等。

c. 全身症状比胸部体征明显。肺部体征不明显，偶有呼吸音稍低及少许干湿啰音。

②辅助检查

a. X线检查：改变明显，多为单侧病变，也可见双侧病变，以下叶为多见，有时病灶呈游走性，少数呈大叶性阴影；病程2～3周不等，X线阴影完全消失比症状消退更延长2～3周之久，偶有延长至6周者。

b. 血常规检查：白细胞大多正常或下降，伴血沉增快。

c. 血清冷凝集试验阳性，滴度 >1：128 有诊断意义，50% ～60% 患儿冷凝集试验阳性，滴度 >1：32 可作辅助诊断。

d. 血清抗体检测阳性，滴度 >1：160 有诊断意义。

e. 支原体培养阳性为诊断金标准，但实验要求高，一般实验室很难开展。

（8）衣原体肺炎

①临床表现

a. 沙眼衣原体肺炎：起病缓慢，多不发热或偶有低热，可有轻度呼吸道症状，然后出现咳嗽和气促，吸气时常有细湿啰音或捻发音，少数有呼气性喘鸣。约50%患儿同时患有结膜炎或有结膜炎病史。

b. 鹦鹉热衣原体肺炎：潜伏期6～14天，发病呈感冒样症状，常有发热，咳嗽初期为干咳，以后有痰，呼吸困难或轻或重。有相对缓脉、肌痛、胸痛、食欲不振，偶有恶心、呕吐。如为全身感染，可有中枢神经系统感染症状或心肌炎表现，偶见黄疸，多见肝脾大。

c. 肺炎衣原体肺炎：临床表现无特异性，与支原体肺炎相似。起病慢，病程长，一般症状轻，常伴咽炎、喉炎及鼻窦炎为其特点。上呼吸道感染症状消退后，出现干湿啰音等支气管炎、肺炎表现。咳嗽症状可持续3周以上。

②辅助检查

a. X线检查：Ⅰ. 沙眼衣原体肺炎：双肺广泛间质和肺泡浸润，过度充气征比较常见，偶见大叶实变。Ⅱ. 鹦鹉热衣原体肺炎：从肺门向周边，特别向下肺野可见毛玻璃样阴影，中间有点状影。Ⅲ. 肺炎衣原体肺炎：无特异性，多为单侧下叶浸润，表现为节段性肺炎，严重者呈广泛双侧肺炎。

b. 血常规检查：白细胞总数一般正常，嗜酸性粒细胞增多。

c. 衣原体抗体：诊断标准为双份血清抗体滴度 4 倍以上升高。

【饮食宜忌】

1. 饮食宜进

（1）饮食原则

①宜进食营养丰富的食物：为了改善炎症所致的缺氧和 CO_2 潴留，纠正机体酸碱平衡失调，调整心脏功能，改善呼吸、神经系统功能，在饮食上要适当补充蛋白质，维持机体所需热能，合理供给糖类，多补充含铁食物如动物肝脏、蛋黄、瘦肉、绿色蔬菜等，多供给含铜食物如牛肝、芝麻等，以帮助氧的携带、运输。

②宜进食易消化的食物：缺氧和病毒感染容易引起消化功能紊乱，表现为腹泻、呕吐、腹胀等。此时，在饮食上要注意少食多餐，给予易消化的流质或半流质食物，如牛奶、鸡蛋羹、白米粥、面条等。

③宜多饮水：呛奶的患儿，可在奶中加婴儿米粉或糕干粉，使奶变稠，减少呛奶发生。如小儿食欲不好，奶水及汤水进得较少，加之发热、气喘，水分丢失增加，应注意多次少量喂水，以补充水的不足。

④风寒闭肺型肺炎：宜食葱白、生姜、豆豉、杏仁等。

⑤风热闭肺型肺炎：宜食青果、罗汉果、梨等。

⑥肺燥阴虚型肺炎：宜食梨、枇杷、荸荠、银耳等。

（2）饮食搭配

①茼蒿与粳米：二者搭配，制成茼蒿菜粥，能安心神、和脾胃、消痰饮、利二便。对肺热咳脓痰治疗有效。

②银耳与黑木耳：银耳有补肾润肺、生津及润肤的功效，黑木耳可益气润肺、养血补血，二者搭配，疗效更加显著。

③银耳与雪梨、川贝母：川贝母和雪梨均有滋阴润肺、镇咳祛痰的功效，银耳亦有润肺的作用，三者搭配，可有润肺止咳祛痰的功效。

④萝卜干与鸡蛋：将萝卜干与鸡蛋同煮后食用，有润肺化痰、养阴滋肝、消谷宽中之功效，可辅助治疗支气管肺炎。

⑤杏仁与百合：杏仁与百合搭配食用有滋阴润肺之功效，适于阴虚咳嗽的患儿食用。

（3）药膳食疗方

①将鲜芦根 150g 洗净，切成小段，放入砂锅内，加适量水，浓煎 30 分钟，去渣取汁。粳米 50g 淘净后，放入砂锅内，加适量水，先用大火煮沸，再改用小火煨煮成稠粥，粥将成时，缓缓调入鲜芦根浓煎汁，小火煨煮片刻即成。早、晚分食。具有清肺化痰的功效，适用于支气管肺炎属风热闭肺者。

②分别将新鲜蒲公英 150g、芦根 150g 洗净，放入温开水中浸泡片刻，取出后切碎，捣烂取汁。若滤汁量较少时，可将纱布过滤后的蒲公英、芦根渣，放入适量温开

水中再次浸泡，重复上述过程制成浆汁，合并两次滤汁，混和均匀即成。具有清肺化痰的功效，适用于支气管肺炎属风热闭肺者。

③将连翘 10g、杏仁 8g 洗净，切碎，放入纱布袋中，扎口备用。将金银花 15g 拣去杂质，洗净后放入砂锅中，加清水浸泡片刻，加入连翘、杏仁药袋，先用大火煮沸，再改用小火煎煮 30 分钟，取出药袋，停火，趁温热加入蜂蜜 10mL，调匀即成。上、下午分服。具有清肺化痰、疏风解表的功效，适用于支气管肺炎属风热闭肺者。

④将鸭梨 1 个切块去核，与杏仁（去皮打碎）10g 同入锅中煎煮 30 分钟，梨熟后加入冰糖适量即成。上、下午分服。具有清肺化痰的功效，适用于支气管肺炎属风热闭肺者。

⑤将连翘 10g 洗净，切碎，放入纱布袋中，扎口备用。鱼腥草 15g 洗净，切碎，白茅根 15g 洗净，切成段，两者同入砂锅内，加适量清水，浸泡 30 分钟，放入连翘袋，先以大火煮沸，再用小火煎煮 30 分钟，取出药袋，停火，趁温热加入蜂蜜 10mL，调匀即成。上、下午分服。具有清肺化痰的功效，适用于支气管肺炎属风热闭肺者。

⑥将枇杷叶 15g 刷洗去绒毛，洗净，剪碎，放入砂锅中，加适量水，浓煎 30 分钟，用洁净纱布过滤取汁。粳米 50g 淘净后，放入砂锅中，加适量水，先用大火煮沸，再用小火煨煮成稠粥，粥将成时缓缓调入枇杷叶煎浓汁，小火煨煮至沸即成。具有清肺化痰的功效，适用于支气管肺炎属风热闭肺者。

2. 饮食禁忌

（1）忌不喂水：小婴儿由于其消化系统的解剖特点很容易在剧咳之后出现呕吐，同时由于高热、消化不良也容易出现呕吐，频繁的呕吐可能使家长忽略了水的补充。而高热的患儿由于呼吸增快，经肺丢失的水分增多，同时皮肤血管扩张，蒸发的水分也增多，如不注意补充足够的水分，可使体内水分不足，造成血液黏滞，尿液减少，不利于毒素排泄。同时汗液蒸发减少，不利于体内散热，因而易加重病情。因此除少量多次喂水外，还应给予流质饮食，如母乳、米汤、菜水、果汁等，既有利于降温，还可稀释痰液，有利于痰液排出。

（2）忌偏食：由于感染的缘故，患儿常出现拒食、食欲不振及呕吐症状，这难免会增加家长已有的担心，同时也助长了患儿的偏食习惯，因而使营养得不到全面的补充，延迟了机体的恢复。因此富含维生素 C、B、A、D 的食物应酌情补充。

（3）忌厚味、辛辣、海鲜：油腻厚味（如肥肉、油炸食品、糖块）、辛辣食品（如辣椒、姜、蒜）及海鲜（鱼、虾等），均易助热生痰，不利本病的治疗和身体的康复。

（4）忌茶水：茶叶中的茶碱有兴奋中枢神经的作用，可使大脑保持兴奋状态，不利于患儿的休息和体温的恢复。故本病患儿不宜用茶水作为液体补充。

（5）忌多糖食物：小儿患肺炎时，多吃糖后体内白细胞的杀菌作用可受到抑制，会加重病情。糖还会增加痰的黏稠度，使痰不易咳出，延长病程。

（6）忌生冷食物：如过食西瓜、冰淇淋、冰冻果汁、冰糕、冷饮、香蕉、生梨等生冷食物，容易损伤体内阳气，阳气受损就无力抗邪，疾病也难痊愈，故应忌食生冷食物，特别是有消化道症状的患儿更应禁忌。

（7）忌酸性食物：乌梅、酸果、橘子、食醋等味酸，能敛、能涩，有碍汗出解表。

【药物宜忌】

1. 西医治疗

本病宜采取合理的综合措施，积极控制感染，保持呼吸道通畅、纠正缺氧，防治并发症，增强机体抵抗力以促进康复。

（1）一般护理及支持疗法：室温应保持在20℃左右为宜，相对湿度55%～65%，以防呼吸道分泌物变干，不易咳出。冬季要定时开窗换气，每次30分钟，每天3次，避免对流风，注意休息，执行严格的呼吸道隔离制度，防止交叉感染。密切观察病情变化，及时给予相应的处理。对面色青灰、口唇发绀、烦躁或嗜睡的患儿，应注意心音、心率的变化，观察有无心肌炎的发生，对吃奶、哭闹后发绀加重，吸氧后仍不能缓解的患儿，应及时查明原因，给予处理。

（2）保持呼吸道通畅：应及时清除鼻痂和呼吸道痰液，改善通气功能，增加肺泡通气量，纠正缺氧，减轻 CO_2 潴留。痰多稀薄者，可以反复翻身拍背以利于痰液排出。也可口服祛痰药物氯化铵合剂，1mL/岁，1日3次。

（3）氧气疗法：临床常用的给氧方法有以下几种。

①鼻导管或鼻塞法：将导管头放入鼻前庭，胶布固定。方法简单，比较安全，是常用的给氧方法。新生儿、婴幼儿的氧流量为0.5～1L/min。

②漏斗法：将整个漏斗扣在鼻子上面，由于边缘距面部皮肤稍有距离，婴幼儿又不易固定，氧气大部分被流掉，吸入不多，故效果不佳，但对极度烦躁不安、不能接受鼻导管法的患儿，此法可取。

③头罩法：用硬塑料头罩，氧流量3～5L/min。最好通过雾化器。头罩大小约40cm×40cm×40cm，小的易有 CO_2 存留。

④口罩雾化给氧：通过雾化器口罩给氧，小儿流量3～5L/min，氧深度40%～60%。因为氧通过雾化器，部分雾粒可过到细支气管，高湿度可以防止氧气干燥，稀释痰液使其易于咯出，有利于保持呼吸道通畅。

⑤正压给氧法：危重病儿发生呼吸衰竭时要予器械呼吸正压给氧，根据患儿的不同情况分别给予持续正压给氧（CPAP）、间歇正压给氧（IP－PB）或呼吸终末正压给氧（PEEP）等，也可采用高频通气法。

高浓度（>60%）长时间给氧可损害脑、心、肺、肾等，在肺部可引起肺泡间质水肿、肺泡上皮增生、肺透明膜形成、肺出血等，还可引起早产儿、新生儿眼晶体后纤维增生症，影响视力，故吸氧时应注意防止氧中毒。

（4）抗生素的选择

①肺部革兰氏阳性球菌感染：肺炎链球菌肺炎，青霉素仍为首选。一般用大剂量青霉素静滴，每次20万～40万U，每日肌内注射2次，直至体温正常后5～7天为止。重症者可增加剂量2～3倍，静脉给药。年龄小或病情严重者需用广谱抗生素联合治

疗，可用氨苄青霉素每日 50～100mg/kg，分 2 次肌内注射。对青霉素过敏者改用红霉素，每日 15～30mg/kg，用 10% 葡萄糖溶液稀释成 0.5～1mg/mL，分 2 次静滴。葡萄球菌肺炎，首选耐酶（β 内酰胺酶）药物，如新青霉素Ⅱ、先锋霉素Ⅰ或头孢菌素三代静滴，例如头孢呋辛钠，50～100mg/（kg·d），分 2 次，静脉滴注；头孢曲松钠 50～100mg/（kg·d），每日 1 次，静脉滴注。疗程 3～6 周，过早停药容易复发。厌氧菌肺炎用氟哌嗪青霉素（即哌拉西林），每日 80～200mg/kg，分 2～4 次，肌注可用 0.25% 利多卡因作溶剂，静注可溶于 10% 葡萄糖注射液或生理盐水中；甲硝唑，静脉给药，首次按体重 15mg/kg，维持量按 7.5mg/kg，每 6～8 小时静脉滴注 1 次。

②肺部革兰氏阴性杆菌感染：一般可用氨苄西林－舒巴坦，75～150mg/（kg·d），分 2 次静脉滴注。绿脓杆菌肺炎可用头孢他啶，对于 2 个月以上的婴幼儿，一般剂量为 30～100mg/kg，分 2 次或 3 次给药；新生儿至 2 个月龄的婴儿，一般剂量为每天 25～60mg/kg，分 2 次给药。头孢曲松钠，50～100mg/（kg·d），每日 1 次静脉滴注，疗程 7～14 日。

③支原体肺炎：多采用红霉素，20～30mg/（kg·d），溶于 5% 葡萄糖注射液，静滴，疗程 2 周为宜。阿奇霉素，10mg/（kg·d），溶于 5% 葡萄糖注射液，静滴。

④细菌不明确的肺炎：应根据病情选择广谱抗生素，联合用药（其中一种应偏重于革兰氏阴性菌的药物），待细菌明确后再酌情更换相应敏感的抗生素。对重病肺炎的抗生素治疗，应以静注或静滴为主。

（5）抗病毒药物的应用：参考"急性上呼吸道感染"相关内容。

（6）退热与镇静：参考"急性上呼吸道感染"相关内容。

（7）祛痰止咳平喘：参考"急性上呼吸道感染"相关内容。

（8）心衰的治疗：除吸氧、祛痰止咳和使用镇静剂外，应给予强心甙类药物，必要时加用利尿剂。常用的洋地黄制剂有：①毒毛花苷 K：洋地黄化量为 0.007～0.01mg/kg，加入 25% 葡萄糖 20mL，缓慢静脉注射，根据病情 6～8 小时后可重复使用半量，直至心力衰竭纠正。②毛花苷 C（西地兰）：洋地黄化量：2 岁以内的 0.03～0.04mg/kg，2 岁以上 0.02～0.03mg/kg，首次用化量的 1/2，余量分 2 次，每 12 小时 1 次加入葡萄糖内，缓慢静脉注射。③地高辛：口服地高辛化量：2 岁以内 0.04～0.05mg/kg，2 岁以上为 0.03～0.04mg/kg，首次用用量的 1/2，余量分为 2 份，每 6～8 小时 1 次。维持量为化量的 1/4，可分 2 次口服。静脉用药剂量按口服剂量的 3/4 计算。勿与钙剂同时应用。

在应用洋地黄制剂纠正心衰时，可加用酚妥拉明。酚妥拉明的主要作用是降低小动脉的阻力，扩张静脉系统，可减轻心脏前后负荷，改善心功能，减轻肺动脉高压、肺瘀血及肺水肿，增加肾小球滤过率及血流量，保护肾脏。剂量为 0.5～1mg/（kg·次），加入葡萄糖 20mL，10～15 分钟内静脉注射或加入墨菲氏小管内滴入。根据病情 2～6 小时重复 1 次。此药还可改善胃肠道微循环、增强肠蠕动，治疗腹胀效果较好，缺点是使心率加快，突然出现低血压，故需密切观察。

对小儿急性心衰特别是伴有肺水肿者，近年来多采用强效利尿药配合洋地黄制剂治疗。常用速尿，按 1mg/（kg·次），2 小时后，必要时可重复 1 次。

（9）肺炎合并呼吸衰竭的治疗：关键在于治疗原发病和诱发因素（如中毒、肺水肿等），重点在于改善呼吸道功能，提高 PaO$_2$ 及 SatO$_2$，改善通气，降低 PaCO$_2$。

呼吸兴奋剂是综合治疗措施之一，不能过分依靠，因为疗效不持久。常用的药物有山梗菜碱、可拉明、野靛碱及戊四氮等。或用呼吸三联剂，山梗菜碱 3mg，回苏林 8mg，可拉明 0.75g 或利他林 10mg，加于 10% 葡萄糖注射液 250mL，静脉滴入。应用时宜密切观察病情变化，防止过量导致惊厥。

（10）中毒性脑病的治疗

①首先保持呼吸道通畅，改善通气，供氧。有呼吸道梗阻或呼吸衰竭时及早做气管切开和使用呼吸机。

②减轻脑水肿，降低颅内压

a. 甘露醇：剂量每次 1~2g/kg，于 15~30 分内静脉注射或快速滴注，每 4~8 小时一次，有脑疝者首次剂量 2g/kg 静脉注射，1~2 小时后再重复一次，病情缓解后，逐渐延长时间直至停药。久用可致血尿，最好在使用强心剂和利尿剂后，等排尿增多，心功能好转，才能使用脱水剂。

b. 利尿剂：由于利尿而使全身脱水，对降低颅内压有一定效果。常用速尿，用量用法见前。在脱水疗法过程中，必须严格记录出入量，掌握量出为入、既补又脱的原则，最好使患儿保持轻度脱水状态。

c. 血管扩张剂：血管扩张剂可缓解脑血管痉挛，改善脑微循环，从而减轻脑水肿并保证高渗性脱水剂能够达到脑组织而发挥作用。常用药有 654-2、东莨菪碱。当面部转红，呼吸改善时，可适当延长间隔时间或减少滴速。一般用药 1~2 小时颅内压改善，呼吸道分泌物及肺部啰音相继减少。亦可用酚妥拉明、地塞米松，能减少血管与血脑屏障的通透性，增加肾血流量，抑制脑垂体后叶分泌抗利尿激素，有利尿作用，防治脑水肿。

d. 促进脑细胞恢复的常用药物有三磷酸腺苷（ATP）、辅酶 A、细胞色素 C、谷氨酸、γ~氨酪酸、氯酯醒、克脑迷以及维生素 B$_1$、维生素 B$_6$ 等。胞磷胆碱对改善意识、调整脑血管张力和促进病人苏醒，有良好作用。

（11）中毒性肠麻痹的治疗：重症肺炎易致腹胀，多见于婴幼儿。宜先用稀释皂（2%）灌肠后保留导管排气，不见效时可用新斯的明，婴幼儿每次 0.03~0.04mg/kg，肌内或皮下注射，有喘息者忌用。同时用松节油敷腹部，注射后 15~20 分钟放置肛管排气，1 日可用 3~4 次。过度腹胀者采用胃肠减压，抽出胃肠内容物及气体。对低血钾所致的腹胀，可口服 10% 氯化钾溶液 0.5mg/kg，每日 3~4 次。近年来酚妥拉明治疗腹胀效果较好，其用量同前。

（12）肾上腺皮质激素的应用：一般肺炎不需要使用肾上腺皮质激素。对重症肺炎伴有高热、中毒性脑病、休克或喘憋严重、胸膜渗出等症状的患儿，在应用足量有效抗生素的同时，可短期加用肾上腺皮质激素，应注意其应激性胃肠出血和降低机体抗菌能力等副作用。氢化可的松每日 5~10mg/kg，静脉滴注；或地塞米松每日 0.25~

0.5mg/kg，静脉滴注；或泼尼松每日 5mg/kg 口服。一般应用 3～5 日，症状改善即可停药。

2. 中医治疗

（1）中医辨证常证

①风寒袭肺

主症：恶寒发热，无汗不渴，咳嗽气急，痰稀色白，舌质淡红，苔薄白，脉浮紧。

治法：辛温解表，宣肺化痰。

方药：三拗汤加减。苏梗、苏子、杏仁各 9g，甘草 6g，炙麻黄 3g。痰多加陈皮、半夏；咳嗽重加前胡、百部；喘重加炒白果、白芥子。

②风热犯肺

主症：发热恶风，微有汗出，口渴欲饮，咳嗽，痰稠色黄，呼吸急促，咽红，舌尖红，苔薄黄，脉浮数。

治法：辛凉解表，宣肺化痰。

方药：麻杏石甘汤加味。生石膏 15g，前胡、百部各 10g，杏仁、桔梗、甘草各 6g，炙麻黄 3g。咳重痰多加款冬花、黛蛤散、浙贝；咽痛加射干、连翘；热重加黄芩。

③痰热壅肺

主症：壮热烦躁，喉间痰鸣，痰稠色黄，气促喘憋，鼻翼煽动，或口唇青紫，舌质红，苔黄腻，脉滑数。

治法：清热化痰，宣肺定喘。

方药：麻杏石甘汤合葶苈大枣泻肺汤加减。生石膏、葶苈子、黄芩各 10g，杏仁、生甘草各 6g，炙麻黄 3g，大枣 3 枚。痰多加天竺黄、浙贝母；大便秘结加焦军；口唇紫绀明显加桃仁、丹参。

④阴虚肺热

主症：病程迁延，低热汗出，面色潮红，干咳无痰，舌质红而干，苔光剥，脉数。

治法：养阴清热，润肺止咳。

方药：沙参麦门冬汤加减。沙参、麦冬、玉竹各 12g，花粉、扁豆、枇杷叶各 9g，桑叶、炙甘草各 6g。咳嗽甚者加紫菀、款冬花；口干而渴加石斛；低热起伏加青蒿、地骨皮。

⑤肺脾气虚

主症：低热起伏，气短多汗，咳嗽无力，纳差，便溏，面色淡白，神疲乏力，舌质偏淡，苔薄白，脉细无力。

治法：健脾益气，调和营卫。

方药：人参五味汤加减。太子参、白术、茯苓各 10g，五味子、炙甘草各 6g，生姜 3 片，大枣 3 枚。动则汗出加黄芪、防风；痰多加陈皮、半夏；大便溏加诃子、山药。

（2）中医辨证变证

①心阳虚衰

主症：面色苍白而青，口唇发绀，呼吸浅促，额汗不温，四肢厥冷，神萎淡漠或虚烦不安，右胁下可见癥块，舌质略紫，舌苔薄白，脉微弱而数。

治法：益气固脱，回阳救逆。

方药：参附龙牡救逆汤加减。人参、龙骨、牡蛎各12g，赤芍、白芍各9g，附子、甘草各10g。面色青紫加丹参、鸡血藤；右胁下肿块加莪术、红花。

②内陷厥阴

主症：壮热神昏，烦躁谵语，四肢抽搐，口噤项强，双目上视，舌质红绛，脉弦数。

治法：清心开窍，平肝息风。

方药：羚羊钩藤汤加减。水牛角、鲜生地黄、钩藤各15g，川贝母、白芍、茯神各12g，竹茹、菊花、甘草各9g。惊厥不止加天麻、石决明；热重加黄连、炒栀子；痰多加天竺黄、远志。

（3）验方

①青黛3g，银杏12g，地骨皮9g，苏子6g，天竺黄9g，寒水石9g。水煎服，每日1剂，分3次服。适用于肺炎属痰热壅肺者。

②生枳壳30g，胆南星15g，黑牵牛15g，酒大黄30g。共研细末。1岁内每服0.15～0.3g，1～3岁每服0.3～0.6g，3～6岁每服0.6～1.2g，每日3次，温开水送服。适用于邪热闭肺者。

③白果仁30g，杏仁30g，小茴香30g，麻黄15g。共研细末。1岁内每服0.3～0.9g，1～3岁每服1.5～1.8g，3～6岁每服2.4g，6～9岁每服3g，日服3次。温开水加白糖少许冲服。适用于肺炎属风寒袭肺者。

④天竺黄30g，陈皮15g，生石膏30g，黄芩15g，胆南星15g，冰片6g，瓜蒌仁15g，黄连15g。共研细面，炼蜜为丸，每丸3g。3～6岁每服1丸，6～9岁每服1.5丸，9～12岁每服2丸，日服3次。适用于肺炎属痰热壅肺者。

⑤炙麻黄4.5g，杏仁9g，生石膏30g，金银花24g，连翘15g，鲜芦根30g，七叶一枝花10g，牛蒡子12g，虎杖根30g，野荞麦芽30g，生甘草6g。水煎服，日1剂。用于治疗各型肺炎。

3. 药物禁忌

（1）药食禁忌

①头孢克洛忌与食物同服：头孢克洛与食物同服，血药峰浓度仅为空腹服用时的50%～75%，故宜空腹给药。

②服红霉素忌过食酸性食物：红霉素用药期间不可过食酸菜、醋、咸肉、鸡肉、鱼肉与山楂、杨梅等酸性食物，否则会发生酸碱中和而降低药效。

③头孢菌素、红霉素忌以果汁服用：果汁中的果酸容易导致药物提前分解或溶化，不利于药物在肠内的吸收，从而大大降低药效。另外，红霉素在酸性液体作用下易被迅速水解，有时甚至与酸性液体反应生成有害物质。

④服红霉素忌过食海味食物：在应用红霉素期间，不宜过食螺、蚌、蟹、甲鱼、海带等海味食品，因为这些食品中富含的钙、镁、铁、磷等金属离子会和红霉素结合，

形成一种难溶解又难吸收的物质，从而降低药物疗效。

（2）药物禁忌

①头孢菌素类抗生素

a. 头孢菌素不宜与强利尿药如利尿酸、速尿合用：因合用会增加对肾脏的毒性，故一般不宜合用。如必须合用时，应减少本品的剂量。

b. 头孢菌素不宜与多粘菌素 E 合用：头孢菌素与多粘菌素 E 合用，有可能增加对肾脏的毒性，并降低头孢菌素的抗菌作用，故联合给药时必须谨慎。如果必须合用时，应反复检查肾功能。

c. 头孢菌素不宜与保泰松合用：因保泰松能增强本品对肾脏的毒性，故一般不合用。

d. 头孢菌素忌与四环素合用：因合用降低本品的抗菌作用，故一般不合用。

e. 头孢菌素慎与氨基甙类抗生素合用：因头孢菌素均有一定的肾毒性，与氨基甙类抗生素合用，在抗菌作用增强的同时肾毒性亦显著增强，甚至发生可逆性肾功能衰竭，故二者合用应慎重。必须联用时，应分开给药。

②大环内酯类抗生素

a. 大环内酯类抗生素慎与茶碱类药合用：因大环内酯类药可抑制茶碱类药（如氨茶碱）的正常代谢，二者合用可使茶碱血浓度升高而致中毒，甚至死亡，故联用时应对茶碱血浓度进行监测，以防意外。

b. 大环内酯类抗生素不宜与林可霉素、克林霉素合用：由于二者的作用部位均在菌体蛋白的 50－S 亚基上，合用后可发生竞争性结合，故不宜合用。

③红霉素

a. 红霉素忌与普鲁本辛同服：红霉素与普鲁本辛同服，前者抗菌疗效降低。因普鲁本辛为抗胆碱药，具有松弛胃肠道平滑肌的作用，能延长胃排空时间，而红霉素在胃酸的影响下易被破坏而失效，两药合用可延长红霉素在胃中的停留时间，故易使其疗效降低或失效。若需合用，可在红霉素疗程结束后再服普鲁本辛，或服红霉素 2 小时后再服普鲁本辛，也可同时加服碳酸氢钠或胃舒平等碱性药物以中和胃酸。

b. 红霉素不宜与月桂醇硫酸钠合用：原因在于后者能促进红霉素在肠道中的吸收，增加对肝细胞的穿透力，使红霉素对肝脏的毒性增加，易导致黄疸及转氨酶升高。

c. 红霉素不宜与维生素 C、阿司匹林合用：因维生素 C、阿司匹林均为酸性药物，而红霉素在酸性条件下呈解离型，不易吸收，而且排泄快，在胃肠道中不稳定，易被破坏，使红霉素疗效降低。

d. 红霉素不宜与氯丙嗪、保泰松、苯巴比妥等合用：因为这些药物对肝脏都有毒性作用，合用后会加重肝脏毒性，故肝功能不全者应忌合用。

e. 红霉素不宜与氯霉素、林可霉素合用：因为合用时，可导致与细菌核糖蛋白体的 50－s 亚单位结合，使核糖体的构型发生变化，彼此影响疗效。另外，氯霉素在弱酸或中性条件下其活性较强，而红霉素在碱性条件下活性较强，二者合用亦可产生拮抗作用。

f. 红霉素禁与乳酶生合用：由于前者抑制了乳酸杆菌的活性，使乳酶生药效降低，同时也耗损了红霉素的有效浓度。

g. 红霉素不宜与含鞣质的中成药合用：含鞣质的中成药（如四季青片、虎杖浸膏片、感冒宁、复方千日红片、肠风槐角丸、肠连丸、紫金粉、舒痔丸、七厘散等）可使红霉素失去活性，降低疗效。

h. 红霉素忌与含有机酸的中药同服：红霉素在碱性条件下抗菌作用才能得以发挥，而含有机酸的中药（如山楂、五味子、山楂丸、保和丸、五味子丸等）口服后可酸化胃液，提高酸度，使红霉素的单键水解而失去抗菌作用。

i. 红霉素不宜与四环素合用：二者合用会增加红霉素对肝脏的不良反应。

④氯霉素

a. 氯霉素与巴比妥类药物相克：因巴比妥类药如苯巴比妥，戊巴比妥等可降低氯霉素的血药浓度从而降低其疗效，所以两者不宜合用。

b. 氯霉素与保泰松相克：因为氯霉素可抑制骨髓造血系统，保泰松可导致粒细胞缺乏症及血小板减少症，所以两药合用毒性增强。有人认为氯霉素与保泰松混合使用治疗伤寒效果很好，24 小时后体温恢复正常，较单独使用氯霉素效果好，但这方面的用药经验积累不多，应慎重。

c. 氯霉素与青霉素 G 相克：由于青霉素 G 阻碍细胞壁的合成，防止细胞繁殖，而氯霉素能促进细胞壁粘肽对氨基酸的获得而促进细胞壁的合成，所以二者合用有拮抗作用。必须合用时可将青霉素先于氯霉素数小时给予。

d. 氯霉素与红霉素相克：因为氯霉素在弱酸或中性条件下活性增强，而红霉素在碱性条件下活性较强，因此两药合用产生拮抗作用，疗效降低。

e. 氯霉素与骨髓抑制药物相克：骨髓抑制药如抗肿瘤化学药物（环磷酰胺、马利兰、6 - 巯基嘌呤、阿糖胞苷等）及保泰松等与氯霉素合用会加重造血系统毒性。

f. 氯霉素与硅炭银相克：硅炭银含白陶土、药用炭等，具有吸附作用，合用后由于氯霉素被吸收而降低了氯霉素的血药浓度，因而疗效降低。

g. 氯霉素与氢氧化铝凝胶、胃舒平等相克：因为氢氧化铝可能延缓胃排空速率，而使氯霉素的吸收率降低。

h. 氯霉素与乳酶生相克：氯霉素可抑制活的乳酶杆菌生长、繁殖，降低乳酶生的作用，同时也因氯霉素大量消耗在杀乳酸杆菌上，从而降低了它自身的有效浓度。

i. 氯霉素与氢化可的松相克：氯霉素与氢化可的松合用会使氯霉素的抗菌效果降低。

j. 氯霉素与氨苄青霉素相克：氯霉素与氨苄青霉素二者有拮抗作用，合用可使疗效降低。

k. 氯霉素与绛矾丸相克：绛矾丸为中医治疗贫血的代表中成药，其主药绛矾主要含硫酸亚铁，绛矾丸的药效取决于其所含的硫酸亚铁量。氯霉素分子中的硝基苯基团能直接抑制红细胞对铁剂的摄取与吸收，使铁剂的药效减弱和消失，二药合用时，可使治疗作用减弱。另外，氯霉素亦可使含叶酸、维生素 B_{12} 的中药及其复方制剂作用降低。

l. 氯霉素与含鞣质的中成药相克：因为与含有鞣质的药物（如四季青片、虎杖浸膏片、感冒宁、复方千日红片、肠风槐角丸、肠连丸、紫金粉、舒痔丸、七厘散等）合用，其中的鞣质可使氯霉素失去活性。

⑤环丙沙星

a. 环丙沙星等喹诺酮类药与碱性药物、抗胆碱药、H_2 受体阻滞剂相克：碱性药物（如氢氧化铝、氧化镁）、抗胆碱药（如安坦、阿托品、琥珀胆碱）、H_2 受体阻滞剂（甲氰咪胍）均可降低胃液酸度而使本品的吸收减少，影响本品的疗效。

b. 环丙沙星与氨茶碱、咖啡因、华法令相克：环丙沙星有抑制肝细胞色素 P – 450氧化酶的作用，可减少对氨茶碱、咖啡因及华法令的清除，合用可使氨茶碱、咖啡因和华法令的血药浓度升高，引起毒性反应。

c. 环丙沙星与利福平、氯霉素相克：利福平可抑制细菌 RNA 合成，氯霉素可抑制细菌蛋白质合成，与本品合用可使本品作用降低。

⑥磺胺类药物：参考"新生儿坏死性小肠结肠炎"相关内容。

⑦不宜轻易更换抗生素：患儿病初，通常在服用抗生素 1 ~ 2 日，甚至 1 ~ 2 次不见效后即更换，有时患病 3 ~ 4 日的患儿已经使用了好几种抗生素。根据药代动力学，每一种抗生素应至少应用 3 ~ 5 日，确实无效后才可更换，以免造成体内菌群失调，导致细菌耐药性的形成。

⑧不宜长期应用糖皮质激素：如患儿感染中毒症状较重，可短时间适当应用糖皮质激素，能明显减轻症状，5 ~ 7 日后应逐渐减量。长期应用可产生一系列不良反应，如造成体内物质代谢失衡、抵抗力下降、高血压等。一般肺炎不需用激素。

⑨慎用镇咳剂：肺炎患儿气管、支气管内有较多分泌物，如果用咳必清或含有罂粟的药物，就会抑制痰液的咳出，造成排痰不利，婴儿还可由于痰堵造成窒息。

⑩慎用镇静剂：由于肺炎患儿气管内有大量的炎性分泌物，如果用大量的氯丙嗪、苯巴比妥钠等镇静剂，可抑制咳嗽中枢，不利于痰液的排出，加重呼吸困难，或者造成痰堵。

⑪氨茶碱

a. 与阿替洛尔相克：氨茶碱与阿替洛尔对磷酸二酯酶的作用相反，合用后可使两者的作用相互抑制。

b. 与氯化铵相克：氯化铵可酸化尿液，减少氨茶碱的重吸收，加快排泄，降低其疗效。

c. 与 β 受体兴奋剂相克：药理研究认为，氨茶碱与 β 受体兴奋剂（如舒丁喘宁）合用可致心脏不良反应，表现为室性心动过速、室颤、猝死。

d. 与二羟丙茶碱相克：氨茶碱为茶碱的乙二胺复盐，与二羟丙茶碱合用，可使血中茶碱浓度增加，如不相应减少剂量，可出现毒性反应。

e. 与麻黄素相克：有报道称麻黄素与氨茶碱合用，疗效不高于两药单独应用，且不良反应增加。

f. 与呋塞米相克：呋塞米与氨茶碱合用时，可使恒定的血清茶碱浓度上升，当需要恒定的血清茶碱浓度时，二者应避免合用。

g. 与含酸性成分的中药和中成药相克：与乌梅、山楂、山茱萸、五味子、金樱子及山楂丸、保和丸、五味子丸、冰霜梅苏丸等含酸性成分的中药和中成药合用，可酸碱中和，降低彼此的疗效。

h. 与含生物碱的中药相克：氨茶碱与含有生物碱的中药乌头、黄连、贝母等联合应用，可使氨茶碱毒性增强。

⑫乙酰半胱氨酸与青霉素、头孢菌素类相克：乙酰半胱氨酸与青霉素、头孢菌素类抗生素合用，易发生相互作用，而使抗生素失效。

⑬氯化铵与噻嗪类利尿药相克：氯化铵与噻嗪类利尿药（如氢氯噻嗪）合用，易引起高血氨和低血钾，对肝功能不良的患儿可以引起肝性脑病。

⑭退热药：发热患儿不宜过量使用退热药。退热药不仅对机体不利，还可以掩盖病情，延误治疗。因此，对发热患儿应慎用退热药，切忌过多应用，以防体温骤降，发生虚脱。

⑮清热解毒药：金银花、青果、板蓝根冲剂等清热解毒药，对体质较好的肺炎患儿有益，但不能长时间服用。体质较弱者服用清热解毒药，可伤及机体正气，使原来的症状加剧。

⑯忌温补类药物：本病急性期忌用温补类药物，如红参、干姜、丁香、菟丝子、淫羊藿等，以免助阳升火，加重病情。

三、小儿支气管哮喘

【概述】

支气管哮喘是一种表现反复发作性咳嗽、喘鸣和呼吸困难，并伴有气道高反应性的可逆性、梗阻性呼吸道疾病。

1. 病因

诱发支气管哮喘的因素是多方面的，常见因素包括如下。

（1）过敏原：过敏物质大致分为三类。

①引起感染的病原体及其毒素：小儿哮喘发作常和呼吸道感染密切相关，婴幼儿哮喘中95%以上是由于呼吸道感染所致，其主要病原体是呼吸道病毒，如合胞病毒、腺病毒、流感病毒、副流感病毒等。现已证明合胞病毒感染可因发生特异性 IgE 介导 I 型变态反应而发生喘息。其他如鼻窦炎、扁桃体炎、龋齿等局部感染也可能是诱发因素。

②吸入物：通常自呼吸道吸入，国内应用皮肤试验显示，引起哮喘最主要过敏原为尘螨、屋尘、霉菌、多价花粉（蒿属、豚草）、羽毛等。亦有报告接触螨诱发哮喘，特别是螨作为吸入性变应原，在呼吸道变态反应性疾病中占有一定的重要地位，儿童期对螨的过敏比成人为多，春秋季是螨生存的最适宜季节，因此尘螨性哮喘好发于春

秋季，且夜间发病者多见。此外，吸入变应原所致哮喘的发作往往与季节、地区和居住环境有关，一旦停止接触，症状即可减轻或消失。

③食物：主要为异性蛋白质，如牛奶、鸡蛋、鱼、虾、香料等，食物过敏以婴儿期为常见，4~5岁以后逐渐减少。

（2）非特异性刺激物质：如灰尘、烟（包括香烟及蚊香）、气味（工业刺激性气体、烹调时油气味及油漆味）等。这些物质均为非抗原性物质，可刺激支气管黏膜感觉神经末梢及迷走神经，引起反射性咳嗽和支气管痉挛，长期持续性刺激可导致气道高反应性，有时吸入冷空气也可诱发支气管痉挛。有学者认为空气污染日趋严重，也可能是支气管哮喘患病率增加的重要原因之一。

（3）气候：儿童患者对气候变化很敏感，如突然气温变冷或气压降低，常可激发哮喘发作，因此，一般春秋两季儿童发病明显增加。

（4）精神因素：儿童哮喘中精神因素引起的哮喘发作虽不如成人为明显，但哮喘儿童也常受情绪影响，如大哭大笑或激怒恐惧后可引起哮喘发作，有学者证明在情绪激动或其他心理活动障碍时常伴有迷走神经兴奋。

（5）遗传因素：哮喘具有遗传性，患儿家庭及个人有过敏史，如哮喘、婴儿湿疹、荨麻疹、过敏性鼻炎等的患病率较一般群体为高。

（6）运动：国外报道约90%哮喘患儿，运动常可激发哮喘，又称运动性哮喘（EIA），多见于较大儿童，剧烈持续（5~10分钟以上）的奔跑以后最易诱发哮喘，其发生机制是非免疫性的。

（7）药物：药物引起的哮喘也较常见。主要有两类药物，一类是阿司匹林及类似的解热镇痛药，可造成所谓内源性哮喘，如同时伴有鼻窦炎及鼻息肉，则称为阿司匹林三联症。其他类似的药物有消炎痛、甲灭酸等。引起哮喘的机制可能为阿司匹林抑制前列腺素合成，导致cAMP含量减少，释放化学介质引起哮喘，这类哮喘常随年龄增长而减少，青春期后发病见少。另一类药物为作用于心脏的药物，如阿替洛尔、普萘洛尔等，可引起哮喘。此外，很多喷雾吸入剂亦可因刺激咽喉反射性引起支气管痉挛，如色甘酸钠、痰易净等。其他如碘油造影、磺胺药过敏也常可诱发哮喘发作。

2. 临床表现

（1）儿童及婴幼儿均可发病。

（2）多有既往发作史，患儿可先有流涕、咳嗽，继而出现呼气相延长为特征的呼吸困难。如哮喘发作严重，一般治疗不能缓解，持续24小时以上，称为哮喘持续状态，属危重急症。

（3）肺部体征有两肺叩诊过清音，肺底下移，听诊双肺可闻呼气性哮鸣音。

（4）阳性家族史，过敏性鼻炎、湿疹等病史。

3. 辅助检查

（1）血常规检查：重症或合并细菌感染者白细胞计数可增高，嗜酸粒细胞计数常升高。

（2）免疫球蛋白测定：常见IgE增高。

（3）血气分析：可出现低氧血症，重症伴二氧化碳潴留，导致酸中毒。

（4）变应原检测：通常采用皮内注射或皮肤点刺变应原的方法，15 分钟后局部红肿直径≥0.5cm 为阳性。此方法简便，但特异性不高。

（5）肺功能检查：可测定第 1 秒呼气容积（FEV1）、呼吸峰值流速（PEF）和用力呼气肺活量（FVC）。正常值均 >80% 预期值，哮喘患儿常降低。

（6）气道高反应检查：常作运动诱发试验，嘱患儿在平板机上慢跑 6 分钟，如 PEF 或 FEV1 比运动前下降≥15% 为阳性。

（7）X 线检查：可见肺纹理增重，发作时肺充气过度，慢性病例呈肺气肿表现。

4. 诊断标准

（1）婴幼儿哮喘诊断标准

①年龄 <3 岁，喘息发作≥3 次。

②发作时双肺闻及呼气相哮鸣音，呼气相延长。

③具有特应性体质，如过敏性湿疹、过敏性鼻炎等。

④父母有哮喘等过敏史。

⑤除外其他引起喘息的疾病。

凡具有以上①、②、⑤条即可诊断哮喘。如喘息发作 2 次，并具有第②、⑤条，诊断为可疑哮喘或喘息性支气管炎（<3 岁）。如同时具有第③和（或）第④条时，可考虑给予哮喘治疗性诊断。

（2）3 岁以上儿童哮喘诊断标准

①年龄≥3 岁，喘息呈反复发作者（如发作 1 次，若可追溯与某种变应原或刺激因素有关，亦可考虑）。

②发作时双肺闻及以呼气相为主的哮鸣音，呼气相延长。

③支气管舒张剂有明显的疗效。

④除外其他引起喘息、胸闷和咳嗽的疾病，对各年龄组疑似哮喘、同时肺部都有哮鸣者，可做以下任何一项支气管舒张试验：a. 用 β_2 肾上腺素受体激动剂的气雾剂或溶液雾化吸入。b. 0.1% 肾上腺素 0.01mL/kg，皮下注射，每次最大量不超过 0.3mL。在做以上任何一项试验后 15 分钟，如果喘息明显缓解及肺部哮鸣音明显减少，或 1 秒用力呼气容积（FEV1）上升率≥15%，支气管舒张试验阳性，可作哮喘诊断。

（3）咳嗽变异性哮喘的诊断标准（儿童年龄不分大小）

①咳嗽持续或反复发作 >1 个月，常在夜间（或清晨）发作，痰少，运动后加重。临床无感染征象，或经较长期抗生素治疗无效。

②用支气管扩张剂可使咳嗽发作缓解（基本诊断条件）。

③有个人过敏史或家庭过敏史，气道呈高反应性，变应原皮试阳性等可作辅助诊断。咳嗽变异性哮喘又名过敏性咳嗽，是一种潜在隐匿形式的哮喘，可发生于任何年龄，其唯一症状是慢性咳嗽，无明显阳性体征，易被误诊为支气管炎、反复呼吸道感染，其发病机制多数认为与哮喘相同，亦以持续气道炎症及气道高反应性为特点。故采用哮喘治疗的原则，能取得较好疗效。

【饮食宜忌】

1. 饮食宜进

（1）饮食原则

①易消化食物：如稀饭、米粥、面条等。

②富含维生素的蔬菜、水果：如新鲜大白菜、小白菜、萝卜、番茄、山药、莲子、橘子等。

③适当补充蛋白质：可选择瘦肉、鸡蛋、豆类等优质蛋白质的食物。

④宜选食物：豆腐、花生、黑芝麻、梨、胡桃仁、萝卜、芥菜、桂花、灵芝、冬瓜、丝瓜、南瓜、白果、柚子、燕窝、海蜇、冬虫夏草。

⑤寒痰伏肺（冷哮）型：宜食苏子、杏仁、干姜、萝卜子、生姜、红枣、萝卜、葱白、黄芪等。

⑥痰热伏肺（热哮）型：宜食梨、甘蔗、橘皮、杏仁、贝母、枇杷叶、枇杷、桑白皮、瓜蒌、罗汉果、荸荠、鱼腥草、百合、白果、西洋参、沙参、胖大海等。

⑦肺脾气虚型：宜食山药、薏苡仁、杏仁、白萝卜、人参、黄芪、太子参、灵芝、银杏、鸡蛋、白果、牛奶、豆浆、红枣等。

⑧肺肾两虚型：宜食核桃仁、白果、补骨脂、肉苁蓉、冬虫夏草等。

（2）药膳食疗方

①将雪梨250g洗干净，削去皮，切成0.5厘米的厚片，与百合15g、地骨皮10g、冰糖5g一起入锅，加水250mL共煮成汤。可清肺化痰平喘，适用于支气管哮喘证属痰热伏肺者。

②将荸荠10个洗净，去皮，与洗净的萝卜适量，用榨汁机榨汁约500mL，加白糖适量煮沸即成。可清肺化痰平喘，适用于支气管哮喘证属痰热伏肺者。

③将白萝卜250g洗净，削皮，切成小块。将炙麻黄5g洗净，与生姜末2g混合，倒入萝卜块中，捣成烂泥，经纱布过滤取汁。饮用时，取汁适量，加温开水冲服。早、晚分食，连食1个月。可温肺化痰平喘，适用于支气管哮喘证属寒痰伏肺者。

④将干姜5g、茯苓15g、甘草3g混合，用清水反复冲洗干净后，切成碎渣，浸入1000mL冷水中浸泡30分钟，用小火煎熬30分钟，离火冷却后，取药汁与淘净的粳米50g混合，加入锅中共煮成稀粥。可加入适量食糖或精盐调味。早、晚分食，连食1个月。可温肺化痰平喘，适用于支气管哮喘证属寒痰伏肺者。

⑤将核桃仁15g、补骨脂6g、五味子3g，同置锅中，加适量清水，中火煎煮30分钟，取汁调入适量冰糖即成。代茶频饮。可补肾纳气定喘，适用于支气管哮喘证属肺肾两虚者。

⑥将黑芝麻20g、胡桃肉10g捣碎，小火炒出香味。将肉苁蓉10g洗净后入锅，加适量水，用大火煎煮2次，滤渣取汁，合并滤液。把肉苁蓉汁放入锅内，加入粳米50g和捣碎的黑芝麻、胡桃肉，并加适量水，用大火煮成粥，最后加入冰糖10g稍煮片刻，搅拌均匀即成。可补肾纳气定喘，适用于支气管哮喘证属肺肾两虚者。

⑦将白果仁6g、胡桃肉10g、制何首乌10g洗净，粳米50g淘洗干净，同入锅内，加适量水，先用小火煮成稀粥，捞出制何首乌，加入白糖适量，再用小火煮片刻即成。可补肾纳气定喘，适用于支气管哮喘证属肺肾两虚者。

⑧杏仁5~10g打碎，与去毛枇杷叶5g同入锅中，加水适量煎20分钟，去渣留汁。鸭梨1个去核，洗净切片，倒入上汁中，煎20分钟后，温服，每日2~3次。可化痰止喘、清肺润燥，适用于小儿热性哮喘。

⑨梨150g洗净去核，同核桃仁30g、冰糖5g共捣烂一起放入砂锅，加水煮成浓汁，每次服一汤匙，日服3次。可清热止咳，适用于小儿哮喘、百日咳。

2. 饮食禁忌

（1）忌食致敏食物：有些食物食入后能诱发支气管哮喘发作，这些食物称为致敏食物。因每个人的体质不同，能够引起过敏反应的食物也不同，常见的致敏食物有鱼、虾、蟹、鸡蛋、牛奶、花生等。凡是能引起支气管哮喘患者过敏反应的均应忌食，以免诱发或加重支气管哮喘。

（2）忌饮食过咸：饭菜过咸会加重支气管的反应性，诱发或加重支气管哮喘的咳嗽、气喘症状。有统计证实，某地区食盐的销售量与当地支气管哮喘的死亡率成正比。因此本病患者应低盐饮食。

（3）忌生冷瓜果：本病患者多为脾胃素虚、肾阳衰弱之人，多食生冷及寒性食物如各种冷饮、冰镇食品、生梨、西瓜、橙、香蕉、荸荠、柿子、蚌肉、田螺、蛏子、绿豆等，会进一步损伤脾肾阳气，使脾胃运化无力，寒湿内停。而且，这些食品本身性质滑利，会加重脾虚，使痰液生成加速。

（4）忌甜腻食物：甜食如巧克力、甜点心、奶油等，油腻食物如猪油、肥肉、油炸食品等，这些食物有助湿增热之弊，会增加痰液的分泌量，并降低治疗的效果。

（5）忌辛辣刺激之物：辣椒、胡椒、咖喱、芥末及过浓的香料等辛辣刺激物对气管黏膜有刺激作用，可加重炎性改变，增加痰液分泌。

（6）荠菜：荠菜有收缩支气管平滑肌的作用，可加重哮喘病患者的病情。

（7）寒痰伏肺（冷哮）型忌食橘子、枇杷、香蕉、甘蔗、带鱼、黄鱼、螃蟹、蚌肉、蚬肉、蛤蜊、绿豆、田螺、螺蛳、鸭蛋、西瓜、荸荠、甜瓜、苦瓜、生地瓜、豆腐、蘑菇、金针菇、草菇、生菜瓜、莼菜、海带、发菜、莴苣、马兰头、生萝卜、茄子、竹笋、蕹菜、金银花、菊花、薄荷等。

（8）痰热伏肺（热哮）型忌食鹅肉、虾子、鸡肉、鳗鲡、雪里红、香椿芽、黄精、带鱼、黄鱼、鲚鱼、白鱼、鲥鱼、杏、石榴、樱桃、龙眼肉、荔枝、红枣、胡椒、花椒、辣椒、茴香、桂皮、胡荽、章鱼、鲢鱼、乌贼鱼、鲳鱼、人参等。

【药物宜忌】

1. 西医治疗

对哮喘急性发作的治疗，主要包括吸氧、支气管扩张药和皮质类固醇。所用药物种类和剂量取决于哮喘发作的严重程度。上述治疗措施对免疫性和非免疫性哮喘都是有效的。

平喘药物主要包括两大类，即拟交感胺类和茶碱类。拟交感胺类药物根据其对细胞受体（α或β）作用不同而异。其作用主要是刺激苷酸环化酶，使细胞内三磷酸腺苷（ATP）转变为环磷酸腺苷（cAMP），从而稳定细胞膜，抑制生物介质释放和减轻支气管黏膜的充血及水肿，达到舒张平滑肌的作用；茶碱类药物则抑制磷酸二酯酶，使cAMP不能很快分解，而维持细胞内cAMP的浓度，从而达到舒张支气管的作用。

（1）常用拟交感胺类药物：兴奋α受体和$β_1$受体药，应用后可出现面色苍白、头痛、呕吐、心悸、心律失常和血压增高等不良反应，已逐渐被$β_2$受体兴奋剂替代。而后者对$β_2$受体有高度选择性，治疗剂量能显著扩张支气管平滑肌，而对心脏等方面作用较少，但亦有时表现轻度恶心、呕吐，偶可因刺激骨骼肌$β_2$受体引起肌肉震颤、心悸。长久使用，可产生耐药性。

急性发作时应首选$β_2$受体兴奋剂之气雾剂，因其奏效迅速，用量少，不良反应亦少。目前常用剂型为定量型喷雾器（MDI，即手控式），与雾化器给药一样，既可治疗哮喘急性发作，也可用于维持治疗。使用前者时需手控和吸入同步，因4～5岁以下小儿不易掌握，常可影响疗效。目前为提高疗效，在定量气雾器与含口器中，接一储气罐，可通过重复呼吸，吸入大部分药物。最近国外又发明了粉型气雾剂和碟式吸纳器（旋达碟），不但提高了吸入疗法的疗效，又避免了定量型喷雾器（MDI）中含有氟利昂的刺激和对空气的污染。对重症哮喘亦可用雾化吸入法，肌内和静脉注射。

（2）茶碱类药物：是最常用的支气管扩张剂。临床应用的氨茶碱，为茶碱乙二胺复盐（含茶碱80%～85%）。急性发作者，如口服无效，可由静脉注入，首次剂量为4～5mg/kg（负荷量），以5%～10%葡萄糖注射液稀释，在30分钟内缓慢注入。如已采用氨茶碱治疗，（在6小时内），应将剂量减半，以后可给予维持量。1～9岁小儿，可选择氨茶碱静滴0.6～0.9mg/（kg·h），有条件时应测氨茶碱血浓度，治疗哮喘的有效血浓度为10～20μg/mL。一般用药为每次4～5mg/kg，每6～8小时给药1次。有条件的单位应监测氨茶碱血浓度的峰值与谷值，寻找最佳投药方案。病情稳定后，可每隔1～3月监测浓度1次。

由于氨茶碱有效血浓度范围狭窄，且有个体差异，故治疗应密切注意毒性反应，如遇恶心、呕吐、烦躁不安，甚至呕血、耳鸣、谵妄、惊厥等，应立即停药。有心力衰竭、肝功能不全、发热或同时服用红霉素类药物时，由于药物排泄变慢，剂量应减少。

（3）抗胆碱类药

①异丙托品：为阿托品的异丙基衍生物，对支气管平滑肌有较高的选择性，能阻断迷走神经胆碱纤维引起的支气管平滑肌收缩作用。主要做气雾吸入，每次20～80μg，每日3～6次。婴儿疗效优于学龄儿童，治疗剂量一般不引起分泌物黏稠，不干扰纤毛的清除力。②东莨菪碱：具有舒张支气管平滑肌，抑制腺体分泌，改善通气功能和镇静作用。剂量为每次0.01～0.02mg/kg，可肌注，或加入葡萄糖注射液中缓慢静滴，同时亦有减慢心率和轻度降压的作用，对伴有心动过速者可减少氨茶碱对心血管的不良

反应。

（4）α受体阻滞剂：国内常用制剂为酚妥拉明，它可扩张小血管，缓解肺动脉痉挛，增加心脏收缩力和扩张痉挛的支气管，对疏通肺循环、调节通气/血流比例有效。

（5）糖皮质激素：过去糖皮质激素主要用于哮喘持续状态和慢性顽固性哮喘发作病人，但在重症发作时也可静滴氢化可的松、地塞米松等，一般病情好转后改用泼尼松等口服，并逐渐减量维持。长期口服糖皮质激素的弊端是会导致肾上腺皮质功能受损，一旦停药或减量时可出现肾上腺皮质功能不全的症状或再次诱发哮喘。为减少不良反应和加强气道局部脱过敏、消炎等作用，Brown 于 1972 年首先合成了丙酸倍氯米松手控式定量气雾剂（BDA）用于防治哮喘，取得了良好疗效。一般在小儿哮喘好发季节前 1~2 周，或气候骤变时，或罹患上呼吸道感染后，立即每日吸入 BDA 2~4 次，每次 1~2 揿（每揿含 BDA 50μg），每日吸入量不超过 400μg。一般无不良反应，仅有口咽部局部刺激感，故用后应漱口。偶尔有发生霉菌感染的报告。但 BDA 不同于异丙肾上腺素或舒喘灵气雾剂，其作用发生于用药后 3 天，当哮喘急性发作时，只吸入 BDA，不但无效，反可使症状加重，故应在急性发作时首先选用 β 受体兴奋剂，待症状稍缓解后，再吸入 BDA。对其他轻、中度及慢性哮喘患儿，以及对糖皮质激素依赖的哮喘患儿，BDA 是一种控制气道炎症、减轻支气管哮喘发作、逐步解除患儿对糖皮质激素依赖的良药。近年来，随着对哮喘发病机制中炎症学说的深入研究，BDA 正越来越受到重视，而逐渐成为治疗哮喘的首选药物之一。

2. 中医治疗。

（1）辨证治疗

①寒饮停肺

主症：咳喘哮鸣，痰液清稀，恶寒怕冷，鼻流清涕，四肢欠温，面色淡白，舌质淡胖，苔薄白或白腻，脉浮滑。

治法：温肺化痰平喘。

方药：小青龙汤加减。半夏、赤芍各 10g，桂枝、干姜、生甘草各 6g，炙麻黄 3g，细辛 1g。咳嗽剧烈加紫菀、款冬花；喘重加地龙、苏子；鼻塞流涕加苏叶、辛夷。

②痰热壅肺

主症：咳喘哮鸣，痰稠色黄，口干咽红，或发热面红，舌红，苔薄黄或黄腻，脉滑数。

治法：清热宣肺，化痰平喘。

方药：麻杏石甘汤加味。生石膏 15g，前胡、浙贝各 10g，杏仁、生甘草各 6g，炙麻黄 3g。喘重加葶苈子、苏子；发热加金银花、连翘、黄芩；大便秘结加焦军。

③痰湿犯肺

主症：咳嗽喘息，痰声辘辘，喉间哮鸣，痰涎清稀，胸膈满闷，食少便溏，面黄唇淡，舌苔白滑，脉濡或滑。

治法：健脾益气，化痰平喘。

方药：五味异功散加减。陈皮、茯苓、浙贝各 10g，远志、白术、太子参各 6g。喘甚加炙麻黄、细辛、地龙；痰多加半夏、瓜蒌；咳嗽重加紫菀、款冬花。

（2）验方

①苏子10g，地龙10g，射干10g，黄芩10g，侧柏叶10g，僵蚕5g，白鲜皮10g，刘寄奴5g，川芎10g，露蜂房5g。水煎服，每日1剂，分2～3次服。适用于哮喘发作期。

②炙麻黄6g，炒杏仁6g，炒莱菔子3g，竹沥半夏6g，橘红5g，苦参6g，地龙6g。水煎服，每日1剂，分2～3次服。适用于哮喘发作期。

③党参6g，炒白术6g，茯苓9g，陈皮5g，五味子3g，生黄芪6g，山萸肉6g，姜半夏6g，佛耳草9g，紫河车粉3g（分吞），防风3g。水煎服，每日1剂，分2～3次服。适用于哮喘缓解期。

3. 药物禁忌

（1）药食禁忌

①氨茶碱忌饭前服：氨茶碱对胃肠道有刺激作用，由于食物不影响其吸收量，因此与食物同服或饭后服可减轻胃肠道的不良反应。

②服氨茶碱忌过食酸化尿液的食物：因服氨茶碱期间过食酸化尿液的食物（醋、肉、鱼、蛋、乳制品等），会加快氨茶碱的排泄，降低其疗效。

③氨茶碱忌与咖啡、茶叶、可可等同服，以免加重对胃肠黏膜的刺激性。

④氨茶碱忌与含生物碱的中药同服：氨茶碱与含有生物碱的中药乌头、黄连、贝母等联合应用，会使药物毒性增加。

⑤氨茶碱不宜与乌梅、山楂、山萸肉、五味子、金樱子、覆盆子以及山楂丸、保和丸、五味子丸、冰霜梅苏丸等含酸性成分的中药或中成药合用，避免酸碱中和、彼此降低疗效。

⑥碘化钾忌与酸性食物同服：碘化钾与酸性食物（如酸菜、醋、咸肉、山楂、杨梅、果汁等）同服易析出游离碘，对胃造成较大刺激。

⑦服糖皮质激素忌高盐饮食：糖皮质激素具有保钠排钾的作用，故高盐饮食易引起水肿。

⑧服糖皮质激素忌大量食糖：由于糖皮质激素如氢化可的松、泼尼松、地塞米松等能促进糖原异生，并能减慢葡萄糖的分解，有利于中间代谢产物如丙酮酸和乳酸等在肝脏和肾脏再合成葡萄糖，增加血糖的来源，亦减少机体组织对葡萄糖的利用，从而导致血糖升高。因此服用糖皮质激素要限制糖的摄取。

⑨麻黄素不宜与含有鞣质的中成药合用：含有鞣质的中成药（如四季青片、虎杖浸膏片、感冒宁片、复方千日红片、肠风槐角丸、肠连丸、紫金丸、舒痔丸、七厘散等）可与麻黄素结合，产生沉淀，不易被吸收利用，所以合用后麻黄素的疗效降低。

⑩麻黄素不宜与甘草及其制剂同服：麻黄素为多元环的强生物碱，二者合用，易产生沉淀，使二者吸收减少而降低疗效。

（2）药物禁忌

①致敏药物：哮喘患者大多是过敏体质，在使用易致敏药物，如青霉素、磺胺类

药物时需特别注意。

②支气管收缩药：支气管哮喘患者如误用支气管收缩药物，如咖啡、氯丙嗪等，可加重支气管痉挛。

③氨茶碱

a. 与普萘洛尔相克：氨茶碱与普萘洛尔对磷酸二酯酶的作用相反，其结果使两者的作用部分相互抑制。

b. 与氯化铵相克：氯化铵可酸化尿液，减少氨茶碱的重吸收，加快排泄，降低其疗效。

c. 与β受体兴奋剂相克：药理研究认为，氨茶碱与β受体兴奋剂（如舒丁喘宁）合用可致心脏不良反应，表现为室性心动过速、室颤、猝死。

d. 与二羟丙茶碱相克：氨茶碱与二羟丙茶碱合用，可使血中茶碱浓度增加，如不相应减少剂量，可出现毒性反应。

e. 与麻黄素相克：有报道称，氨茶碱与麻黄素合用疗效不高于两药单独应用. 且不良反应增加。

f. 氨茶碱剂量过大：氨茶碱使用剂量过大，可使心肌耗氧量增加，极易产生心律失常而加速患儿死亡。氨茶碱治疗剂量与中毒剂量非常接近，故容易出现氨茶碱中毒，最好进行血药浓度监测。

④舒喘灵

a. 与心得安相克：舒喘灵具有扩张支气管的作用，而心得安可阻断舒喘灵的支气管扩张作用。

b. 与儿茶酚胺类药物相克：舒喘灵与儿茶酚胺类药物（如肾上腺素、异丙肾上腺素等）合用，有引起心律失常、心脏骤停的可能。

⑤肾上腺素

a. 与单胺氧化酶抑制剂相克：单胺氧化酶抑制剂（如痢特灵、优降宁等）可使肾上腺素破坏减少，二者合用可引起明显的高血压。

b. 与可卡因及三环类抗抑郁药相克：可卡因及三环类抗抑郁药（如丙咪嗪、阿米替林等）与肾上腺素合用可引起严重高血压。

c. 与α受体阻滞剂相克：α受体阻滞剂（如酚妥拉明、苄唑林、酚苄明等）与肾上腺素合用，可使其β受体作用占优势，导致严重低血压。

d. 与利血平、胍乙啶相克：利血平、胍乙啶能导致肾上腺素受体发生类似去神经性超敏感现象，从而使具有直接升压作用的肾上腺素功能增强。

e. 与普萘洛尔相克：普萘洛尔与肾上腺素合用可引起血压明显升高，继之出现反射性心动过缓，甚至有致命的危险。

f. 与吩噻嗪类药物相克：吩噻嗪类药物（如氯丙嗪、奋乃静、三氟拉嗪等）能使肾上腺素的作用逆转，引起低血压。

g. 与异丙肾上腺素相克：二者合用能导致心律失常，甚至心跳停止。但可交替使用，如以气雾剂治疗支气管哮喘时，两药可间隔4小时以上分别使用。

h. 与氯仿、氟烷、甲氧氟烷、环丙烷相克：氯仿、氟烷、甲氧氟烷、环丙烷等麻醉剂能使肾上腺素对心肌发生敏感，合用可引起心律失常或心房纤颤。

⑥异丙肾上腺素

a. 与含糖皮质激素的中药相克：糖皮质激素可使心肌对异丙肾上腺素的敏感性增加，从而增强其对心脏的毒性。中药三七、穿山龙、甘草、何首乌等含有糖皮质激素样物质，不宜与异丙肾上腺素同时使用。

b. 与麻黄相克：异丙肾上腺素可使血压升高。麻黄中的麻黄碱能发挥拟肾上腺素作用，使血压升高。两药合用，易引起心悸，缺氧时更易引起心律失常，升压作用相加，可致高血压危象。

c. 与异搏定相克：因异丙肾上腺素可对抗异搏定的作用，二者合用可使异搏定的效应减弱。

d. 异丙肾上腺素长期应用：异丙肾上腺素使用时间过长可引起耐药性，不仅异丙肾上腺素治疗剂量增加，而且还能够对内源性交感递质产生耐受性，致支气管痉挛不能自然缓解，其结果导致哮喘患者病死率增加。

四、急性喉炎

【概述】

急性喉炎为喉部黏膜弥漫性急性炎症，以冬春二季发病较多，常见于 1～3 岁的幼儿。

1. 病因

本病大多继发于急性上呼吸道病毒或细菌感染，有时继发于麻疹、流感或其他急性传染病。由于小儿喉腔狭小，软骨柔软，黏膜内血管及淋巴管丰富，黏膜下组织疏松，易引起充血水肿，且咳嗽功能不强，不易排出喉及气管内分泌物，炎症时轻度肿胀即出现喉梗阻。

2. 临床表现

（1）幼儿多见，起病急。

（2）可有不同程度的发热、声嘶、犬吠样咳嗽及吸气性喉鸣。

（3）咽喉部充血，假声带肿胀，声门下黏膜呈梭形肿胀。

（4）白天症状较轻，入睡后因喉部肌肉松弛，分泌物阻塞，致夜间症状加重。

（5）喉梗阻分为以下 4 度：

Ⅰ度：安静时如正常人，只在活动后才出现吸气性喉鸣及呼吸困难。肺呼吸音清晰，心率无改变。

Ⅱ度：安静时也出现喉鸣及吸气性呼吸困难，肺部听诊可闻喉传导音或管状呼吸音，心率较快。

Ⅲ度：除有Ⅱ度喉梗阻的症状外，患者因缺氧而出现烦躁不安、口唇发绀、恐惧及出汗。肺部听诊呼吸音明显减低，心音低钝，心率加快。

Ⅳ度：经过呼吸困难的挣扎后，渐呈衰竭、昏睡状态。由于无力呼吸，表现暂时安静，三凹征也不明显，但面色苍白发灰。肺部听诊呼吸音几乎全消失，仅有气管传导音，心音钝弱，心率或快或慢，不规则。

3. 实验室检查

（1）血常规检查：细菌性感染时白细胞总数大多增高，中性粒细胞百分数可较高，核左移，重症感染时可出现中毒颗粒。病毒性感染时白细胞总数正常或偏低。

（2）中性粒细胞碱性磷酸酶检测：细菌性感染时阳性率及积分值增高；病毒性感染时阳性率及积分值偏低。

（3）C反应蛋白检测：细菌性感染时呈阳性。

【饮食宜忌】

1. 饮食宜进

（1）饮食原则

①易消化、富有营养的食物：如牛奶、米汤、藕粉、鸡蛋汤、菜汁、水果汁、面条、馄饨、蒸蛋羹等。

②富含维生素及无机盐的食物：如谷类、豆类、新鲜蔬菜、水果。

③保证足量的液体和营养：宜多饮水，多饮果汁，尤以生梨汁、甘蔗汁为佳。摄入足量的糖类和脂肪，以供给人体足够的热能，这样就能减少蛋白质为提供热能而分解，有利于炎症的控制，患者可食用甜薯、芋头、马铃薯、苹果、马蹄粉、淮山药粉、莲藕粉等。

④当酌情给予流质、半流质或稀软食物。

⑤应选食具有疏风清热、解毒消肿、利咽作用的食品，如橄榄、百合、薄荷等。

（2）药膳食疗方

①生丝瓜汁：新鲜丝瓜50g，洗净，切片，捣烂，绞取汁，顿服。每日1剂，连服1~3天。适用于急性咽喉炎及急性扁桃体炎之咽喉肿痛、口渴、溲赤、便艰热盛者。畏寒、便溏者不宜多饮。

②橄榄芦根茶：咸橄榄2枚，鲜芦根50g。同加水煮沸，代茶频服。每日1剂，连饮数日。适用于各种咽喉肿痛。

③萝卜橄榄茶：白萝卜100g，橄榄3枚。白萝卜洗净，切片。橄榄洗净。同加水煮沸，代茶频服。每日1剂，连服至咽痛消失。适用于风热外袭所致急性咽喉炎或急性扁桃体炎之咽喉肿痛。

④苋菜汁方：苋菜50g，白糖20g。苋菜洗净，捣烂，绞取汁，白糖调匀饮服。每日2剂，连服数日。适用于肺胃热盛型咽喉肿痛。形寒、口淡、脾虚便溏者不宜饮服。

2. 饮食禁忌

①海鲜发物：腥膻之品，如鳜鱼、带鱼、海虾、河虾、蟹、黄鳝、牡蛎、鲍鱼等水产品可助长湿热，食后不利于炎症的消退。

②甜腻食物：如猪油、猪肥肉、奶油、牛油、羊油、鸡蛋黄、鸭蛋黄及巧克力、

糖果、甜点心、奶油蛋糕、八宝饭等，有助湿增热的作用，不利于疾病恢复。

③忌食辛辣、香燥等刺激性食物及姜、椒、芥、桂等调味品。

④不可进温热性食物。

【药物宜忌】

1. 西医治疗

（1）一般治疗

①高热者应用物理或药物降温。饮食应易消化，轻者进半流质或流质饮食，严重者可暂停饮食。多饮水，必要时静脉输液，呼吸困难者给予吸氧。

②烦躁不安者应用镇静剂，异丙嗪每次 1mg/kg 肌注。

（2）特殊治疗

①Ⅱ度及以下呼吸困难：在予以吸氧 3L/min、吸入用布地奈德混悬液雾化吸入等对症治疗的同时，积极针对病因治疗（抗炎、消肿）多能解除喉梗阻，不必急诊气管切开。

②Ⅲ度呼吸困难：严密观察患者呼吸变化，并做好气管切开的准备。如为异物，应及时取出。如为急性炎症，可先试用药物治疗（地塞米松 5～10mg，静脉滴注，每日 1 次；吸入用布地奈德混悬液 0.5～1mg，雾化吸入，每日 2 次；头孢呋辛钠，儿童按 50～100mg/kg，每日分成 2 次，静脉滴注）。若观察未见好转或阻塞时间较长，全身情况较差时，应及早施行气管切开。因肿瘤或其他原因引起的喉阻塞，宜先行气管切开，待呼吸困难缓解后，再根据病因，给予其他治疗。

③Ⅳ度呼吸困难：因病情危急，应当机立断，行紧急气管切开。如果情况危急可先行环甲膜切开或紧急气管插管，待呼吸困难缓解后再作常规气管切开术，然后再寻找病因进一步治疗。

2. 中医治疗

（1）辨证治疗

①风寒袭肺

主症：声音嘶哑，甚至语音不出，或卒然失音，恶寒发热，鼻塞，流清涕，咳嗽咽痒，舌苔薄白，脉浮紧。

治法：疏风散寒，宣肺开音。

方药：六味汤加减。桔梗、杏仁、蝉衣各 10g，荆芥、防风各 6g，生甘草 3g。头痛明显加白芷、菊花；咳嗽重加前胡、百部；痰多加陈皮、半夏。

②风热犯肺

主症：声音嘶哑，咽喉干痛，发热重，恶寒轻，咳嗽，舌边尖红，苔薄黄，脉浮数。

治法：疏风清热，宣肺利喉。

方药：银翘散加减。金银花、连翘、黄芩各 12g，薄荷、蝉蜕、浙贝各 10g，射干、甘草各 6g。头痛加白芷、菊花；咽喉肿痛加牛蒡子；声音嘶哑加马勃、金果榄。

③痰热壅盛

主症：声嘶咽痛，口干咳嗽，痰黄黏稠，身热、便秘，舌红，苔黄，脉数。

治法：清热解毒，化痰利喉。

方药：清咽利膈汤加减。连翘、黄芩、红花、牛蒡子、元参各10g，栀子、荆芥各6g，薄荷、甘草各3g。声音嘶哑加蝉蜕、胖大海；痰多加天竺黄、橘红；高热不退加生石膏、知母。

（2）验方

①咳痰安：款冬花5g，川贝母9g，知母6g，麦冬9g，元参9g，天冬9g，百合9g，甘草3g，丹皮5g，马兜铃5g，枇杷叶6g，北沙参9g。共研末，炼蜜为丸，每丸重1.6g。每服1~3丸，日服2次。适用于本病恢复期。

②清喉饮：桔梗10g，生甘草6g，蝉衣10g，元参10g，青黛6g，赤芍6g，浙贝10g。水煎服，每日1剂，分2~3次服。适用于本病属风热犯肺者。

3. 药物禁忌

（1）不宜用茶水服用环丙沙星：茶叶含有鞣酸、咖啡因及茶碱等成分，可降低环丙沙星的作用。

（2）服环丙沙星不宜食碱性食品：偏碱性食物，如菠菜、胡萝卜、黄瓜、苏打饼干等，可减少环丙沙星的吸收。

（3）糖皮质激素：未经使用有效的抗生素，不能使用糖皮质激素，以免炎症扩散。

（4）喹诺酮类药物：12岁以下儿童慎用喹诺酮类药物。

（5）温补类药物：急性期忌用红参、干姜、丁香、菟丝子、淫羊藿等温补类药物，以免助阳生火，致病情加重。

五、婴幼儿腹泻

【概述】

婴幼儿腹泻是一组多病原、多因素所引起的以腹泻为主要表现的综合征。近来一般建议称为腹泻病。随着儿童营养状况和医疗条件的改善，本病的死亡率已明显下降，但发病率仍然很高。本病四季均可发病，但以夏秋季发病为多。发病年龄多在2岁以下。婴儿期发病者占半数左右。根据病因的不同，本病分为感染性和非感染性两类。

1. 病因

引起腹泻的病原很多，病毒、细菌、真菌、寄生虫等均可引起肠道内感染，其中以病毒和细菌更为多见。常见的肠道内感染病原有人类轮状病毒、致泻性大肠杆菌、沙门氏菌、痢疾杆菌等。长期应用广谱抗生素所致的肠道菌群失调，或多种原因引起的免疫功能低下患儿，易于发生白色念珠菌或其他条件致病菌感染。上呼吸道感染、中耳炎等肠道外感染也可伴发腹泻，主要由发热及病原体的毒素诱发胃肠道功能紊乱所致。非感染性腹泻主要由于饮食因素和气候因素引起。饮食因素主要包括喂养的量过多、过少或食物成分不适宜等。个别患儿对某些食物成分过敏或不耐受，喂食后也可引发腹泻。气温骤降,腹部受凉使肠蠕动增加,气温过高使消化液分泌减少,且由于口渴又进水或吃奶过多,消化道负担加重也易诱发腹泻。

2. 临床表现

(1) 可有不洁饮食史。

(2) 表现为呕吐、腹痛、腹泻。重症呕吐、腹泻频繁,可吐出黄绿色或咖啡色液体,大便每日可达十余次至数十次。

(3) 伴有精神萎靡、嗜睡、面色苍白、高热或体温不升等感染中毒症状。

(4) 腹部平软或腹胀,肠鸣音活跃。

(5) 重者合并脱水、电解质及酸碱平衡紊乱。

(6) 大便常规:病毒或非侵袭性细菌感染者,大便外观常为水样或蛋花汤样便,显微镜检查无白细胞或仅有少数白细胞;侵袭性细菌所致者外观多为脓性便或黏液脓血便,镜检有较多白细胞,或同时有红细胞。

(7) 血常规检查:白细胞总数及中性粒细胞比例增高提示细菌感染。

(8) 大便病毒抗原检测和细菌培养有助明确病原体。

(9) 血气分析和血生化检查可帮助判定电解质和酸碱平衡紊乱。

3. 几种常见类型肠炎的临床特点

(1) 轮状病毒肠炎:秋冬季节多发,常见于 6 个月至 2 岁婴幼儿,起病急,常先有发热和呼吸道感染症状,并有呕吐,之后出现腹泻,为黄色水样或蛋花汤样,常合并脱水和酸中毒。病程约 3 ~ 8 天。

(2) 大肠杆菌肠炎:5 ~ 8 月份多发。①致病性大肠杆菌肠炎:多见于婴幼儿和新生儿。感染后 12 ~ 24 小时发病,多为水样便。病程 1 ~ 2 周。③产毒性大肠杆菌肠炎:2 岁以下婴幼儿多见,大便呈蛋花汤样或水样。病程 3 ~ 7 天。③侵袭性大肠杆菌肠炎:主要感染学龄儿童,表现为黏液脓血便。④出血性大肠杆菌肠炎:常先有腹痛,后出现腹泻,初为稀便或水样便,随后转为血水便。

(3) 空肠弯曲菌肠炎:夏季多发,6 个月至 2 岁小儿发病率最高。起病急,大便初为水样,迅速转为黏液样或脓血便。大便镜检可见大量白细胞和数量不等的红细胞。

(4) 细菌性痢疾:是由志贺菌属引起的急性肠道传染病。3 岁以上儿童多见,以发热、腹痛、腹泻、黏液、脓血便为主要表现。其中毒性痢疾起病凶险,可迅速发生呼吸循环衰竭。大便镜检北京市标准:每一高倍镜视野脓细胞 >15 个并见红细胞,门诊即可诊断并报传染病卡片。确诊依靠便培养。

(5) 鼠伤寒沙门菌小肠结肠炎:多见于新生儿和婴儿,夏季多见,起病急,主要症状为发热和腹泻。大便每日数次至数十次,性状多变。

4. 分型与分类

(1) 病情分型

①轻型:患儿无脱水,无中毒症状。

②中型:患儿有轻至中度脱水或轻度中毒症状。

③重型:患儿重度脱水或有明显中毒症状(烦躁,精神萎靡,嗜睡,面色苍白,

高热或体温不升，白细胞计数明显增高等）。

（2）病程和分类

①急性腹泻病：病程在 2 周以内。

②迁延性腹泻病：病程在 2 周至 2 个月。

③慢性腹泻病：病程在 2 个月以上。

（3）病因分类

①感染性：例如霍乱、痢疾及其他感染性腹泻。

②非感染性：包括食饵性、症状性、过敏性腹泻等。

5. 检查

（1）大便常规：根据粪便性状特点可协助腹泻病的病因判断。非感染性腹泻及侵袭性细菌以外的病原引起的感染性腹泻，大便呈稀水状或蛋花汤样，无或仅有少量白细胞，可有脂肪球。侵袭性细菌性肠炎大便呈黏液脓血状，镜检有大量白细胞和不同数量的红细胞，常有巨噬细胞。

（2）便培养：常用于肠道内细菌感染的病因诊断。痢疾杆菌、致泻大肠杆菌及沙门氏菌感染等阳性率较高。做粪便真菌培养可鉴别真菌性肠炎。

（3）血清学检查：双份血清抗体滴度检测可用于判断近期内感染的病原（如轮状病毒），血清抗体一般在感染后 3 周上升。应用酶联免疫吸附试验、乳胶凝集试验等方法检测粪便中特异性抗原，对于病毒性肠炎的诊断也有较大意义，对轮状病毒感染检测的阳性率为 70% 左右。

【饮食宜忌】

1. 饮食宜进

（1）饮食原则

①宜减少进食量：开始出现腹泻后，消化道应适当休息，但不提倡禁食。如伴有呕吐，可减少进食量，或暂禁食，呕吐停止后应开始进食，可给予平时食量的 1/2 左右。母乳喂养者可减少每次哺乳的时间；人工喂养者在冲调奶粉时适量调稀，可用米汤、藕粉等冲调奶粉。在减少进食期间，要注意供给小儿充足的液体量，奶量由少到多，由稀到浓，逐渐增加。

②宜半流食物：已添加辅食的小儿，应先将辅食停掉，待病情好转后，再给予稀软、易消化、少渣的半流质食物，如米粥、烂面条、蛋羹等。

③幼儿宜进主食，可先给予米汤或藕粉，待胃肠道症状改善后，再给予米粥、烂面条、面片汤、蛋羹等，逐渐过渡到正常饮食。

④腹泻小儿宜食芡实、苹果、石榴、乌梅、山药、苋菜、马齿苋、胡椒、草莓、无花果、生姜、荷叶等。

⑤脾胃虚弱型腹泻宜食大枣、山药、莲子、芡实、苹果、石榴等。

⑥湿热型腹泻宜食西瓜、绿豆、马齿苋、铁苋菜等。

⑦伤食型腹泻宜食山楂、谷芽、麦芽、萝卜、金橘饼等。

⑧补充水及电解质：对于腹泻的小儿，医生常给予口服补液盐，用来补充水分及电解质，以防发生脱水。在配制过程中应按其说明的浓度来配制，不要过稀或过浓，过稀达不到补充电解质的目的，过浓会出现口渴、烦躁。注意用温开水配制，也可用米汤配制，不要用滚烫的热水配制。

（2）药膳食疗方

①将赤豆30g、薏苡仁50g、莲子15g洗净，同入开水锅中，大火煮沸，改小火煮成稠粥，调入适量白糖即成。可健脾养胃，助运止泻。适用于小儿腹泻证属脾胃虚弱者。

②将山药50g洗净，刨去外表皮，切成半月形的薄片，与淘净的芡实15g、粳米40g同入砂锅，加适量水，大火煮沸后，改用小火煨煮成稠粥。可健脾养胃，助运止泻。适用于小儿腹泻证属脾胃虚弱者。

③将白面粉300g、山药粉150g、扁豆粉20g放入盆中，加鸡蛋1只，水、精盐适量，搓成面团，擀成薄面片后切成面条。锅内加适量水，放入生姜、水、精盐，烧开后将面条加入，即成。可温补脾肾，散寒止泻。适用于小儿腹泻证属脾肾阳虚者。

④焦米汤：粳米250g，淘净，晾晒至半干，炒至焦黄。每次取6g，加水100mL，文火煎至水适量，加少许食盐调味，饮汤，每日3次，直至病愈。适用于轻型婴幼儿腹泻，重型泄泻无度、呕吐时见、脱水口渴者不宜多食。

⑤山楂石榴散：生山楂9g，石榴皮5g，白糖适量。山楂、石榴皮同焙至焦黄，共研细末，分2次加适量白糖，冲开水调服。每日1剂，病愈为度。适用于婴幼儿腹泻便下如注、粪便臭秽、腹痛发热属湿热下注者。脾胃虚寒腹痛较著、泻下清稀者不宜服食。

⑥淮山粥：莱菔子9g，鸡内金6g，淮山药50g，白糖适量。淮山药研粉，莱菔子、鸡内金煎汤，取滤液煮山药粉成粥，白糖调味，每日分2~3次食，连服3~5天。适用于腹胀、纳呆、大便黏滞酸臭属饮食积滞之婴幼儿腹泻。内无积滞腹痛、畏寒、泻下清稀者不宜服食。

⑦姜茶饮：红茶叶3g，干姜片3g。沸水冲泡，加红糖调味，代茶频服，每日1剂，连饮3~5天。适用于腹痛、泻下清稀、发热恶寒属外感风寒之婴幼儿腹泻。口渴喜饮、泻下秽臭者或舌光红已见脱水者不宜饮服。

⑧葱盐姜椒方：葱白3根，食盐1小撮，干姜3g，胡椒6粒。共研细末，炒热，布包，热敷脐部。每日3~4次，直至腹泻停止。适于各种婴幼儿腹泻。

2. 饮食禁忌

（1）含有纤维的各种水果和蔬菜：菠萝、柠檬、香蕉、橘子、梨、青菜、菠菜、白菜、竹笋、洋葱、辣椒等，由于纤维质和半纤维质具有增加肠蠕动的作用，可加重腹泻，所以腹泻小儿不宜食用这些食物。

（2）导致肠胀气的食物：腹泻时肠蠕动增强，肠内常出现胀气，易加重腹泻或者出现呕吐。牛奶食用后在肠内导致胀气，故要慎用。而酸牛奶因含有乳酸菌，能抑制肠道内的有害细菌，可以食用。黄豆、赤小豆、绿豆、蚕豆、青豆、黑豆，以及豆腐、百叶、粉丝、豆浆、豆芽等，都含有粗纤维及丰富的蛋白质，能引起肠道蠕动增强，可加剧腹泻，不宜食用。

（3）糖：糖进入肠道后会发酵，而加重肠胀气。腹泻时，有肠胀气者不要吃糖或者少吃糖，小儿服完药后尽量不要用糖来矫正口苦。有些家长在小儿腹泻时，用糖水补充丢失的液体，这种方法不可取。补充糖水后，一方面可加重肠胀气，另外腹泻患儿液体丢失，主要是电解质的丢失，如补充较多的糖水可加重水及电解质的紊乱。

（4）蛋白质：腹泻的患儿肠道内的物质异常发酵，肠道腐败作用很强，排气往往很臭，此时应尽量减少蛋白质的摄入，如鸡蛋、鸭蛋、鹅蛋及奶类食物。

（5）脂类食物：如肥肉、猪油、羊油、奶油、动物内脏等，这类食物有大量的脂肪，可加剧腹泻，导致脂肪性腹泻，久泻不愈。此外，腹泻的患儿即使食用植物油烧菜，也应注意不要油量过大，以免加重腹泻。

（6）不易消化的食物：中医学认为，腹泻常与饮食不节有关，不易消化的食物可导致伤食，如蜜饯、松子、杏仁、葵花子、西瓜等。

（7）刺激性食物：如冰糕、冷饮、咖啡、巧克力、花生。

（8）饮食过饱和过饥：各种因素引起的腹泻，都存在一定程度的消化吸收障碍，食物不能充分消化和吸收。同时因肠蠕动加快，过量饮食可加重腹泻。过分减少饮食，则不能满足机体对热能及营养的需求，不利于疾病的恢复，还可因为饥饿造成饥饿性腹泻。

（9）仓促断奶：哺乳期的患儿发生腹泻要比人工喂养的少。当断奶期的小儿发生腹泻，应暂停断奶，因为食物性质的改变可引起消化功能的紊乱，断奶是个渐进过程，发生腹泻时应在腹泻好转后再逐渐由母乳过渡到一般饮食。

【药物宜忌】

1. 西医治疗

腹泻病的治疗原则是：预防脱水，纠正脱水，继续饮食，合理用药。

（1）急性腹泻病的液体治疗

①治疗方案一：适用于无脱水患者，可在家庭治疗，提出家庭治疗三原则。

a. 即给患者口服足够的液体以预防脱水：可选用米汤加盐溶液、糖盐水或口服补液盐（ORS），小于 2 岁及 2 ~ 10 岁患儿，每次腹泻后分别服用 50 ~ 100mL 及 100 ~ 200mL。

b. 给患者足够的食物以预防营养不良：母乳喂养者应继续母乳喂养 2 ~ 3 天后恢复正常饮食。6 个月以上患儿给已经习惯的平常饮食，鼓励患儿多进食，每日进食，每日加餐 1 次，直至腹泻停止后 2 周。

c. 如果 3 天不见好转，即应停止家庭治疗，带患儿去医院诊治。

②治疗方案二：适用于轻至中度脱水患儿，用 ORS 及时纠正脱水，ORS 新配方为每 100mL 水中加氯化钠 3.5g、枸橼酸钠 2.9g、氯化钾 1.5g、无水葡萄糖 20g。如患儿呕吐，等 10 分钟再慢慢喂服，如患儿眼睑出现浮肿，停止服用 ORS，改用白开水或母

乳，4 小时后重新估价患儿脱水状况，然后再选择适当方案继续治疗。

③治疗方案三：适用于重度脱水患儿。

a. 需立即静脉输液，经输液有尿后按每日 100 ~ 200mg/kg 补充氯化钾。

b. 一旦患儿能饮水，应即改口服 ORS，补液 7 小时后重新评估病情，选择合适的方案继续治疗。

c. 如无静脉输液条件，可鼻饲滴注 ORS 20mL/（kg·h），连续 6 小时（总量 120mL/kg），如病人反复呕吐或腹胀，应放慢鼻饲滴注速度。6 小时后重新评估病情，选择合适治疗方案。

（2）迁延性与慢性腹泻病的液体治疗：腹泻持续 14 天以上应到医院治疗，积极做好液体治疗，预防和治疗脱水，纠正水、电解质和酸碱平衡紊乱。

①脱水患儿服用方案一所推荐的液体，预防脱水。

②如有脱水，应按等渗、低渗或高渗补充累积丢失液，并注意纠正酸中毒与钾、钠、钙、镁的失衡。低钾病人一般采用氯化钾 100 ~ 300mL/（kg·d），分 3 ~ 4 次口服，有尿后才能静脉补钾。佝偻病患儿在输液的同时即给口服钙片或钙粉，如出现手足搐搦应立即给 10% 葡萄糖酸钙 10mL 稀释后缓慢静脉滴注，出现低镁血症时采用 25% 硫酸镁每次 0.2mL/kg，每日 1 次，必要时 1 日可给 2 次，深部肌内注射。

（3）腹泻病的药物治疗

①感染性腹泻病

a. 水样便腹泻（约占 70%）多为病毒或产毒素性细菌感染，一般不用抗生素。

b. 如伴有明显中毒症状、不能用脱水解释者，选用抗生素治疗。

c. 黏液脓血便患者（约占 30%）多为侵袭性细菌感染，可选用口服多粘菌素 E、黄连素、氯霉素、复方新诺明，小儿慎用氟哌酸。

d. 伪膜性肠炎为难辨梭状芽孢杆菌，应立即停用已用抗生素，选灭滴灵、万古霉素、利福平等口服。霉菌性肠炎首先停用抗生素，采用制霉菌素、酮康唑或克霉唑口服。

e. 阿米巴痢疾及兰氏贾第鞭毛虫肠炎采用灭滴灵口服。

f. 隐孢子虫肠炎采用大蒜素口服。

②对迁延性或慢性腹泻病患儿，抗生素仅适用于分离出特异病原的病例，并要根据药物敏感试验结果选择药物。

③微生态疗法：目的在于恢复肠道正常菌群的生态平衡，抵御病原菌定殖侵袭，有利于控制腹泻，可选用促菌生、回春生、培菲康、乐托尔等。

④补充微量元素与维生素：锌，铁，维生素 D、A、B_{12} 和叶酸，有助于肠黏膜的修复。

（4）腹泻病的营养治疗

①急性腹泻病患儿应给足够的食物以预防营养不良。即使是霍乱、痢疾及轮状病毒肠炎患儿，肠道吸收能力仍在 60% ~ 80%，如果禁止饮食，40% 患儿会发生生长停顿，特别是迁延性或慢性腹泻患儿多有营养障碍，因此继续饮食是必要的治疗措施。

碳水化合物不耐受的糖原性腹泻病患儿双糖酶严重缺乏,宜采用去双糖饮食,每 100mL 鲜豆浆加 5% ~10% 葡萄糖或食用发酵酸奶。

②少数严重患儿口服营养物质不能耐受,可加强支持疗法,有条件者可采用全静脉营养。

2. 中医治疗

(1) 辨证治疗

①伤食泻

主症:大便酸臭,或如败卵,腹部胀满,口臭纳呆,泻前腹痛哭闹,多伴恶心呕吐,舌苔厚腻,脉滑有力。

治法:消食化积,和中止泻。

方药:保和丸加减。鸡内金、茯苓、山楂各 12g,莱菔子、连翘各 9g,陈皮、半夏各 6g。腹胀痛加木香、厚朴;呕吐加生姜、藿香;较大儿童积滞甚者加枳实或用枳实导滞丸。

②风寒泻

主症:大便色淡,带有泡沫,无明显臭气,腹痛肠鸣,或伴鼻塞,流涕,身热,舌苔白腻,脉滑有力。

治法:疏风散寒,化湿止泻。

方药:藿香正气散加减。茯苓、薏苡仁、泽泻各 10g,藿香、半夏、淡豆豉、厚朴各 6g,白豆蔻、杏仁各 3g。发热鼻塞加防风、荆芥;腹痛加木香、艾叶;兼食滞者加焦三仙、鸡内金。

③热泻

主症:泻如水样,每日数次或数十次,色褐而臭,可有黏液,肛门灼热,小便短赤,发热口渴,舌质红,苔黄腻,脉数。

治法:清热利湿,清肠止泻。

方药:葛根芩连汤加减。煨葛根、黄芩、车前子各 12g,藿香、神曲、山楂各 10g,川黄连、炙甘草各 6g。湿邪偏重,口渴不甚加苍术、泽泻;热邪偏重,发热心烦加生石膏、知母、滑石;腹痛加白芍、木香。

④脾虚泻

主症:久泻不止,或反复发作,大便稀薄,或呈水样,带有奶瓣或不消化食物残渣,神疲纳呆,面色少华,舌质淡,苔薄腻,脉弱无力。

治法:健脾止泻。

方药:七味白术散加减。党参、白术、茯苓各 12g,葛根、山药、神曲、扁豆各 9g,木香、甘草各 3g。脘腹胀痛加焦三仙、莱菔子;便下清稀,完谷不化加干姜、肉桂;久泻不止无积滞者加赤石脂、诃子。

⑤脾肾阳虚泻

主症:大便稀溏,完谷不化,形体消瘦,或面目虚浮,四肢不温,舌淡苔白,脉细无力。

治法：温补脾肾，固涩止泻。

方药：附子理中汤合四神丸加减。党参、白术、补骨脂、吴茱萸各10g，肉豆蔻、五味子各6g，附子、炮姜各3g。久泻不止加赤石脂、石榴皮；脱肛加黄芪、升麻。

（2）验方

①莲子肉18g，山楂肉10g，诃子肉7.5g，乌梅肉3g，大枣肉20g。水煎服，每日1剂，分2~3次服。适用于迁延性腹泻。

②诃子5g，防风10g，陈皮10g，麦芽5g，葛根10g，山楂5g。水煎服，每日1剂，分3次，饭前服。适用于婴幼儿腹泻。

③焦苍术、焦山楂各等份，共研极细末。1岁以下每次1g，1~3岁每次1.5g，3岁以上每次2g，每日3~4次。适用于小儿湿性腹泻。

④苍术6g，茯苓9g，陈皮5g，厚朴5g，法半夏5g，建曲6g，山楂6g，麦芽9g。水煎服，每日1剂，分2~4次服。适用于小儿伤食泻。

3. 药物禁忌

（1）氟哌酸

①服氟哌酸不宜过食碱性食物：偏碱性食物，如菠菜、胡萝卜、黄瓜、苏打饼干等，可减少氟哌酸的吸收。所以服用氟哌酸时，应避免过量食用。

②不宜以果汁和茶水服用氟哌酸：果汁或饮料的果酸及茶中的鞣酸、咖啡因、茶碱等成分，均不利于氟哌酸疗效的发挥，不宜同服。

（2）头孢克洛不宜与食物同服：与食物同服时，血药浓度仅为空腹用药的50%~75%，故宜空腹服药。

（3）抗生素

①与微生态调节剂相克：微生态调节剂（如双歧杆菌、蜡样芽孢杆菌、乳酸杆菌等）可增加肠道正常菌群，以减少肠道致病菌的致病作用。抗生素可直接杀灭微生态调节剂中的菌株，如同时服用微生态调节剂就不能发挥调节肠道菌群的作用，应在服用抗生素2小时后再服用微生态调节剂。

②与思密达相克：思密达是良好的吸附剂，由一种天然的矿石经特殊工艺处理而成，具有较强的吸附力，口服后附着在肠黏膜表面，吸收水分，减少腹泻次数，减轻症状，又能吸附病原体及毒素，具有治疗作用。由于具有强大的吸附能力，如与抗生素同时服用，可以减少抗生素的吸收，不利于疾病的治疗，所以两者应忌同时服用。

③滥用抗生素：非感染因素所致腹泻，忌用抗生素治疗。抗生素除对肝脏、肾脏损害外，长期使用可抑制肠道正常菌群，造成肠道菌群失调，从而加重腹泻。

（4）6岁以下小儿不宜使用氨基糖苷类药物：氨基糖苷类药物可致肾功能衰竭和不可逆的听神经损伤，特别是6岁以下小儿器官功能发育不完善，易于受损，应忌用此类药物。

（5）12岁以下儿童慎用喹诺酮类药物：动物实验发现，喹诺酮类药物对幼鼠软骨发育有一定影响，12岁以下儿童应用此类药物时，应权衡利弊。

（6）润下药物：许多具有润肠通便作用的中药，如肉苁蓉、锁阳、当归、生地黄、熟地黄、何首乌、桑椹、黄精、玄参、柏子仁、杏仁、桃仁等应避免应用。

（7）止泻药：止泻药不是治疗腹泻的主要用药，只有慢性腹泻的患者为防止电解质及水的丢失才可适当应用。病毒和细菌所致腹泻，早期不宜使用，只有当感染控制后再予以使用。

（8）鞣酸蛋白

①与消化酶及乳酶生相克：鞣酸蛋白可使胃肠表面的蛋白质沉淀，具有收敛作用，影响消化酶（如胰酶、胃蛋白酶等）及乳酶生的药效，不宜同时服用。

②与铁剂、氨基比林、洋地黄相克：鞣酸蛋白能使铁剂、氨基比林、洋地黄（地高辛等）发生沉淀，应避免合用。

（9）药用炭与易被吸附的药物相克：药用炭具有收敛和吸附作用，能降低维生素类、抗生素类、激素类、微生态制剂、胰酶、胃蛋白酶等药物疗效，应避免同时应用。

（10）庆大霉素

①与骨骼肌松弛药相克：庆大霉素与骨骼肌松弛药，如氯化琥珀胆碱、氯化筒箭毒碱、弛肌碘等合用，可增加庆大霉素对神经肌肉组织的作用，有导致呼吸抑制的危险。

②与强利尿剂相克：呋塞米、利尿酸及甘露醇等强利尿剂可抑制庆大霉素从尿中排出，并增加其耳毒性和肾脏毒性，因此不宜合用。

③与酸化尿液的药物相克：庆大霉素在碱性环境中作用较强，在酸性环境中作用降低，凡是酸化尿液的药物，如阿司匹林、维生素C、氯化铵等都会降低庆大霉素疗效，临床应谨慎合用。

（11）小诺霉素与羧苄青霉素、磺苄青霉素相克：羧苄青霉素或磺苄青霉素与小诺霉素混合给药，可降低小诺霉素的抗菌活性，应避免合用。

（12）磺胺类药物

①与酵母片相克：酵母中含有对氨苯甲酸，能对抗磺胺类药物的抗菌效能，两药不宜合用。

②与乳酶生相克：磺胺类药物能抑制乳酸杆菌的生长繁殖，二者合用既可使乳酶生的疗效降低，同时也可使磺胺类药物自身的有效浓度降低。

六、消化性溃疡

【概述】

消化性溃疡是指胃及十二指肠的慢性溃疡，也可发生在与胃液相接触的其他肠道部位。各年龄儿童均可发病，以学龄期儿童多见。婴幼儿多为急性继发性溃疡，常有明确的原发病，胃溃疡和十二指肠溃疡发病率相近；6岁以上儿童多为慢性原发性溃疡，以十二指肠溃疡多见，其原因可能与长期精神紧张，饮食不规律，食用刺激性食物造成胃液分泌紊乱和胃黏膜损伤有关。近年研究发现，小儿十二指肠溃疡幽门螺杆菌检出率为52.6%～62.9%，说明幽门螺杆菌感染可引起本病。男孩多于女孩，可有明显的家族史。

1. 病因

本病的发生与多种因素有关。遗传因素、地理环境因素、饮食因素、精神因素、药物及吸烟等均可能为本病的致病因素。1983 年，Marshall 和 Warren 从人体胃黏膜活体组织中培养出幽门螺杆菌，结合胃镜检查发现该菌在慢性胃炎和消化性溃疡患者的阳性率明显增高。此后的大量研究已经证明，幽门螺杆菌的慢性感染可能是本病最主要的致病因素之一。上述各种致病因素导致胃酸及胃蛋白酶分泌大量增加，胃黏膜屏障破坏，从而构成了消化性溃疡的发病机制的不同环节。不同患者的致病因素和发病过程不尽相同。

2. 临床表现

（1）典型消化性溃疡：主要见于青壮年，年长儿童亦可有类似表现。

①腹痛：上腹部疼痛是其最主要的症状，具有十分鲜明的临床特点：a. 长期性：由于溃疡发生后可自行愈合，之后又易于复发，故常有上腹痛长期反复发作，平均病程长达 6～7 年。b. 周期性：尤以十二指肠溃疡更为突出。上腹痛常持续发作几天或几周，继以较长时间的缓解后再次发作，如此反复发生。c. 节律性：本病的上腹痛与进食有明显的相关性而呈一定的节律。十二指肠溃疡疼痛好发于两餐之间，持续不减，直至下次进餐后缓解。胃溃疡疼痛的发生较不规则，常发生于餐后 1 小时以内。d. 部位：十二指肠溃疡疼痛多位于中上腹部，或在脐上方偏右处。胃溃疡疼痛位置偏高，常位于剑突下或稍偏左，疼痛范围多较为局限。e. 程度与性质：疼痛一般较轻而能忍受，多为钝痛或饥饿样痛，持续时间较长，可达半小时甚至数小时。f. 影响因素：疼痛常因精神紧张、疲劳、饮食不当或气候变化等因素而诱发或加重，休息、进食、服制酸剂、按压或呕吐等可减轻或缓解腹痛。

②其他症状：常有唾液分泌过多、反酸、嗳气、恶心、呕吐等其他胃肠道症状。或有缓脉、多汗、失眠等神经精神症状。

③体征：多不明显，急性发作期上腹部可有局限性压痛，程度一般不重，压痛部位多与溃疡位置相符。一般无明显腹肌紧张。

（2）亚临床型消化性溃疡：可无任何临床表现，而因其他疾病作胃镜或 X 线钡餐检查时被发现；或当发生出血或穿孔等并发症时始被发现。可见于任何年龄，但以小儿及老人多见。

（3）儿童期十二指肠溃疡：常表现为上腹痛，但多不典型，并常伴呕吐，甚至仅有呕吐而无腹痛。易发生上消化道出血。

（4）并发症：儿童期患者并发症不多见。可发生大出血及穿孔。

①大出血：好发于十二指肠溃疡，尤其是球后溃疡。临床表现取决于出血速度和出血量。如出血速度快，出血量大，则表现为呕血和黑便；如出血速度慢而时间长，则可表现为黑便、粪便潜血阳性或进行性缺铁性贫血。短时间大量出血可出现头晕、眼花、乏力、口渴等低血容量表现，严重者出现血压下降、晕厥，甚至休克。大出血前常伴腹痛加重，出血后腹痛可缓解。

②穿孔：分急性、亚急性及慢性三类。急性穿孔系指溃疡穿透浆膜层而达游离腹腔，由于十二指肠或胃内容物进入腹腔，出现急性弥漫性腹膜炎表现；亚急性穿孔指后壁穿孔或穿孔较小而只引起局限性腹膜炎表现；慢性穿孔又称穿透性溃疡，系指溃疡穿透浆膜层后与邻近器官组织粘连，无明显急性腹膜炎表现。

3. 辅助检查

（1）粪便潜血试验：素食 3 天后粪便潜血试验阳性，提示活动性溃疡。积极治疗 1~2 周后多可转阴。

（2）上消化道造影：多采用钡剂和空气双重对比造影或十二指肠低张造影术。诊断本病的直接征象是龛影，也常表现为局部激惹现象或变形等间接征象。

（3）纤维内镜检查：可见圆形或椭圆形溃疡，少数呈线条形，底部平整，覆以白色或灰白色分泌物，周围黏膜常有轻度红肿，可见黏膜皱襞向溃疡集中。

【饮食宜忌】

1. 饮食宜进

（1）饮食原则

①保护胃黏膜的食物：如香蕉、卷心菜、生花生米。香蕉营养丰富，含有淀粉、蛋白质、脂肪、糖分及多种维生素。研究证明，未成熟的香蕉肉对保泰松诱发豚鼠的胃及十二指肠溃疡有预防及治疗作用。这种保护作用可能是由于香蕉中所含的 5 - 羟色胺使胃酸降低，以及香蕉肉缓和刺激的原因。消化性溃疡的患儿可适当食用香蕉。卷心菜含有治疗胃及十二指肠溃疡的维生素 U 样因子，可适当食用卷心菜。生花生嚼细后可以保护胃黏膜减少胃酸分泌，空腹时可适量食用生花生。

②溃疡病急性发作期的患儿因有剧烈的局部疼痛，并伴有大便隐血或合并胃炎等，故应严格限制患儿食用对胃黏膜有刺激的食物。可以适量地进食富含蛋白质、糖类、脂肪和各种维生素的食物。蛋白质适量是为了减轻胃肠道的负担；控制糖类是因为饮食中含糖量过高会使人体大脑皮质兴奋性增强，造成胃酸分泌增加；脂肪能降低大脑皮质的兴奋性，除了使胃酸减少以外，还可以减轻疼痛；丰富的维生素不仅对代谢、神经系统、内分泌和免疫功能有积极的影响，而且可以促进溃疡愈合。因此，在溃疡病急性发作期，应吃些流质软食，如牛奶、鸡蛋羹、蛋花汤、蜂蜜水、藕粉、杏仁霜、果汁等。

③溃疡病恢复期患者的病情一般比较稳定，为了巩固疗效，仍然需要适当限制食用对胃有刺激的食物。这个时期除了可以继续进食流质、少渣半流的饮食外，还可以逐渐增加含纤维素少又容易消化的食物，如冬瓜、番茄、削掉皮的茄子、嫩的小白菜叶、土豆、胡萝卜等。烹调时切成细丝或小丁，煮透、煮软或者调成羹状。水果也要削皮，然后切成小丁煮软，再制成水果羹。病情好转以后，就可以逐渐吃些软饭、馒头、肉包子、蒸米糕、蛋糕、面包或面条等。

④当溃疡病并发幽门梗阻时，患者应卧床休息，禁食，可输液以维持水、电解质和酸碱平衡。也可用抗胆碱药物以抑制胃液分泌和胃蠕动，延缓胃排空时间，有利于

食物和抗酸药中和胃酸，缓解症状。定时洗胃，测定胃潴留量。待胃潴留量少于250mL时，则可开始进食清淡流质饮食。开始进食时，应给少量的无米汤汁、藕粉等清淡流质饮食。

（2）药膳食疗方

①生姜片5片，大枣5枚，姜半夏6g。共同煎汤饮用，每日1剂。

②土豆适量，煮熟食用，连食6周。

③鲜猴头菇50g，煮汤，常食。

2. 饮食禁忌

（1）辛辣刺激食物：辣椒、辣椒油、胡椒、咖喱、酸菜、咖啡、浓茶、过甜糖果、过咸食物、香精等会直接刺激溃疡面，诱发疼痛。同时，还会刺激胃黏膜，增加胃酸的分泌，加重溃疡。

（2）坚硬、粗糙的食物：瓜子、胡桃肉、油煎饼、炸排骨、炸鹌鹑、烤羊肉等食物，不仅因坚硬的外形摩擦溃疡面，加重疼痛；还会因为消化这些不易消化的食物增加胃酸的分泌，这样又会加重溃疡的发生。

（3）过冷、过热的食物：过热食物进入消化道，使血管扩张，容易引发溃疡出血；过冷食物则会造成胃肌痉挛，血管收缩，加重疼痛和消化不良。因此，各种冷饮、生拌凉菜、热汤等都应忌用。

（4）胀气食物：白薯、芋艿、豆类（大豆、蚕豆）、生萝卜都属于胀气类食物，食后会造成胃肠胀气而加重疼痛。

（5）鲜汤与甜羹：肉汤、鸡汤、虾汤等鲜味汤汁和甜羹，能刺激胃酸分泌，加重胃黏膜损伤。

（6）甘薯：溃疡病因胃酸分泌过多腐蚀胃黏膜所致，甘薯能壅气生酸，出现嗳气吞酸等症状，溃疡病患者食用，可加重溃疡。

（7）酸性水果：橘子、柠檬、青果等水果含有丰富的果酸、维生素C，食用后可使消化道的酸度增加，加重对消化道的腐蚀，因此不宜食用。

（8）熏制、盐腌、霉变食品：因制作方式不同，食物结构有所改变，其中一部分含有害物质，长期食用会刺激胃黏膜，加重溃疡，甚至可导致癌变。

（9）含碳酸饮料：碳酸饮料中含有二氧化碳，进食后易在消化道中产生大量二氧化碳，使局部呈酸性，可加剧疼痛，加重溃疡。

【药食宜忌】

1. 西医治疗

治疗消化性溃疡的药物有抑制胃酸分泌的药物及保护胃黏膜的药物，同时可行清除幽门螺杆菌治疗。

（1）抑酸药：如H_2受体拮抗剂和质子泵抑制剂（PPI）。西咪替丁0.2～0.4g/次，1日2～4次；法莫替丁1片/次，每日2次；奥美拉唑20mg/次，每日1次；泮托拉唑40mg/次，每日1次；兰索拉唑30mg/次，每日1次。

（2）胃黏膜保护剂：如硫糖铝，每次 1 包，每天 3 次；铝镁加，每次 1 包，每天 3 次；铝碳酸镁，每次 1g，每天 2 次，嚼服；瑞巴派特，每次 1 片，每天 3 次。

（3）清除幽门螺杆菌：四联方案：标准剂量 PPI + 标准剂量铋剂（均为每天 2 次，餐前半小时服）+2 种抗菌药物（餐后即服）。服药时间建议为 10 天或 14 天。标准剂量的 PPI 为雷贝拉唑 10mg、奥美拉唑 20mg、泮托拉唑 40mg、兰索拉唑 30mg，每天 2 次；标准剂量铋剂为枸橼酸铋钾每次 220mg，每天 2 次；抗菌药物的选择建议为阿莫西林，每次 1g，每天 2 次，克拉霉素每次 0.5g，每天 2 次。

（4）外科治疗：由于药物治疗的进展，需外科治疗的溃疡病已大为减少。主要适应证有：①急性穿孔。②穿透性溃疡。③大量或反复出血，内科治疗无效。④器质性幽门梗阻。⑤胃溃疡恶变。儿科患者很少有需手术治疗者，偶有伴发急性穿孔或大出血而需行手术治疗。

2. 中医治疗

（1）辨证治疗

①寒邪犯胃

主症：胃脘疼痛暴作，恶寒喜温，温熨痛减，喜热饮，泛吐清水，口淡无味，舌苔白，脉弦紧。

治法：行气温中，散寒止痛。

方药：良附丸加味。陈皮、半夏、吴茱萸各 10g，良姜、香附、生姜各 6g，砂仁、甘草各 3g。脘闷不食者加神曲、鸡内金。

②饮食停滞

主症：胃脘胀痛，嗳腐吞酸，呕吐不消化食物，吐后痛减，大便不爽，舌苔厚腻，脉滑。

治法：消食导滞，和胃止痛。

方药：保和丸加减。山楂、神曲、半夏、茯苓各 12g，陈皮、连翘各 9g，莱菔子、甘草各 6g。胃脘胀痛加木香、延胡索、槟榔；大便不爽者加大黄、枳实。

③瘀血停滞

主症：胃脘疼痛，痛如针刺，痛有定处而拒按，或有吐血便血，舌质紫暗或有瘀点，脉涩。

治法：活血化瘀，理气止痛。

方药：失笑散合丹参饮加减。丹参 10g，蒲黄、五灵脂、香附、延胡索各 6g，砂仁、甘草各 3g。出血不止加三七、白及；呕血鲜红，舌红苔黄，可用泻心汤加侧柏叶、白茅根、仙鹤草治疗。

④胃脘虚寒

主症：胃痛隐隐，喜按喜温，泛吐清水，食欲减退，大便溏薄，神疲乏力，手足不温，舌质淡嫩，脉软弱或沉细。

治法：健脾益气，温中止痛。

方药：黄芪建中汤加减。炙黄芪、白芍、饴糖各 10g，生姜、炙甘草各 6g，桂枝

3g，大枣 3 枚。泛酸者去饴糖，加乌贼骨、煅瓦楞；泛吐清水加陈皮、半夏、茯苓；寒盛痛甚，四肢不温，用大建中汤治疗。

（2）验方

①藿香 9g，小茴香 6g，神曲 9g，伏龙肝 9g，青黛 3g，紫草 9g。水煎服，每日 1 剂，分 2～3 次服。适用于小儿溃疡病便血呕吐者。

②黄芪 250g，白芍 240g，炙甘草 50g，桂枝 120g，生姜 50g，党参 200g，大枣 200g，当归 200g，白术 200g，陈皮 100g，半夏 100g，炒曲芽 100g。冷水浸泡 12 小时后，文火水煎 3 遍，取其药汁与饴糖 360g、蜂蜜 1000g 熬炼成膏剂。每服 20g，每日 3 次，饭后服。适用于消化性溃疡。

③黄精 9g，紫草 9g，建曲 9g，白及 6g，茴香 6g，丁香 1.5g。水煎服，每日 1 剂，分 2 次服。用于治疗溃疡病腹痛便血者。

④乌贼骨 30g，浙贝母 12g，白及 30g。共为细面，每服 3～6g，日服 3～4 次。用于治疗溃疡病胃酸过多者。

3. 药物禁忌

（1）抗酸药

①抗酸药不宜与辛辣调料、浓茶同服：辛辣调料及茶叶中含有咖啡因、茶碱和可可碱等化学成分，能强烈刺激胃酸分泌，不利于止酸药物发挥作用，可使病情加重。

②抗酸药不宜与酸性食物同服：醋、酸菜、果汁、杨梅等酸性食物与抗酸药（如碳酸氢钠、碳酸钙、氢氧化铝等）同服，会降低抗酸药的疗效。

③抗酸药不宜饭后服用：为保持抗酸药的浓度达到治疗作用，抗酸药一般在饭前 30 分钟服用。

④氢氧化铝不宜饭后服用：氢氧化铝饭前服用可以附着于胃黏膜，对胃黏膜起到保护作用，一般饭前 30 分钟服用。

⑤抗酸药、胶态次枸橼酸铋不宜与牛奶同服：抗酸药中多含有碳酸钙和碳酸氢钠，同时再饮牛奶，常会出现恶心、呕吐、腹痛等症状。牛奶可干扰胶态次枸橼酸铋的作用，不宜于同服。

（2）服胃仙 U 不宜食高脂肪、豆类及刺激性食品：高脂肪（如肥肉、油炸食品）、豆类（如豆芽、豆腐）及刺激性食物（如辣椒、咖啡等）均可影响胃仙 U 的疗效，增加其不良反应，用药期间应避免食用。

（3）阿托品

①不宜饭后服：阿托品对腺体分泌有抑制作用，饭后服用会影响食物的消化。

②与含有生物碱成分的中药相克：中药乌头、黄连、贝母等含有一定量的生物碱，与阿托品联合应用，会使药物毒性增加，容易造成药物中毒。

③与吩噻嗪类药物相克：因吩噻嗪类药物（如氯丙嗪、奋乃静、三氟拉嗪等）有阿托品样作用，与阿托品合用可加重口干、视物模糊、尿闭等症状，并有诱发青光眼的可能。

④与苯海拉明相克：苯海拉明具有阿托品样作用，合用时不良反应增加。

⑤与含鞣酸的中药及其制剂相克：因为含鞣酸的中药及其制剂（如五倍子、虎杖片、四季青片、紫金锭等）易使阿托品失去活性或产生沉淀，不易被吸收而降低疗效。

⑥与维生素 C 相克：维生素 C 可加速阿托品的清除，从而减弱阿托品的作用。

⑦与抗酸药相克：阿托品与抗酸药（如氢氧化铝、甲氰咪胍等）联合应用时，因抗酸药能干扰阿托品的吸收，故二者联用时应分开服用。

⑧与胃复安相克：甲氧氯普胺是中枢性止吐药，有促进胃肠道蠕动、排空及增进消化功能的作用；而阿托品属于抗胆碱药，能抑制胃肠道蠕动及分泌。两药合用时，出现拮抗作用，使两药的作用均减弱。

（4）东莨菪碱与拟胆碱药相克：拟胆碱药，如毛果芸香碱、毒扁豆碱、新斯的明等可拮抗东莨菪碱的抗胆碱作用。

（5）碳酸氢钠

①与四环素相克：四环素可使碳酸氢钠的 pH 值增高，解离度下降，吸收率降低。

②与苯丙胺相克：碳酸氢钠可碱化尿液，但 pH 值从 5 升到 8 时，苯丙胺的半衰期可延长 2 倍，从而使肾小管重吸收增多，可出现白天用药，晚上失眠的现象（苯丙胺具有兴奋作用）。

③与胃蛋白酶、维生素 C 相克：胃蛋白酶、维生素 C 为酸性药物，碳酸氢钠与之合用会降低疗效。

④与含鞣质的中药及其制剂相克：如与含鞣质的中药及其制剂（如五味子、虎杖片等）合用，会引起碳酸氢钠分解而失效。

（6）碳酸钙、氧化镁

①与四环素相克：钙、镁离子与四环素类抗生素（如四环素、去甲金霉素等）合用，易产生难溶的络合物，使吸收减少，相互的药物浓度降低，作用减弱。

②与聚苯乙烯磺酸钠树脂相克：在肠道内这种树脂能与抗酸药中的钙、镁离子结合，引起代谢性碱中毒。但直肠给药可以避免。

（7）服用对胃黏膜有刺激的药物：正常胃黏膜是胃的屏障，胃黏膜上皮细胞膜的脂蛋白层是这道屏障的重要部分，有防止胃酸对胃壁的腐蚀作用。服用阿司匹林、保泰松、利血平等对胃黏膜有刺激的药物时，胃液中的氢离子可渗入黏膜层里，引起组胺释放，毛细血管扩张，局部淤血，血清蛋白渗出，蛋白酶分泌增加而造成损害，在短期内引起胃黏膜糜烂，长期可导致胃溃疡的发生或加重。

（8）甲氰咪胍

①与氢氧化铝、氢氧化镁相克：同服能降低甲氰咪胍的生物利用度。如需要联合用药时，两者的用药时间至少间隔 1 小时。

②与胃复安相克：胃复安可抑制甲氰咪胍的胃肠道吸收，使甲氰咪胍的生物利用度降低。

③与乳酶生相克：甲氰咪胍属于不含硫脲基的 H_2 受体拮抗剂，有抑制胃酸的作用；乳酶生在肠道内能分解糖类而产生乳酸，使肠内酸度增加，两药合用会相互拮抗。用甲氰咪胍时，可改用其他的助消化药，如胰酶、干酵母，或中药麦芽、神曲等。

④与氨基糖苷类药物相克：氨基糖苷类药物（如链霉素、庆大霉素、卡那霉素等）有神经阻断作用，二者合用可导致呼吸抑制或呼吸停止。

⑤甲氰咪胍慎用于胃溃疡：研究证明，甲氰咪胍有加重胃溃疡的作用，临床在治疗胃溃疡时应慎重选择本药。

（9）雷尼替丁与心得安、利多卡因相克：雷尼替丁可减少肝脏血流量，与心得安、利多卡因等代谢产物受肝脏血流影响较大的药物合用时，可延缓这些药物的作用。

（10）奥美拉唑

①与抗凝血药、镇静药相克：奥美拉唑具有药酶抑制作用，与抗凝血药物（如双香豆素）及镇静药（如地西泮、苯妥英钠等）合用，可减慢这些药物在体内的代谢速度，使其作用时间延长，不良反应也增加。

②与地高辛相克：奥美拉唑可增加地高辛口服吸收，两药联用时应注意地高辛的给药剂量并监测血药浓度，以免导致地高辛发生不良反应。

③与硝苯地平相克：硝苯地平受奥美拉唑药酶抑制作用的影响，半衰期延长，药理作用增强，联用时应减量。

④与口服铁剂相克：奥美拉唑的抑酸作用影响铁剂的吸收。

⑤与缓释制剂相克：奥美拉唑改变胃内 pH 值，缓释或控释系统可受到破坏，药物溶出加快。

（11）胶态次枸橼酸铋与抗酸药相克：抗酸药（如碳酸氢钠、氢氧化铝、氧化镁等）可干扰胶态次枸橼酸铋的作用。

（12）硫糖铝与含胃蛋白酶的制剂相克：硫糖铝可与含胃蛋白酶的制剂（如多酶片、胃蛋白酶合剂等）中的胃蛋白酶络合而降低疗效；而胃蛋白酶又可拮抗硫糖铝的作用，影响硫糖铝疗效的发挥。

（13）糖皮质激素类药物：糖皮质激素可刺激胃酸和胃蛋白酶分泌增加，使胃黏膜分泌黏液减少，胃防御功能减弱而延误溃疡面愈合。胃溃疡患者如短期内大量服用糖皮质激素类药物，可使溃疡加重，甚至引起大出血和胃穿孔。

七、溃疡性结肠炎

【概述】

溃疡性结肠炎是一种主要累及结肠的非特异性慢性炎症，常累及结肠的一部分或全部。无性别差异。任何年龄均可发病，小儿发病率较低，主要发生在青春期和学龄期儿童。

1. 病因

本病病因尚未完全明了。目前主要倾向于认为本病属于自身免疫性疾病，因为：①本病常伴发类风湿性关节炎、结节性红斑、白塞氏病等自身免疫性疾病。②肾上腺皮质激素治疗本病有一定疗效。③本病患者血清中存在抗结肠抗体、抗平滑肌抗体及抗核抗体。遗传因素在本病的发病中也有重要作用，15% ～20% 的病例有家族史，但遗传方式尚未明确。

2. 临床表现

（1）一般表现：病初多有原因不明的发热，伴乏力和消瘦，热型不规则，可为低热或中度发热，严重者可出现弛张热或稽留高热。患儿常出现生长发育迟缓。

（2）肠道症状：食欲不振、恶心、呕吐、腹泻、腹胀及腹痛是本病的常见症状。一般均有腹泻，轻者每日排便 3~4 次，或腹泻与便秘交替。重者每日排便十余次。大便多呈糊状，混有黏液、脓血，亦可无正常粪质，而只排黏液、脓血。可伴有里急后重。腹痛多位于左下腹部，亦可遍及全腹，一般于排便前腹痛明显，排便后缓解，多伴有腹胀。若并发中毒性结肠麻痹或腹膜炎，常出现持续性剧烈腹痛。轻症患者除左下腹轻度压痛外，无其他阳性体征。重症或暴发型患者可有明显肠形、腹肌紧张、腹部压痛及反跳痛。

（3）肠外表现：本病约 1/3 病例出现肠道外其他器官损害的症状。

①皮肤黏膜损害：约 5%~10% 的病例出现多种皮肤黏膜损害，如结节性红斑、多形性红斑、虹膜炎及白塞氏综合征等。

②关节症状：约 20% 的病例伴多发性关节炎，多累及膝、髋、肩、肘等大关节，呈游走性，可伴有关节腔浆液性渗出，亦可伴发强直性脊柱炎。

③其他系统损害：部分病例并发慢性活动性肝炎、胆管周围炎、硬化性胆管炎及溶血性贫血。个别可伴发血栓性静脉炎、肾淀粉样变性等。

（4）并发症表现

①中毒性结肠麻痹：又称中毒性巨结肠或中毒性结肠扩张。多发生于重症或暴发型患者，结肠病变严重且广泛，累及肌层及肌间神经丛，致肠壁张力下降，蠕动消失，常以横结肠最为严重。临床上病情急剧恶化，出现高热，弥漫性腹痛，高度腹胀，肠鸣音消失，呕吐频繁及水、电解质和酸碱平衡失调等多种表现，严重者出现结肠穿孔。

②肠狭窄：可发生于结肠的任何部位，以乙状结肠及直肠较为常见。

③其他并发症：包括肠道大出血、假性息肉病、瘘管形成及肛门直肠周围脓肿等。

3. 辅助检查

（1）血常规检查：常见血红蛋白定量及红细胞计数下降，白细胞计数升高，中性粒细胞比例升高。

（2）其他血液检查：多有血沉增快。重症可见凝血酶原时间延长，血清白蛋白降低及钾、钠、氯降低。

（3）粪便常规：常见黏液脓血便，镜检可见红细胞、白细胞及巨噬细胞。

（4）内窥镜检查：常选择直肠乙状结肠镜检查或纤维结肠镜检查。

（5）X 线钡灌肠检查：钡灌肠检查特别有助于确定病变范围和严重程度。在钡灌检查中可见到结肠袋形消失，肠壁不规则，假息肉形成以及肠腔变细、僵直。虽然钡剂灌肠检查是有价值的，但检查时应谨慎，避免肠道清洁准备，因为它可使结肠炎恶化。

（6）直肠活检：活检中可看到充血、水肿的黏膜，部分病例可看到溃疡，周围有隆起的肉芽组织和水肿的黏膜，貌似息肉样，或可称为假息肉形成。

【饮食宜忌】

1. 饮食宜进

（1）饮食原则

①急性期

a. 宜食用素食：急性期腹泻症状重，可暂禁饮食，使肠道休息；症状好转后，可给予素食，这样既可补充维生素，又不增加肠道负担。

b. 适当食用胡萝卜汤：胡萝卜富含果胶，能使大便成形，并能吸附肠道内的细菌和毒素。胡萝卜中的挥发油也能起到增进消化和杀菌的作用。胡萝卜还有人体必需的无机盐和微量元素，能补充因腹泻从大便中丢失的无机盐和微量元素。

c. 适当食用苹果：苹果含有鞣酸和有机酸，两者有收敛作用，可达到止泻的目的。药学教授称苹果为"整肠止泻剂"，有收敛固涩作用，止泻效果更好。

②缓解期：宜进食易消化，少纤维，富含蛋白质及糖类的食物。

（2）药膳食疗方

①葛花与扁豆花：葛花 20g、扁豆花 20g，加适量水煎煮，弃渣取汁，加入粳米同煮成粥后食用。具有清热祛湿之功效，适用于溃疡性结肠炎之大肠湿热者。

②白及燕窝汤：白及 60g，燕窝 30g，冰糖适量。将白及、燕窝、冰糖炖制成粥食用。有止血、消肿生肌的作用，对便血者效果优佳。

③白及粳米粥：白及 60g，粳米 120g。将白及与粳米同煮成粥食用。有养胃止血，消肿的作用。

④山药 30g，糯米 50g，砂糖适量。先将山药炒熟，然后同米一起加水煮成稀粥，临熟时再加砂糖调匀。空腹热食，每日 1~2 次。此方健脾运湿，适用于脾虚泄泻。

⑤大枣 7 枚，粟米 50g。将大枣除去核，同粟米一起加水煮粥。每日 1~2 次，空腹食。本品有健脾益气之功效，适用于脾虚泄泻，症见大便溏泻、水谷不化、食后作泻或久泻不愈、面色萎黄、神疲乏力等。

⑥山药、芡实各 15g，薏苡仁、粳米各 30g，熟鸡子黄 1 枚。将山药、薏苡仁、芡实研末和粳米一起加水煮粥，待粥将熟时放入鸡子黄，调匀。每日 1 次，顿食。有健脾渗湿之功效，适用于慢性泄泻。

2. 饮食禁忌

（1）牛奶及海鲜：牛奶、虾、海鱼等对人体来说是一种异体蛋白，为致敏原，如食用易发生结肠过敏，导致腹泻加重。

（2）油腻食品：患儿消化功能较差，尤其是脂肪的消化能力很弱，而消化不完全的高脂肪食物易引起脂肪泻。

（3）蜂蜜及蜂蜜制品：蜂蜜有较强的润肠通便作用，食用后易加重腹泻。因此，蜂蜜、西洋参蜂王浆、花粉蜂王浆、人参蜂王浆等都不宜食用。

（4）生冷瓜果及寒性食物：本病多为脾胃素虚所致，多食生冷食物、寒性瓜果蔬菜，如各种饮料、冰镇食品、梨、西瓜、番茄、香蕉、橙、柑、蚌肉、田螺、海参、海蜇、丝瓜、绿豆芽、苦瓜、茄子、藕、黑木耳、银耳、鸭蛋、鸭肉、百合汤、绿豆汤等会进一步损伤脾肾阳气，使脾胃运化无力，寒湿内停，会加重腹泻、腹痛。

（5）产气食物：本病由于反复发作，结肠黏膜中溃疡、瘢痕交替产生，因而结肠内壁的弹性降低，如果多食了大豆、豆芽、豆制品、炒蚕豆、白薯等胀气食物，可能会因肠内气体充盈而导致急性肠扩张或溃疡穿孔。

（6）高纤维蔬菜：蔬菜中的纤维素可吸附肠中水分而起到通便作用，可加重腹泻，高纤维蔬菜如芹菜、竹笋、白菜、菠菜、茼蒿等不宜多食。

（7）燕麦：燕麦具有滑泻通便作用，患儿如食用会加重病情。

【药物宜忌】

1. 西医治疗

（1）一般治疗

①休息：急性发作期或病情严重的患儿应严格卧床休息，病情稳定者也应注意休息，避免过度疲劳。

②镇静：本病由于病情反复发作，病程较长，因此应反复向病人解释病情，以避免其精神紧张及情绪激动，减少其顾虑。

（2）对症治疗

①解痉：腹痛或腹泻严重、发作频繁者可酌情给予。可选用5%颠茄酊每次1mL/岁，或普鲁苯辛每日2mg/kg，分3~4次，口服。

②补液：急性发作期或暴发型患儿常有水、电解质及酸碱平衡失调，应及时进行血生化检查及血气分析，及时予以纠正。

③纠正贫血：视病情需要给予输血、补充铁剂或叶酸。

（3）肾上腺皮质激素：肾上腺皮质激素具有抗炎、抑制异常免疫反应以及减轻血管通透性等多方面的作用，目前一般认为是本病治疗的首选药物。根据不同病情可采用多种给药途径和剂量。

①短疗程大剂量冲击：适用于重症及暴发型的急性进展期。多选用甲基泼尼松龙，每次15~30mg/kg，静脉滴注，每日1次或隔日1次给药，3~5次为1疗程。然后改为口服泼尼松，每日1~2mg/kg维持治疗，病情稳定后逐渐减量。

②氢化可的松保留灌肠：适用于病变局限于直肠及乙状结肠的患者。方法是将氢化可的松100mg溶于100~150mL生理盐水内，于30~60分钟内滴入直肠，每日1~2次，2周为1疗程，然后逐渐减量停用。

③泼尼松口服：适用于轻、中型或病情稳定者。每日1~2mg/kg，分2~3次口服，病情缓解后逐渐减量，总疗程以数月为宜。

（4）水杨酸偶氮磺胺吡啶（SASP）：适用于轻型患者，或重症患者经肾上腺皮质激素治疗已有缓解者。剂量为每日50mg/kg，最大量2g，分3~4次口服。病情稳定后，适当减量维持，总疗程1~2年。

（5）其他免疫抑制剂：对于肾上腺皮质激素及SASP治疗无效的患儿可试用其他免

疫抑制剂。常用硫唑嘌呤，一般剂量为每日1.5mg/kg，分2～3次口服，疗程约1年。也可试用环磷酰胺等免疫抑制剂。

2. 中医治疗

（1）辨证治疗

①湿热内蕴

主症：腹痛泄泻，便下脓血，里急后重，身热，肛门灼热，大便臭秽，小便短赤，舌苔黄腻，脉滑数。

治法：清热利湿，理气止痛。

方药：芍药汤加减。黄芩、白芍、当归各10g，槟榔、甘草各6g，大黄、黄连、木香、肉桂各3g。便下脓血加白花蛇舌草、败酱草、蒲公英；饮食积滞者加莱菔子、焦山楂。

②气滞血瘀

主症：腹痛拒按，脓血或黏液便，泻下不爽，肠鸣腹胀，胸胁胀满，面色晦暗，舌质暗，有瘀斑，脉弦涩。

治法：行气活血，健脾益气。

方药：少腹逐瘀汤加减。当归、赤芍、丹参各10g，小茴香、延胡索、没药、川芎各6g，干姜、肉桂、乌药各3g。便下鲜红加三七粉、丹皮；腹胀纳少加厚朴、鸡内金。

③脾肾两虚

主症：久泻不愈，便下脓血及黏液，腹部隐痛喜按，腹胀肠鸣，五更泄泻，形寒肢冷，遇寒则甚，食减纳呆，腰膝酸软，舌淡，苔白，脉沉细。

治法：健脾温肾，涩肠止泻。

方药：四神丸合理中汤加减。补骨脂、吴茱萸、白术各10g，煨肉蔻、五味子、人参、诃子各6g，木香、甘草各3g。泻下甚者加赤石脂、伏龙肝。

④阴血亏虚

主症：泻下不止，长期不愈，腹中隐痛，午后低热，头晕目眩，失眠盗汗，消瘦乏力，舌红，少苔，脉细数。

治法：养阴补血，益气固肠。

方药：生脉饮合六君子汤加减。人参、麦冬、茯苓、黄芪、山药各10g，五味子、白术、生地榆、赤石脂各6g。午后低热加青蒿、鳖甲；盗汗明显加乌梅、浮小麦。

（2）验方

①地榆15g，白头翁10g，槐花10g，赤芍15g，薏苡仁20g，茯苓15g，陈皮10g，甘草10g。水煎服，日1剂。用于本病湿热型。

②防风10g，白芍15g，陈皮9g，延胡索10g，川楝子10g，白术10g，茯苓10g，扁豆10g，党参10g，地榆10g，焦三仙各10g。水煎服，日1剂。用于本病肝脾不和型。

③党参15g，白术10g，茯苓15g，扁豆15g，薏苡仁20g，陈皮10g，地榆10g，山药10g，莲子10g，甘草10g。水煎服，日1剂。用于本病脾虚型。

④枳实、大黄炭、焦神曲、茯苓、泽泻、山楂炭各 9g。水煎服，日 1 剂。用于本病属湿热阻肠者。

⑤党参 15g，干姜 10g，白术 12g，赤石脂 30g，怀山药 15g，炙甘草 10g，大枣 5 枚。水煎服，日 1 剂。用于本病属脾虚湿盛者。

3. 药物禁忌

（1）糖皮质激素药物

①大量食糖：由于糖皮质激素能促进糖原异生，并能减慢葡萄糖的分解，有利于中间代谢产物如丙酮酸和乳酸等在肝脏和肾脏再合成葡萄糖，增加血糖的来源，亦可减少机体组织对葡萄糖的利用，致血糖升高。因此服用糖皮质激素要限制糖的摄取。

②高盐饮食：糖皮质激素有保钠排钾的作用，高盐饮食则易引起钠水潴留，造成水肿。

③过食高钙食物：服糖皮质激素期间过量食用高钙食物，如牛奶、奶制品、坚果等会降低疗效，适量食用即可。

④长期大量使用糖皮质激素：由于糖皮质激素有较好的抗炎作用，溃疡性结肠炎应用后症状会很快好转，使病情减轻。长期应用会导致肾上腺皮质功能减退，并可引起肥胖、高血压、血糖升高、骨质疏松、胃及十二指肠溃疡等疾病。因此，服用糖皮质激素当症状控制后应逐步减量直至停药。

⑤单独使用糖皮质激素：一部分溃疡性结肠炎是由细菌感染引起的，糖皮质激素只能改善症状而不能杀灭细菌，一次单独应用糖皮质激素会掩盖症状，同时糖皮质激素还可抑制机体免疫系统对细菌的杀灭作用。所以，应用糖皮质激素的同时，应使用有效的抗生素。

⑥突然停用糖皮质激素：应用糖皮质激素后，肾上腺皮质的分泌功能会受到抑制，导致肾上腺皮质激素的分泌减少，突然停药会出现肾上腺皮质功能不足，并使病情出现反复。

⑦与消炎痛、阿司匹林相克：泼尼松、地塞米松能促进蛋白质分解和抑制蛋白质合成，并刺激胃酸和胃蛋白酶分泌，降低胃及十二指肠黏膜组织对胃酸的抵抗力，阻碍组织修复，使溃疡愈合迟缓，与对胃有刺激作用的消炎痛等药合用，可诱发或加重消化道溃疡，应避免同服。如临床必须合用时，应间隔投药时间，并加服氢氧化铝凝胶，以保护胃黏膜。

⑧与两性霉素 B 相克：泼尼松、地塞米松与两性霉素 B 合用，可加重机体缺钾。

⑨与利福平相克：利福平具有酶促作用，使泼尼松、地塞米松的代谢加快，血药浓度降低，疗效减弱。

⑩含钙药物相克：含钙药物与激素联合应用会降低疗效。

⑪与免疫抑制剂相克：泼尼松、地塞米松与免疫抑制剂（硫唑嘌呤、环孢霉素 A 等）合用，可诱发溃疡，加重出血等不良反应。

⑫与接种疫苗相克：糖皮质激素能抑制免疫反应，使机体抵抗力减弱，如在使用激素时接种疫苗（如麻疹疫苗，脊髓灰质炎疫苗，白喉、百日咳、破伤风疫苗，狂犬

疫苗，流行性腮腺炎疫苗，水痘疫苗等），易造成疫苗感染。

⑬与酶诱导剂相克：酶诱导剂（如苯妥英钠、苯巴比妥等）能加速泼尼松、地塞米松的代谢，降低其血药浓度，从而降低其作用强度和有效时间，一般不宜合用。

⑭与活性炭相克：药用活性炭的吸附作用可使泼尼松、地塞米松的吸收减少，疗效降低。

⑮与维生素 A 相克：两类药物合用，可使泼尼松、地塞米松的抗炎作用受到抑制。其原因在于维生素 A 能使细胞中溶酶体内脂蛋白膜的通透性增大，稳定性降低，使溶酶体膜破裂。此外，维生素 A 还能使溶酶体内无活性的水解酶（如酸性磷酸酶、核糖核酸酶、β - 葡萄糖醛酸苷酶）运送到溶酶体膜外，这些被释放出的酶被激活，易促使炎症加重。泼尼松、地塞米松的作用恰好相反，它能使溶酶体膜稳定化，阻止膜内蛋白水解酶释放，从而防止血浆和组织蛋白分解，并产生和释放 5 - 羟色胺、缓激肽类物质，减少这些致炎物质对细胞刺激而产生抗炎作用。

⑯与普萘洛尔相克：因为普萘洛尔能抑制氢化可的松的抗炎作用，使疗效降低。

⑰万古霉素、链霉素相克：合用后可使氢化可的松的疗效降低。

⑱与氨茶碱相克：氨茶碱与氢化可的松配伍，使氢化可的松的结构发生变化，从而导致其效价降低。

（2）磺胺类药物：参考"新生儿坏死性小肠结肠炎"相关内容。

（3）滥服止泻药：溃疡性结肠炎的腹泻是肠道受到细菌、毒素刺激而做出的反应，可排出一些毒物及毒素，具有保护作用，所以不能滥用止泻药（如活性炭、次碳酸铋、鞣酸蛋白等）。

（4）长期应用广谱抗生素：长时间应用抗生素，特别是广谱抗生素，能引起肠道内菌群失调而导致二重感染，引起腹泻、B 族维生素缺乏。

（5）泻下药物：酚酞片、硫酸镁、液状石蜡等均有泻下作用，应避免应用。有明显泻下作用的中药，如火麻仁、薏苡仁、大黄、芒硝、番泻叶、芦荟等应忌用。许多补益的药物同时也具备润肠通便的作用，如肉苁蓉、当归、生地黄、何首乌、玄参、桃仁等，均应避免应用。

（6）大量应用抗胆碱药物：溃疡性结肠炎常有腹痛，适量应用抗胆碱药物（如阿托品、山莨菪碱等），可减轻症状，但大剂量使用有引起急性结肠扩张和中毒性结肠炎的危险。

八、病毒性心肌炎

由多种病毒侵犯心脏，引起弥漫性或局限性心肌间质病变和心肌纤维发生退行性变与坏死，导致心肌功能紊乱，称病毒性心肌炎。小儿病毒性心肌炎多数预后良好，少数伴有慢性进行性心脏扩大及心功能不全，可发展为心肌病。

1. 病因

引起病毒性心肌炎的病毒种类甚多，有柯萨奇病毒、埃可病毒、脊髓灰质炎病毒、肝炎病毒、流感病毒、麻疹病毒、单纯疱疹病毒以及流行性腮腺炎病毒等。其中以柯萨奇病毒 B 组 1~5 型最常见。本病的发病机制尚不完全清楚，目前已知病毒可直接侵犯心肌纤维引起其变性或坏死性病变。

2. 临床表现

（1）症状

①前驱症状：病前 1 个月内有病毒感染史。主要是发热，周身不适，咽痛，咳嗽，肌痛，腹泻及皮疹等。

②心肌受累症状：乏力，心前区不适，心悸，胸闷，长出气，头晕，严重者可致心力衰竭或心脑综合征。

（2）体征

①心尖部听诊可闻第一心音低钝，少数可闻奔马律。

②心动过速，心动过缓或心律失常。

③心脏扩大。

④危重患儿可伴有心源性休克或心力衰竭体征：脉搏细弱、血压下降、两肺出现啰音及肝大、水肿等。

3. 辅助检查

（1）实验室检查：血白细胞计数增高，血沉增快，在病程早期，血清肌酸激酶（CK）活性增高，主要是同功酶 CK－MB 增高，谷草转氨酶（GOT）、乳酸脱氢酶（LDH）主要是同功酶 I 也可增高。乳酸脱氢酶升高稍晚，但持续较久。心包渗液、鼻咽拭子、粪便可分离出病毒，同时该病毒相应的抗体滴度增高（1:32 以上）。恢复期血清中相应中和抗体滴度较第 1 份血清升高或降低 4 倍以上，及有免疫球蛋白 M 的存在，也有诊断价值。

（2）X 线检查：心影正常或扩大，有不同程度的肺淤血。

（3）心电图：急性期常出现早搏（联律固定，或平行心律，或多源室性）、窦性心动过速、窦性心动过缓、不同程度的房室传导阻滞及束支传导阻滞、主要导联（Ⅰ、Ⅱ、aVF、V_5）的 ST 段与 T 波变化、低电压、Q－T 间期延长及异常 Q 波（时间 > 0.04s，Q/R > 1/4，常见于胸前导联）等。其中以早搏、ST－T 波改变和房室传导阻滞多见。恢复期以各种类型的早搏为多见。少数慢性期患儿可有心室肥厚的改变。

【饮食宜忌】

1. 饮食宜进

（1）饮食原则

①宜进食高营养食物：病毒性心肌炎的治疗主要是营养心肌细胞、促进心肌细胞代谢、调整心脏功能，在饮食上应供给丰富的维生素 C、B 族维生素饮食，保证糖类及热能的供给，为促进心肌细胞恢复，还应给予适量的高蛋白质饮食，多补充瘦肉、蛋类。心肌炎急性期应以补充多种维生素为主，以减轻心脏的负担，有利于心肌细胞的修复。宜食番茄、大白菜、胡萝卜、白萝卜等蔬菜，橘子、苹果、梨等水果。

②宜进流质、半流质食物：患儿有发热、乏力、食欲不振，饮食应以流质、半流

质为主，如母乳、牛奶、米粥、面条等食物，以利于消化吸收。

③宜进补气、补血的食物：恢复期宜进补气、补血食物，如西洋参、五味子、大枣、黄芪、大豆、芝麻、栗子、冬瓜、茄子等。

（2）药膳食疗方

①莲子粳米粥：莲子30g，粳米50g。共煮粥食用，每日1次，连食1～2周。适用于病毒性心肌炎慢性期，急性期也可适量服食。

②萝卜橄榄茶：鲜萝卜与橄榄各适量，煎汤代茶饮。适用于心肌炎早期。慢性期仍有口渴、心烦、苔黄、便秘等症状者也可适当饮服。

③麦门冬10g，大枣5枚，冰糖适量，糯米50g。同入锅中，加水500mL，煮至麦门冬烂熟、粥稠即可。每日早晚空腹食。此粥养心安神的作用明显，可治疗心肌炎伴心慌、烦躁、失眠者。

④玉竹粥：玉竹10g，粳米50g，冰糖适量。玉竹洗净，去根须，切碎，入锅中，加水煎30分钟，取浓汁后去渣，加入粳米50克，再加入适量水煮为稀粥，粥成后放入少量冰糖，稍煮1～2沸即可。早晚服食，7日为1个疗程。本方可滋阴养心，适用于心肌炎后期心慌、心烦、口干等症状明显者。

⑤百合养心汤：百合15g，夜交藤10g，粳米30g。先将百合、夜交藤放入锅中，加水煎汤取汁，再加粳米，熬煮成粥。分早晚2次服。本方可养心安神定志，适用于各型心肌炎。

⑥小麦大枣粥：小麦25g，粳米50g，大枣5g，龙眼10g，白糖适量。将小麦、粳米、红枣、桂圆洗净，共放入锅中，加水适量，煮至小麦烂熟，再加适量白糖即可。本方可养心安神，适用于心肌炎气短乏力、头晕、心慌症状明显者。

2. 饮食禁忌

（1）辛辣食物：辛辣食物，如葱、姜、大蒜、芥末、韭菜等可耗气伤阴。现代医学认为，辛辣食物可刺激心脏，使心跳加快，提高机体代谢，增加心肌耗氧量，不利于心肌炎的治疗和调护。

（2）浓茶和咖啡：浓茶和咖啡中所含的茶碱和咖啡因能增加心跳频率，提高心肌收缩力，使肌耗氧量上升。此外，茶碱和咖啡因还可刺激大脑，出现烦躁不安、兴奋、失眠，这样不仅妨碍了心肌炎患儿的安静休养，又使心肌的损害加重，甚至引起严重的心律失常。

（3）腥膻食物：这类食物易助邪疫，生湿酿痰，瘀阻心络，从而加重心肌炎，不利于疾病的早日康复，所以应忌食橡皮鱼、鳜鱼、黄鱼、带鱼、鳝鱼、黑鱼、虾、蟹等食物。

（4）过饱食：过饱食后，胃容量增加，抬高横膈肌，可使心脏受压，不利于心功能的改善。

（5）高脂肪食物：过量摄入高脂肪食物（如油炸食品、肥肉），不易消化，可加重心脏负担，不利于病情的好转。

【药物宜忌】

1. 西医治疗

（1）休息：急性期宜卧床休息，待热退、病情稳定、心电图改变恢复或好转后，再逐渐增加活动量，一般需休息1~2个月。有心力衰竭者更需严格卧床休息，待心功能好转后才可逐渐活动，需休息6个月或更长时间。

（2）肾上腺皮质激素：激素能抑制炎症反应，对病毒性心肌炎急性期有一定疗效，有心源性休克表现、房室传导阻滞及广泛ST段、T波改变的可短期使用。一般采用泼尼松每日1~2mg/kg，分3~4次服，有效者2周后递减药量，共用4~6周。疗效不显著者可加大剂量，或改用泼尼松龙、地塞米松，严重者亦可静脉滴注氢化可的松或地塞米松。用激素治疗6周后，即使过早搏动等仍不消失，若无其他症状，也可停药，不必长期应用激素。

（3）维生素C：100~200mg/kg，加入葡萄糖溶液中静脉滴注，每日1次。也可用能量合剂，三磷酸腺苷（ATP）20mg、辅酶A 50~100U、胰岛素4~6U，10%氯化钾6~8mL，溶于5%或10%葡萄糖溶液250mL内，静脉滴注，每日1次。或以果糖二磷酸钠（FDP）5g，用所附灭菌注射用水50mL溶解后静脉滴注，于15分钟左右滴完，每日1次。辅酶Q10能增强线粒体的功能，改善心肌的代谢，使合成的ATP增加，用量为每次12.5mg，每日3次，口服，疗程应长于3个月。

（4）抗病毒治疗：对病毒感染尚无特效治疗药物。早期可应用干扰素、病毒唑等，但疗效不肯定。

（5）控制心力衰竭：心肌炎时，心肌对洋地黄敏感性高，洋地黄一般按常用剂量减少1/2~1/3。注意配合使用氯化钾。必要时可应用血管扩张剂。

（6）抢救心源性休克：用血管收缩药或血管舒张药目前颇有争论。氢化可的松每日5~10mg/kg，静脉滴注。维生素C每次100~200mg/kg，静脉注射，血压仍低可在1~2小时后重复使用，血压稳定后每日1~2次。也可用生脉注射液20~40mL，加入5%葡萄糖液中静脉滴注。若有房室传导阻滞或心率缓慢者，可给异丙基肾上腺素0.25~1mg，溶于5%或10%葡萄糖溶液250mL内，静脉滴注。用药前可输全血或血浆补充血容量，但须慎防肺水肿。在无房室传导阻滞或用上药无效时，可改用或加用间羟胺或多巴胺，并根据血压情况调整滴速。

2. 中医治疗

（1）辨证治疗

①邪毒内蕴

主症：初见发热咽痛，鼻塞流涕，泄泻腹痛，继之出现心悸，胸闷气短，舌质红，苔薄黄，脉数。

治法：清热解毒，益阴养心。

方药：银翘散加减。金银花、连翘、苦参各12g，麦冬、生地黄、玄参各10g，竹叶、栀子、炙甘草各6g。壮热不退加生石膏、黄芩；胸闷重者加郁金、丹参。

②心阳虚脱

主症：起病急骤，气喘不得卧，口唇青紫，心悸惕动，烦躁不安，自汗不止，手足不温，舌质淡，苔白，脉微欲绝。

治法：益气回阳，救逆固脱。

方药：参附龙牡汤加减。生龙骨、生牡蛎、黄芪各15g，茯苓、白术、白芍各10g，人参、附片、干姜各6g。喘息不得卧加葶苈子、苏子；浮肿尿少加大腹皮、车前子。

③气阴两虚

主症：心悸气短，胸闷憋气，自汗乏力，夜眠不安，心烦易怒，头晕目眩，舌质红，苔薄白，脉细或结代。

治法：益气养阴，补血安神。

方药：生脉饮合炙甘草汤加减。太子参、麦冬、生地黄各12g，赤芍、丹参、当归各10g，阿胶、五味子、炙甘草各6g。余邪未清加银柴胡、大青叶、板蓝根；五心烦热加莲子心、竹叶。

④气虚血瘀

主症：心悸不安，胸闷刺痛，面色不华，唇色紫暗，舌质暗紫，或有瘀点，脉沉涩或结代。

治法：活血化瘀，益气养心。

方药：补阳还五汤加减。黄芪、当归、赤芍各15g，桃仁、鸡血藤、丹参各12g，川芎、黄精、茯神各10g。胸痛明显加三棱、莪术、郁金；心悸不安加炒枣仁、柏子仁。

⑤痰湿内阻

主症：心悸气促，胸痛不适，头晕目眩，脘闷纳呆，口渴不饮，舌体胖，舌质淡，苔白腻，脉滑或结代。

治法：涤痰化浊，利水宁心。

方药：瓜蒌薤白半夏汤合苓桂术甘汤加减。瓜蒌、薤白、茯苓各12g，陈皮、白术各10g，桂枝、半夏、苏子各6g。脘闷纳呆加山楂、鸡内金、炒枳壳；胸闷胸痛加郁金、丹参。

（2）验方

①玉竹20g，丹参30g，蝉蜕20g，生地黄12g，麦冬15g，僵蚕10g，甘草6g。水煎服，取汁100mL，3～6岁每服20mL，6～9岁每服30mL，9～12岁每服50mL。日服2次。适用于本病属阴虚有热者。

②金银花30g，益母草20g，苦参15g，党参15g，当归15g，炙甘草6g。水煎服，每日1剂，分2次服。本方能减慢心率，防治心律失常。

③黄芪30g，党参15g，丹参15g，益母草15g，甘松15g，白术10g，白芍10g，当归10g，川芎10g，泽兰10g，麦冬10g，五味子5g，甘草6g。水煎服，每剂取汁2～3次，合并混匀后分2天服用。适用于病毒性心肌炎、顽固性心律失常。

④金银花30g，贯众10g，穿心莲30g，板蓝根30g。煎水代茶饮，每日1剂。用于

本病的预防和急性期。

3. 药物禁忌

（1）维生素 C

①服维生素 C 不宜吃富含维生素 B_2 的食物：维生素 C 是六碳糖衍生物，其分子中有两个烯醇式羟基，很容易离解出氢离子，所以它具有一定的酸性和很强的还原性，极易被氧化。维生素 B_2 具有一定的氧化性，在服用维生素 C 时，若多食富含维生素 B_2 的食物（如猪、牛、羊肝，牛奶，乳酪，酸制酵母，蛋黄等），则维生素 C 易被氧化，两者同时失去药物效应，达不到补充维生素的目的。

②与磺胺类药物相克：维生素 C 为酸性药物，可使尿液酸化，pH 值下降，若与磺胺类药物（如复方新诺明）合用，可使后者解离度变小，有引起结晶尿的可能，可导致肾脏损害。

③与氢氧化铝凝胶相克：氢氧化铝凝胶的吸附作用能使维生素 C 的吸收减少，疗效降低。

④与氨茶碱相克：氨茶碱为碱性药物，与酸性药物维生素 C 合用，可因为酸碱中和而降低两者的疗效。

⑤与红霉素相克：红霉素在酸性条件下呈解离型，不易吸收，而且排泄快，在胃肠道中不稳定，易被破坏，两药合用可使红霉素疗效降低。

⑥与巴比妥类药物相克：巴比妥类药物可增加维生素 C 在尿液中的排泄量，减弱维生素 C 的作用。

⑦与阿司匹林相克：阿司匹林能减少血小板、白细胞及血浆内维生素 C 的含量，增加维生素 C 的排泄，减弱维生素 C 作用。

⑧与维生素 K_3 相克：因为两药极性较大，均溶于水，在体液中相遇后便发生氧化还原反应，维生素 C 失去电子被氧化成去氢抗坏血酸，维生素 K_3 得到电子被还原成甲萘二酚，因结构的改变，导致两药的作用降低或消失。

⑨与含苷类成分的中药相克：维生素 C 是酸性药物，苷类在酸性过强条件下（如维生素 C 加胃酸）可使苷分解成苷元和糖，从而影响疗效。所以，含苷类成分的中药（如黄芩、人参、龙胆草、砂仁、远志、柴胡等）不宜与其同服。

（2）维生素 B_1

①与氢氧化铝凝胶相克：维生素 B_1 与氢氧化铝凝胶合用，会因氢氧化铝凝胶的吸附作用减少其吸收，降低疗效。

②与碳酸氢钠、巴比妥类药物相克：同用可引起分解，使维生素 B_1 疗效降低或失效，但维生素 B_1 可减轻巴比妥类药物的戒断症状。

③与阿司匹林相克：阿司匹林是酸性药物，两药同用会析出水杨酸，刺激胃黏膜，引起恶心、呕吐甚至溃疡。水杨酸在碱性环境中可排泄大部分，维生素 B_1 也是酸性药物，如与阿司匹林同服，会使阿司匹林中析出的水杨酸蓄积致毒，不但不利于治病，还会增加新的病症。

④与药用炭、白陶土相克：维生素 B_1 可被吸附剂药用炭、白陶土吸附而降低疗

效，一般不宜同服。如必须合用，可服维生素 B_1 2 ~ 3 小时后再服药用炭、白陶土。

⑤与氨茶碱相克：氨茶碱为碱性药物，维生素 B_1 在碱性环境中不稳定，如同时服用可引起化学反应，降低疗效。

（3）三磷酸腺苷

①与抑制心脏传导或减慢心率的药物相克：外源性的三磷酸腺苷静脉注射能抑制心肌细胞钙内流、促进钾外流，抑制窦房结自律、减慢房室传导，如与前述药物同用，会使心率减慢，甚至出现房室传导阻滞。

②与潘生丁相克：潘生丁可加强三磷酸腺苷的作用，应注意避免同时使用。

③与茶碱相克：茶碱可阻滞三磷酸腺苷的电生理作用，两药不宜同时使用。

④与卡马西平相克：三磷酸腺苷与卡马西平合用，有增强心脏传导阻滞的危险。

⑤其他：三磷酸腺苷禁止与万古霉素、磺胺嘧啶钠、碳酸氢钠、氯丙嗪、异丙嗪、毒毛花苷 K、葡萄糖酸钙等药物同用。

（4）洋地黄类药物

①注意用量：心力衰竭时应用洋地黄制剂须慎重，从小剂量开始，逐渐加量，以免发生中毒反应。

②不宜饮茶、进食核桃仁：洋地黄等药物可与茶、核桃中的鞣酸结合，生成不溶性沉淀物，妨碍药物吸收，使药物丧失药效。

③不宜过食高钙食物：过量食用高钙食物（如牛奶、奶制品、虾皮、海带、黑木耳、芹菜、豆制品等），可增加心肌收缩力，抑制钠 - 钾 - ATP 酶，从而增强洋地黄的作用和毒性。

④不宜过食碱性食物：碱性食物（如胡萝卜、黄瓜、菠菜、茶叶、椰子、栗子等）与洋地黄同时服用，可减少洋地黄的吸收。

⑤不宜过食高纤维的水果、蔬菜、谷类：地高辛与高纤维的食物同食，影响药物的吸收和疗效。

⑥不宜过食含钾高的食物：含钾高的食物（如蘑菇、大豆、菠菜、榨菜、川冬菜等）如在服用洋地黄期间过量食入，可降低洋地黄的效力，影响治疗效果。

⑦不宜饭前服用：洋地黄类药物（如地高辛、洋地黄苷等），对胃肠道有刺激作用，饭前服会加重胃肠道反应。

⑧与新霉素、对氨基水杨酸钠相克：新霉素和对氨基水杨酸钠能干扰地高辛的吸收，在应用地高辛时应尽量避免应用新霉素和对氨基水杨酸钠。

⑨与奎尼丁相克：地高辛与奎尼丁合用时，使地高辛血药浓度升高，易导致洋地黄中毒，二者必须联合应用时应将地高辛剂量减半。

⑩与硝苯地平相克：硝苯地平可干扰地高辛的药物动力学，使地高辛的肾脏清除率降低，血清药物浓度增高，毒性增大。因此，服用地高辛的患儿在并用硝苯地平时，必须注意监测，并随时调整地高辛的剂量。

⑪与硫酸镁相克：硫酸镁可加快肠道蠕动，两药合用后可使地高辛的吸收减少，血药浓度减低，作用减弱。

⑫与碱性药物相克：碱性药物有三硅酸镁、碳酸镁、次碳酸铋、氢氧化铝凝胶、胃舒平等，这些药物与地高辛合用时可减少地高辛的吸收，故合用时应注意地高辛的用量。

⑬与活性炭相克：活性炭具有吸附作用，二药同服会影响地高辛的疗效。若服地高辛 2～3 小时后再服活性炭则无明显影响。

⑭与胺碘酮相克：两药合用可引起血浆地高辛浓度增高，易导致机体中毒。这可能是因为胺碘酮置换了心肌组织结合的强心苷，或者阻滞了地高辛从肾脏的排出。

⑮与四环素、红霉素等抗生素相克：因为地高辛一部分是由肠道内的细菌代谢，抗生素引起肠道内菌群变化时，可使地高辛的代谢减少，其血药浓度升高，易导致洋地黄中毒。

⑯与胃复安（甲氧氯普胺）相克：地高辛主要在十二指肠部位吸收，而甲氧氯普胺可促进胃肠道蠕动，加强胃肠排空，使地高辛在十二指肠停留的时间缩短，吸收减少，血清药物浓度降低，疗效相应降低。

⑰与胍乙啶相克：胍乙啶可增加地高辛对心脏的毒性，二者不宜同时应用。

（5）对心肌有损害的药物：抗癌类药物（如阿霉素、柔红霉素）、拟肾上腺素类药物（如肾上腺素、去甲肾上腺素、阿拉明、多巴胺）、三环类抗抑郁药（如丙咪嗪、吩噻嗪类药物等）长期使用均可引起心肌损伤，应慎用或禁用。

（6）温补类中药：本病急性期忌用温补类中药（如红参、干姜、丁香、菟丝子、淫羊藿、鹿茸、牛鞭、黄狗肾等），以免助阳生火，致病情加重。

九、小儿高血压

【概述】

小儿高血压是指动脉血压高于该年龄组平均血压 2 个标准差以上，或高于该年龄组按百分位数分布的血压曲线的 95% 以上。学龄前儿童血压超过 16.0/10.6kPa，学龄儿童血压超过 17.3/12.0kPa 临床诊断为高血压。小儿时期的高血压多数属继发性。

1. 病因

小儿高血压的病因很多，其中最常见的继发性高血压，其病因是肾脏实质性病变，以急、慢性肾小球肾炎为多见；肾脏血管性疾患也是病因之一，其中以肾动脉狭窄为多；内分泌疾患引起的高血压多见于肾上腺疾病，如长期应用肾上腺皮质激素、皮质醇增多症、嗜铬细胞瘤、神经母细胞瘤等；心血管系统疾患中应注意主动脉缩窄及大动脉炎。部分患儿为原发性高血压。动脉压的高低取决于心排血量及总的外周阻力。如水钠潴留引起血容量的增加、周围动脉收缩后外周血管阻力增加均可导致高血压，神经内分泌异常也可引起高血压。

2. 临床表现

（1）轻症患儿多无明显症状，血压明显增高时可有头痛、头晕、恶心及呕吐等症状。

（2）嗜铬细胞瘤患儿可有多汗、心悸、体重减轻；皮质醇增多症可有体型变化、软弱无力、多毛；原发性醛固酮增多症常伴有周期性肌张力低下、多尿、烦渴、手足搐搦等；肾动脉狭窄患者腹部可闻血管杂音；肾实质病变常伴有水肿、少尿及尿常规异常。

（3）眼底改变分4度。Ⅰ度：正常眼底。Ⅱ度：可见局灶性小动脉痉挛。Ⅲ度：伴渗出或有出血。Ⅳ度：伴视乳头水肿。

（4）血压升高，新生儿超过10.7/6.7kPa，婴幼儿超过13.3/8.0kPa，学龄前儿童超过16.0/10.5kPa，学龄儿童超过17.3/12.0kPa，即可诊断高血压。任何年龄组血压超过20/13.3kPa即为重度高血压。持续严重高血压，或短期内血压快速升高，可出现高血压危象，表现为剧烈头痛、烦躁不安、视物模糊或失明，甚至惊厥、昏迷。如不积极治疗，常危及生命，或留下严重后遗症。

3. 辅助检查

（1）肾脏疾患的相关检查：包括尿常规、肾功能测定、静脉肾盂造影、肾脏B超检查、同位素肾图、肾动脉造影及肾静脉肾素活性测定等。

（2）内分泌疾患的相关检查：疑为皮质醇增多症时，测24小时尿17羟类固醇及17酮类固醇；原发性醛固酮增多症时，血浆肾素活性减低而血浆及尿醛固酮浓度增高；嗜铬细胞瘤时尿香草扁桃酸（VMA）增高；神经母细胞瘤时VMA增高，尿多巴胺增高。

（3）中枢神经系统疾患的相关检查：应进行脑脊液检查、眼底检查、头颅B超及CT检查。

【饮食宜忌】

1. 饮食宜进

（1）饮食原则

①宜高蛋白质饮食：高蛋白饮食能增加尿钠排泄，改善动脉壁弹性，有直接降血压的作用。

②宜食植物油，减少动物性脂肪的摄入：高血压、动脉硬化的发生与脂肪的摄入量有直接关系，应尽量使用含不饱和脂肪酸的植物油，如菜子油、豆油、香油等，并减少动物性脂肪的摄入，如少吃肥肉、奶油、猪油、牛油等。

③当选食具有平肝清热、养阴活血的食品：如海蜇、荸荠、淡菜、紫菜、海带、芹菜、西瓜、冬瓜、山楂、玉米、绿豆、黑木耳、麦麸、荞麦、油菜等。

④宜食含钙丰富的食物：用钙治疗高血压，可以使收缩压平均下降2.6kPa，舒张压平均下降0.9kPa。如果在饮食中每日增加1000mg钙，高血压的发病率便可以降低。含钙较丰富的食物有大豆及其制品、核桃仁、花生仁、牛奶、鱼、虾、大枣、小白菜、芹菜、蒜苗等。

⑤宜食向日葵籽：向日葵籽除含有B族维生素、维生素E和钙、铁、钾、磷等外，还含有能维持心血管健康的亚油酸。亚油酸能降血压，对孕妇的高血压特别有效。必

须强调要生吃才有效，因为一经加热后，营养成分即被破坏。

⑥宜食醋浸花生仁：醋有降血脂、软化血管、活血化瘀的功效，能使血管保持一定的弹性，维持血液循环的正常压力。花生仁含有丰富的蛋白质、不饱和脂肪酸及锌、钙等。这些营养成分都能直接或间接地改善心血管功能，而且花生仁经过醋的浸渍后，其营养成分更易被人体吸收。

（2）药膳食疗方

①菊花绿茶饮：菊花6g，绿茶3g。开水冲泡，频频饮服，连饮数周至数月。适于肝阳上亢型头昏头痛、面目红赤之高血压。多汗、畏寒肢冷者不宜饮服。

②淡菜旱芹汤：淡菜10g，旱芹50g。同煎汤，适当调味服食。每日1剂，连食2~3周。适于腰酸、眩晕、口渴、面赤属肝肾阴虚、肝阳上亢之高血压。腰酸肢冷者不宜多服。

③苦瓜茶：苦瓜1个，绿茶2g。苦瓜洗净，切片，晒干。与茶叶同煎浓汁，代茶频服。每日1剂，时时饮服。适于夏令口渴、面赤眩晕之高血压。脾虚便溏、形寒者不宜饮服。

④山楂炖扁豆：山楂30g，白扁豆30g，红糖50g。山楂和扁豆同炖酥，红糖调味服食。每日1剂，连食3~4周。适于肝旺脾虚见有眩晕、心悸、纳少、便溏等症状的高血压患儿。嘈杂、泛酸、便艰者不宜食用。

⑤炖木耳：黑、白木耳各5g。水发，洗净，加水适量，文火炖烂，加适量冰糖。每日1次，连服10天。适于肝肾阴虚见有五心烦热、眩晕、面赤、大便秘结等症状的高血压患儿。纳少、便溏等脾虚患儿不宜食用。

2. 饮食禁忌

①高盐饮食：如咸蟹、咸鱼、咸肉、咸菜等腌制食物，多食易加重高血压。

②高热能食物：经常进食高热能食物，可致消化不良，痰浊内生，气血阻滞，风痰郁阻。有研究表明，平时喜食油腻食物者，其高血压发病率为8.1%，明显高于清淡饮食者的2.4%。

③浓茶：浓茶所含的茶碱量高，尤其是浓红茶，可引起大脑兴奋、失眠、心悸等，使血压上升。饮清淡绿茶则有利于高血压病的防治。

④运动饮料：运动饮料能供给运动员机体一定的营养物质，可预防运动引起的低血糖和疲劳，但运动饮料含钠量较高，高血压患儿饮用后会使血压升高。

⑤芋头：芋头含钾高，高血压肾功能失调者不宜食用。

⑥火腿：火腿中的脂肪和胆固醇含量均较高，应忌食。

⑦蟹黄：蟹黄含胆固醇较高，勿多食。

⑧泥鳅：高血压并发肾功能失调，应忌食含钾量高的泥鳅。

【药物宜忌】

1. 西医治疗

（1）一般治疗

①合理安排生活，一般情况下可适量活动，以防止体重增长过快，而且体育运动

可使患儿情绪愉快。

②重度高血压时应用降压药可能引起体位性低血压，应让患儿卧床休息。

（2）降压药物的应用

①减少血容量的药物：主要选用利尿药。常用双氢克尿噻（氢氯噻嗪）每日 1 ~ 2mg/kg，分 2 ~ 3 次口服；安体舒通每日 1.5 ~ 3mg/kg，分 3 次口服；速尿每次 1 ~ 2mg/kg，口服、肌内或静脉注射，每日 1 ~ 2 次；利尿酸每次 0.5 ~ 1mg/kg，每日 2 ~ 3 次，口服。

②血管扩张药：直接作用于小动脉，扩张血管而降压。常用药有肼苯哒嗪、低压唑、硝普钠等。肼苯哒嗪适用于伴有肾功能衰竭的高血压，每日 0.75 ~ 1mg/kg，分 2 ~ 3 次口服；低压唑适用于高血压危象，每次 5mg/kg，静脉注射；硝普钠为治疗高血压危象的首选药物，剂量每分钟 1 ~ 8μg/kg，静脉滴注，以小剂量开始，逐步增加到有效剂量。

③血管紧张素转换酶抑制剂：巯甲丙脯酸，适用于高肾素性高血压，也可用于高血压危象的治疗，每日 0.2 ~ 0.6mg/kg，分 3 次，每 8 小时 1 次，口服。

④钙拮抗剂：可用硝苯吡啶，对低肾素性高血压效果最好，对高血压伴心功能不全者宜选用。每次剂量为 0.2 ~ 0.5mg/kg，舌下含服或嚼碎吞服，每日 1 ~ 3 次。

⑤肾上腺素能受体阻滞剂：可选用利血平、胍乙啶、普萘洛尔、哌唑嗪等。利血平每日 0.02mg/kg，分 1 ~ 2 次口服，或每次 0.07mg/kg（极量每次 1.25mg）肌注；胍乙啶适用于各种肾性高血压及其他继发性高血压，每日 0.2mg/kg，分 2 ~ 3 次口服；普萘洛尔为 β 受体阻滞剂，对伴有心功能不全、支气管哮喘者禁用，每日剂量 0.5 ~ 2mg/kg，分 2 次口服；哌唑嗪系选择性突触后 α₁ 受体阻滞剂，每日 0.02 ~ 0.05mg/kg，分 3 次口服。

（3）高血压危象的治疗

①降压药物：选用低压唑、硝普钠、硝苯吡啶、巯甲丙脯酸及肼苯哒嗪等。

②降低颅内压：可用甘露醇、速尿等。

③镇静剂：可用苯巴比妥钠、呋塞米、水合氯醛等。

2. 中医治疗

（1）辨证治疗

①肝阳上亢

主症：头痛头晕，耳鸣目眩，烦躁易怒，面红目赤，尿赤便秘，或筋惕肉瞤，舌质红，苔薄黄，脉弦数。

治法：滋阴降火，平肝潜阳。

方药：天麻钩藤饮加减。生石决明 15g，天麻、钩藤、茯神、夜交藤各 12g，川牛膝、桑寄生、杜仲、龙胆草各 10g。筋惕肉瞤加白芍、僵蚕；烦躁易怒、口苦目眩加柴胡、丹皮。

②肝肾阴虚

主症：头晕耳鸣，腰膝酸软，五心烦热，盗汗，舌质红，少苔，脉细弦数。

治法：滋阴清热，养肝益肾。

方药：知柏地黄丸加减。熟地黄、山药、山萸肉各12g，茯苓、泽泻、丹皮各10g，知母、黄柏各6g。目涩眼花加枸杞、女贞子；失眠多梦加酸枣仁、五味子。

③痰湿内阻

主症：头晕目眩，头重如蒙，痰多，胸闷恶心，食少便溏，舌质淡，苔白或白腻，脉弦滑。

治法：化痰除湿，平肝潜阳。

方药：半夏白术天麻汤加减。天麻、钩藤、白术各12g，枳实、丹皮各10g，半夏、竹茹、陈皮各6g。痰多者加瓜蒌、远志；食少便溏加薏苡仁、茯苓。

④风痰上扰

主症：头痛目眩，视物不清，恶心呕吐，胸闷脘胀，神昏谵妄，或肢体拘急，惊厥抽搐，舌质红，苔黄腻，脉弦滑数。

治法：息风化痰，开窍醒神。

方药：羚羊角汤合温胆汤加减。生石决明、代赭石、白芍各15g，钩藤、菊花、丹皮各12g，半夏、竹茹、黄芩各10g。抽搐重者加僵蚕、全蝎；头痛甚加夏枯草、菖蒲。

（2）验方

①钩藤、夏枯草、决明子、黄芩、茶叶各等量，混合均匀。每包1～2g，开水冲泡饮服，日2～3次，2周为1疗程。

②菊花、桑叶、葛根、苦丁茶各10g。以开水泡，代茶饮。

3. 药物禁忌

（1）利血平

①不宜饮茶：茶叶中含有鞣质等成分，可与利血平发生反应，降低药效。

②不宜食含酪胺的食物：含酪胺的食物，如奶酪、青鱼、蚕豆、鸡肝、葡萄酒等与利血平同服，可使利血平的降压作用减弱。

③与氯丙嗪相克：氯丙嗪能直接抑制交感神经，使血管扩张，血压下降。两药合用降压作用增强，精神抑郁症状也加重。

④与克咳敏相克：镇咳平喘药双氧丙嗪可使利血平等降压药作用减弱或失效。

⑤与甘草及甘草制剂相克：甘草含甘草次酸，易与降压药利血平发生反应而降低药效。另外，甘草有去氧皮质酮样作用，能引起水肿、血压升高，拮抗利血平的降压作用。

⑥与泼尼松龙相克：泼尼松龙可产生盐皮质激素的作用，引起水钠潴留并促进排钾，导致血压升高。

⑦与单胺氧化酶抑制剂相克：利血平与单胺氧化酶抑制剂，如苯乙肼、甲基苄肼、闷可乐、优降宁等合用，会延缓体内去甲肾上腺素的灭活而引起蓄积，导致血压上升，兴奋狂躁，病情加重。另有报道称，先用单胺氧化酶抑制剂，后用本品，可引起血压上升，将次序颠倒用药，则无此现象。

⑧与奎尼丁相克：合用可引起心律失常。

⑨与间羟胺相克：利血平能使拟交感神经药间羟胺的升压作用减弱，使本品的降

压作用亦降低。

⑩与洋地黄相克：合用易造成心律失常、心动过缓，甚至引起传导阻滞。

（2）优降宁

①不宜饮酒：在服用优降宁期间或停药 2 周内，应禁止饮酒和含乙醇的饮料、中药药酒（如风湿酒、国公酒、参茸精等），否则会增强本品的不良反应。

②不宜食含酪胺的食物：酪胺有升压效应。酪胺存在于扁豆、蚕豆、啤酒、红葡萄酒、乳酪、青鱼、鸡肝、香蕉等食物中。优降宁为单胺氧化酶抑制剂，能降低体内单胺氧化酶的活性。若服优降宁后，再食用含酪胺的食物，就会造成酪胺在体内大量蓄积，诱发高血压危象、脑出血、心律失常及惊厥等。

③与萝芙木及其生物碱制剂相克：萝芙木及其生物碱制剂（利血平、降压灵等）的降压机制是通过影响肾上腺素能神经递质的摄取、贮存和释放而使递质耗竭，产生降压作用。而优降宁是单胺氧化酶抑制剂，与之合用，可使肾上腺素能神经递质去甲肾上腺素大量释放，血压不但不降，反而会急剧升高，甚至出现高血压危象。

④与酵母片相克：酵母片含有酪胺，酪胺能从去甲肾上腺素贮存部位取代出不能被单胺氧化酶所破坏的去甲肾上腺素，使血压升高，不良反应增加。

⑤与噻嗪类利尿剂相克：噻嗪类利尿剂（如氢氯噻嗪等）可抑制优降宁在体内的代谢，出现蓄积，增强降压作用，同时亦可加重药物的毒性作用。

⑥与三环类抗抑郁药相克：优降宁与三环类抗抑郁药，如丙咪嗪、阿米替林、去甲替林等合用，可产生严重的不良反应，如痉挛、昏睡、高热、眩晕、呕吐及循环衰竭。

（3）甲基多巴

①与利血平相克：二者并用可加重中枢神经的抑制作用，使心率变慢，导致抑郁、阳痿等。

②与三环类抗抑郁药相克：三环类抗抑郁药，如丙咪嗪、阿米替林等，能阻断 α 受体，使甲基多巴失去降压作用。

③与优降宁相克：甲基多巴与单胺氧化酶抑制剂优降宁合用，可出现头痛、血压升高等症状。

④与普萘洛尔相克：合用可引起血压升高，原因可能是周围血管 α 受体兴奋所致。

（4）胍乙啶

①与烟酰胺相克：烟酰胺可使胍乙啶的降压作用逆转，引起高血压。

②与利他林相克：利他林能阻滞胍乙啶的吸收，使其降压作用减弱。

③与苯丙胺相克：苯丙胺可使胍乙啶的降压作用逆转，引起高血压。

④与含乙醇的中成药酒相克：含乙醇的中药药酒，如风湿酒、国公酒等与有扩张血管作用的胍乙啶合用，可加重体位性低血压。

⑤与利血平相克：二者合用虽可增强降压作用，但同时出加重了精神抑郁、心动过缓及体位性低血压。

⑥与拟肾上腺素药物相克：与拟肾上腺素类药物，如肾上腺素、去甲肾上腺素、多

巴胺等合用，可阻滞去甲肾上腺素的释放，引起 α 受体过度敏感，产生强烈的升压作用。

（5）可乐宁

①与三环类抗抑郁药相克：三环类抗抑郁药，如丙咪嗪、阿米替林等，可阻断 α 受体的药理活性，对抗可乐宁的降压作用。

②与 α 受体、β 受体阻滞药相克：α 受体、β 受体阻滞药与可乐宁合用，使可乐宁的降压作用减弱。

③与普萘洛尔相克：二者合用有相互增强的作用，临床上有二者合用致死的报道。

（6）有升压作用的药物：枳实、陈皮、玉竹、茯苓、生姜等中药有升压作用，药物配伍中应慎用。肾上腺素、去甲肾上腺素、多巴胺等有升压作用的西药属忌用之品。

（7）睡前服降压药：某些高血压患儿入睡后心率减慢，血流速度降低，如睡前服降压药物，可使血压降低，血流过缓，导致冠状动脉和脑部供血不足，诱发心绞痛、心肌梗死和脑血栓。

（8）致水钠潴留的药物：糖皮质激素，如泼尼松、地塞米松、氢化可的松、醛固酮等药物可引起水钠潴留，长期使用可导致恶性高血压。

（9）消炎痛：人体的前列腺素有扩张周围血管及冠状动脉的作用，前列腺素中有一类增加肾血流量、促进体内水钠排出的物质。消炎痛能抑制前列腺素的合成，使血管痉挛，外周阻力增高，降低肾血流量及水钠排泄，从而导致血压升高。

（10）过量使用降压药：高血压患儿如果血压降得过低，易导致中风的发生。所以，在降压的同时，应注意改善血管弹性，不能超量服用降压药，以防导致靶器官缺血而诱发其他疾病。

（11）复方制剂：复方制剂在降压的同时升高了血脂，在整体上并不延长寿命，所以提议多用单一制剂。20 世纪 90 年代后，复方降压药物在逐渐被淘汰，选用降压药物应尽量避免复方制剂。

（12）劫损肝肾阴精的中药：如附子、肉桂、鹿角、麻黄、细辛等，均属燥热之品，可伤及肝肾阴精，致肝阳上亢，而使血压难以控制。

十、小儿心力衰竭

【概述】

心力衰竭是指在静脉回流正常的情况下，由于原发的心脏损害引起心输出量减少和心室充盈压升高，临床上以组织血液灌注不足以及肺循环和（或）体循环淤血为主要特征的一种综合征。按起病急缓可分为急性和慢性心力衰竭两种临床类型。根据心力衰竭发生的部位可分为左心、右心和全心衰竭。在小儿内科急救中多为充血性心力衰竭，因心脏工作能力（心肌收缩或舒张功能）下降，心排血量绝对或相对不足，不能满足全身组织代谢的需要。

1. 病因

（1）1 岁以内发病率最高，病因以先天性心脏病、重症肺炎多见，也可继发于病毒性心肌炎、川崎病、心肌病、心内膜弹力纤维增生症等。

（2）儿童时期以风湿性心脏病和急性肾炎所致的心衰最为多见。另外，贫血、营养不良、电解质紊乱、严重感染、心律失常和心脏负荷过重等都是儿童心力衰竭发生的诱因。

2. 临床表现

（1）婴幼儿心力衰竭

①呼吸急促：婴儿呼吸次数≥60次/分钟，幼儿呼吸次数≥50次/分钟，儿童呼吸次数≥40次/分钟。

②心动过速：婴儿心率≥160次/分钟，幼儿心率≥140次/分钟，儿童心率≥120次/分钟。

③肝大：肝在肋下3cm以上或进行性肝大。

④心脏听诊：心音低钝或出现奔马律。

⑤其他：烦躁不安，面色苍白或发灰。

（2）年长儿心力衰竭

①左心衰竭肺淤血的临床表现：主要为不同程度的呼吸困难，如劳力性或夜间阵发性呼吸困难等。两肺下部可闻湿啰音。

②右心衰竭体循环淤血的临床表现：主要为颈静脉怒张、肝大和下垂部位水肿。

③心输出量减少导致组织血液灌注不足的临床表现：主要为乏力、尿少、心率增快等。

3. 辅助检查

（1）胸部X线检查：心影多呈普遍性扩大，搏动减弱，肺纹理增多，肺门或肺门附近阴影增加，肺部淤血。

（2）心电图检查：不能表明有无心力衰竭，但有助于病因诊断及指导洋地黄的应用。

（3）超声心动图检查：可见心室和心房腔扩大，M型超声心动图显示心室收缩时间期延长，射血分数降低。心脏舒张功能不全时，二维超声心动图对诊断和引起心衰的病因判断有帮助。

4. 心功能分级

（1）婴儿心功能分级标准

0级：无心衰表现。

Ⅰ级：即轻度心衰。其指征为每次哺乳量＜105mL，或哺乳时间需30分钟以上，呼吸困难，心率＞150次/分钟，可有奔马律，肝大肋下2cm。

Ⅱ级：即中度心衰。指征为每次哺乳量＜90mL，或哺乳时间需40分钟以上，呼吸＞60次/分钟，呼吸形式异常，心率＞160次/分钟，肝大肋下2~3cm，有奔马律。

Ⅲ级：即重度心衰。指征为每次哺乳＜75mL，或哺乳时间需40分钟以上，呼吸＞60次/分钟，呼吸形式异常，心率＞170次/分钟，有奔马律，肝大肋下3cm以上，并有末梢灌注不良。

（2）儿童心功能分级标准

Ⅰ级：患儿体力活动不受限制。

Ⅱ级：较重体力活动时，患儿出现症状。

Ⅲ级：轻体力活动时即有明显症状，活动明显受限。

Ⅳ级：在休息状态往往即有呼吸困难，肝大，完全不能进行体力活动。

【饮食宜忌】

1. 饮食宜进

（1）饮食原则

①宜进半流质饮食或软食：心功能不全的患儿胃肠道充血，消化能力差，应进食易消化、富有营养的流质或半流质饮食，如牛奶、米汤、藕粉、鸡蛋汤、菜汁、水果汁、面条、馄饨、蒸蛋羹等食物。进食不宜过饱，少食多餐。

②宜补充维生素：充血性心力衰竭患儿一般胃纳较差，加上低钠饮食缺乏味道，故膳食应注意富含多种维生素，如鲜嫩蔬菜、绿叶菜汁、山楂、鲜枣、草莓、香蕉、橘子等，必要时应口服补充 B 族维生素和维生素 C 等。

③宜进高蛋白饮食：康复期和慢性心力衰竭患儿应保证各种氨基酸和蛋白质的摄入量，以动、植物蛋白质各半为宜。

④钾的摄入：钾平衡失调是充血性心力衰竭中最常出现的电解质紊乱之一。长期使用利尿剂治疗的患儿，应鼓励其多摄食含钾量较高的食物和水果，如香蕉、橘子、番木瓜、干蘑菇、紫菜、荸荠、大枣、芫荽、香椿、菠菜、苋菜及谷类等。如因肾功能减退而出现高钾血症时，则应选择含钾低的食物。

⑤镁的摄入：当心衰时，常伴有镁的缺乏，可吃含镁较多的食物，如香菇、紫菜、苋菜、海带、木耳、银耳等。

（2）药膳食疗方

①莱菔子粥：莱菔子 15g，粳米 100g。莱菔子洗净，除去杂质，装入纱布袋内，扎紧袋口。纱布袋放入锅内，加清水适量，用中火熬成汁，取出纱布袋不用。将洗净的粳米放入药汁锅内，用武火烧沸后，转用文火煮至米烂粥成。每日早、晚餐食用，利水消肿效果明显。

②白茯苓粥：白茯苓粉 15g，粳米 100g。粳米、茯苓粉放入锅内，加水适量，用武火烧沸后，转用文火炖至米烂粥成。每日早、晚餐食用，利尿效果较好。

③莱菔子山楂大枣汤：莱菔子 10g，山楂 50g，大枣 100g。将莱菔子用小纱布袋装好，大枣、山楂去核，洗净，一同放入锅内煮熟即可食用。每日早、晚餐食用，具有利尿、补血、消食的作用。

④西瓜皮 100g（干者 30g），冬瓜皮 100g（干者 30g），赤小豆 30g。同煮汤，代茶频服。每日 1 剂，连饮 1~2 周。适用于心力衰竭心悸、喘咳、肢肿较著者，也可用于肾炎水肿。畏寒、胸痛、无明显水肿之心力衰竭者不宜饮服。

⑤新鲜椰子浆不拘量，频频饮服。适于心力衰竭见神疲乏力、肢肿、纳少者。心胸闷痛、喘咳较著之心力衰竭不宜多饮。

2. 饮食禁忌

（1）大量饮用咖啡、茶水等刺激性饮料：这些液体进入人体后，可引起兴奋、烦躁，呼吸加快、心律失常等，不利于心力衰竭症状的控制。

（2）大量饮水：大量饮水可使有效循环血量增加，加重心脏负担，从而加重病情。

（3）暴饮暴食：过量的饮食会使胃迅速充盈，横膈肌抬高，压迫心脏，增加心脏负担。心功能不全的患儿往往不能适应这种变化，常导致病情加重，甚至死亡。

【药物宜忌】

1. 西医治疗

（1）一般治疗：休息，平卧或取半卧位；供氧；根据血气分析，调整内环境；予容易消化及富有营养的食物，减少钠盐的摄入。

（2）正性肌力药物：洋地黄类药物中，儿科以地高辛为首选药物，其口服负荷剂量：未成熟儿 $10 \sim 20 \mu g/kg$，足月新生儿 $20 \sim 30 \mu g/kg$，婴幼儿 $30 \sim 40 \mu g/kg$，年长儿 $25 \sim 30 \mu g/kg$，静脉注射剂量为上述计量的75%。首次剂量为负荷剂量的1/2，余量再分2次给药，每次间隔 $6 \sim 8$ 小时。最后一次负荷剂量用药后12小时，开始给维持剂量，每次为负荷剂量的 $1/10 \sim 1/8$，每天2次，每次间隔12小时。

β受体激动剂代表药物有多巴胺和多巴酚丁胺。常用于低输出量急性心衰及心脏手术后低心排血量综合征。多巴胺的常用剂量为 $5 \sim 10 \mu g/(kg \cdot min)$，由输液泵维持，避免与碱性药物同时输入。多巴酚丁胺的剂量为 $5 \sim 20 \mu g/(kg \cdot min)$，应尽量采用最小剂量。

磷酸二酯酶抑制剂，临床常用制剂有氨力农和米力农。氨力农静脉注射首次剂量为 $0.75 \sim 1mg/kg$，必要时可重复1次，然后按照 $5 \sim 10 \mu g/(kg \cdot min)$，持续静脉滴注。米力农静脉注射首次剂量为 $50 \mu g/kg$，10分钟内给完，然后 $0.25 \sim 0.5 \mu g/(kg \cdot min)$ 持续静脉滴注。

钙离子增敏剂左西孟旦是增强心肌收缩力的新药，通过增加肌钙蛋白C对钙的敏感度以非依赖cAMP的方式发挥正性肌力作用，同时通过 $K^+ - ATPase$ 通道舒张外周血管。临床应用负荷静脉注射量为 $12 \mu g/kg$，之后 $0.1 \sim 0.2 \mu g/(kg \cdot min)$，一般用24小时。

（3）利尿剂

临床常用利尿剂见表3-1

表3-1　常用利尿剂的用法与剂量

药物	用法	剂量
呋塞米（速尿）	静注	每次 $1 \sim 2mg/kg$，每日 $1 \sim 2$ 次
	肌注	每次 $2 \sim 3mg/kg$，每日 $1 \sim 2$ 次
	口服	每次 $2 \sim 4mg/kg$，每日 $1 \sim 3$ 次
依他尼酸（利尿酸钠）	静注	每次 $0.5 \sim 1mg/kg$，每日1次
	肌注	$2 \sim 3mg/(kg \cdot d)$
	口服	$1 \sim 3mg/(kg \cdot d)$

药物	用法	剂量
布美他尼	静注或肌注 静滴	0.015~0.100mg/（kg·d），每日 1 次 0.001~0.025mg/（kg·h）
氢氯噻嗪	口服	每次 0.5~1.5mg/kg，每日 2 次
螺内酯	口服	每次 1~2mg/kg，每日 2 次
氨苯蝶啶	口服	每次 1~1.5mg/kg，每日 2 次
米洛利	口服	每次 0.05~0.1mg/kg，每日 2 次

（4）血管扩张剂

①硝酸甘油：能扩张静脉，减轻前负荷。静脉滴注，剂量每分钟 0.1~10μg/kg。

②硝普钠：可扩张动静脉，减轻前后负荷。静脉滴注，剂量每分钟 1~8μg/kg。

③酚妥拉明：扩张动脉，减轻后负荷。剂量为每次 0.3~0.5mg/kg，溶于 10% 葡萄糖液 10~20mL，在 15 分钟左右缓慢静注完，必要时隔 0.5~1 小时可重复使用。每次最大用量 <10mg。

（5）血管紧张素转换酶抑制剂（ACEI）与血管紧张素受体阻断剂（ARB）：在小儿左向右分流型先心病、心内膜弹力纤维增生症和扩张型心肌病并发心衰的患儿，ACEI 与利尿剂、地高辛联合使用效果良好。ACEI 的主要作用机制为抑制肾素 – 血管紧张素 – 醛固酮系统（RAAS）和缓激肽的降解，减少心肌重构。

①卡托普利：为短效制剂，初始剂量为 0.5mg/（kg·d），每周递增 1 次，每次增加 0.3mg/（kg·d），最大耐受量为 5mg/（kg·d），每 8 小时口服 1 次，持续服用至少 6 个月以上。

②苯那普利：为长效制剂，初始量为 0.1mg/（kg·d），每日 1 次，口服，每周递增 1 次，每次增加 0.1mg/（kg·d），最大耐受剂量为 0.3mg/（kg·d），维持时间同上。

③依那普利：为长效制剂，初始剂量为 0.05mg/（kg·d），每日 1 次，口服，每周递增 1 次，每次增加 0.025mg/（kg·d），最大耐受量为 0.1mg/（kg·d），维持时间同上。依那普利可阻断血管紧张素 Ⅱ 的作用，适用于对 ACEI 不耐受或效果不佳的患儿。常用药有洛沙坦和缬沙坦。洛沙坦剂量为 1~2mg/（kg·d）。

（6）β 受体阻滞剂：慢性心衰患者，由于长期的神经内分泌激活可导致心肌重塑，心衰恶化。常用制剂有美托洛尔，初始剂量为 0.2~0.5mg/（kg·d），每周递增 1 次，每次增加 0.5mg/（kg·d），最大耐受剂量为 2mg/（kg·d），分 2 次口服，持续时间至少 6 个月以上。卡维地洛，初始剂量为 0.1mg/（kg·d），分 2 次口服，每周递增 1 次，每次增加 0.1mg/（kg·d），最大耐受剂量为 0.3~0.8mg/（kg·d），分 2 次口服，持续时间也是 6 个月。

（7）其他治疗：用于心力衰竭的其他治疗方法主要包括心脏移植、心室辅助装置治疗和主动脉反搏等，一般在严重心衰或心衰终末期药物不能控制的情况下采用，可以减轻临床症状，改善生活质量，延长患者生命。

2. 中医治疗

（1）辨证治疗

①痰热壅肺

主症：发热咳嗽，痰多色黄，胸闷喘促，心悸气短，口唇发绀，甚则喘逆不得卧，舌质红，苔黄，脉滑数。

治法：清热化痰，泻肺行水。

方药：麻杏石甘汤合葶苈大枣泻肺汤加减。生石膏 20g，葶苈子、全瓜蒌、鱼腥草、车前子各 10g，杏仁、天竺黄、麻黄各 6g。身热重加连翘、黄芩；咳逆胸闷加桑白皮、丹参。

②心肺气虚

主症：自汗乏力，心悸气短，动则加剧，咳嗽喘促，面色青灰，舌淡暗，苔薄白，脉沉弱无力。

治法：益肺养心，补气扶正。

方药：养心汤加减。太子参、黄芪、生地黄各 12g，茯神、远志、柏子仁各 10g，麦冬、五味子、炙甘草各 6g。咳嗽喘促加桑白皮、车前子；唇舌紫暗加丹参、赤芍、益母草。

③气阴两虚

主症：胸闷气短，心悸不安，头晕目眩，口咽干燥，眠差盗汗，或有低热，舌红，少苔，脉细数无力或结代。

治法：益气养阴，宁心安神。

方药：生脉散合炙甘草汤加减。太子参、麦冬、白芍各 12g，炙甘草、生地黄、阿胶各 10g，桂枝、五味子各 6g。低热不退加龟甲、地骨皮；眠差梦多加夜交藤、远志、酸枣仁。

④阳虚水泛

主症：心悸怔忡，气短乏力，咳喘气促，不得平卧，尿少浮肿，畏寒肢冷，唇舌紫暗，苔白滑，脉沉滑或结代。

治法：温肾补心，温阳利水。

方药：真武汤合桂枝甘草龙骨牡蛎汤加减。生龙骨、生牡蛎各 20g，茯苓、白芍、白术各 10g，附子、桂枝、甘草各 3g。恶心呕吐加半夏、陈皮；汗出肢冷、喘不得卧加黑锡丹。

⑤阳气虚脱

主症：心悸怔忡，面色苍白，烦躁不安，呼吸气微或气短喘促，不能平卧，肢厥不温，昏厥谵妄，舌淡暗，苔薄白，脉微欲绝。

治法：回阳固脱，益气复脉。

方药：参阳汤加味。人参、附子各 3g，干姜、生龙骨、生牡蛎各 10g，五味子、山萸肉、茯神各 12g。昏厥谵妄加胆南星、菖蒲；烦躁不安加远志、夜交藤。

（2）验方

①人参、附子、白术、橘皮、当归各9g，黄芪12g，炙甘草6g。水煎服，每日1剂。适用于本病属心气不足者。

②赤芍、川芎、丹参、鸡血藤、泽兰各15g，党参、益母草、麦冬各25g，附子、五加皮各10g。水煎服，每日1/2~1剂。适用于右心衰竭。

③葶苈子、桑白皮、生黄芪、车前子、太子参、丹参各30g，泽泻、麦冬各15g，五味子、全当归各10g。水煎服，重症每日服1~2剂，分4次服。病情缓解后改为每日1/2~1剂。

3. 药物禁忌

（1）洋地黄类药物

①与含钾高的中药及汤剂相克：含钾高的中药有昆布、旱莲草、青蒿、益母草、五味子、茵陈、牛膝等，汤剂有人参养荣汤、柴朴汤等。这些药物与洋地黄类药物合用时，能降低洋地黄的效力，影响治疗效果。

②与中药药酒相克：含有乙醇的药酒种类很多，常见的有舒筋活络酒、胡蜂酒、风湿酒、国公酒等。因大量乙醇可降低血钾浓度，增加心肌对洋地黄类药的敏感性，易诱发中毒。

③与钙剂及含钙量高的中药相克：在使用洋地黄类药治疗时，不宜同时服用钙剂（如乳酸钙、葡萄糖酸钙）和含钙量多的中药（如石决明、珍珠母、牡蛎、石膏、瓦楞子等）及其汤剂（白虎汤、竹叶石膏汤等）。因为钙离子对心脏的作用与洋地黄类似，能加强心肌收缩力，抑制钠-钾-ATP酶，增加洋地黄的作用，同时也使之毒性增强，引起心律失常和传导阻滞。

④与蟾酥、罗布麻及其制剂相克：蟾酥、罗布麻及其制剂具有与洋地黄相似的强心作用，与洋地黄类药物合用时，易引起中毒反应。

⑤与人参相克：人参的部分分子结构类似洋地黄毒苷，其强心作用主要是直接兴奋心肌。人参与地高辛合用，可相互增强作用，易发生地高辛中毒反应。故服用地高辛治疗期间应慎用人参，如需联合应用应适当调整用药剂量。

⑥与甘草及其制剂相克：甘草及其制剂的主要成分是甘草甜素，经水解后为甘草次酸，可引起水肿、低血钾等，增加心肌对洋地黄类药的敏感性，易诱发中毒。

⑦与枳实相克：枳实主要含对羟福林和N-甲基酪胺，具有兴奋α受体阻滞剂和β受体阻滞剂的作用，可增加心肌收缩力，增强洋地黄类药物的作用，同时增强其毒性，引起心律失常。

⑧与麻黄及其制剂相克：因麻黄及其制剂中含有麻黄碱，若与洋地黄同时服用，可产生对心脏的毒性。

⑨与含鞣酸的中药相克：五倍子、桂皮、狗脊、侧柏等中药含有大量鞣酸，与洋地黄类药联合应用时，易产生沉淀并失去活性，从而影响药效。其余参见"病毒性心肌炎"相关内容。

（2）排钾利尿剂（呋塞米、氢氯噻嗪、利尿酸等）

①不宜多吃味精：味精的主要成分为谷氨酸钠，服用味精后既可加重钠水潴留，又有协同排钾的作用，增加低血钾的发生率。

②不宜高盐饮食：服用氢氯噻嗪、安体舒通期间若食盐过多（如过食腌鱼、腌肉等），不利于利尿剂发挥作用。

（3）服保钾利尿药不宜食用含钾高的食品：因保钾利尿药，如安体舒通、氨苯蝶啶、阿米洛利可引起血钾增高，若与含钾高的食物，如蘑菇、大豆、菠菜、榨菜、川冬菜等同用，易导致高钾血症。

（4）饭前服氯化钾：氯化钾对胃肠道有刺激作用，空腹服用可加重胃肠道反应，饭后胃内食物可起到屏障作用，保护胃肠道黏膜，减少或避免药物的不良反应。因此，心衰患儿应在饭后服用氯化钾。

（5）水钠潴留药：肾上腺皮质激素（如泼尼松、地塞米松、氢化可的松、醛固酮等）可引起水钠潴留，长期使用可加重心功能不全而致死亡。

（6）具有升血压作用的药物：枳实、陈皮、玉竹、生姜等中药有升血压作用，在应用中药治疗心力衰竭的药物配伍中应慎用上述药物。肾上腺素、去甲肾上腺素、多巴胺等具有升血压作用的西药则属忌用之品。

十一、营养性贫血

【概述】

营养性贫血是由于体内缺乏生血所必需的营养物质，使血红蛋白或（和）红细胞生成不足所产生的贫血，是小儿贫血中最常见的一大类，包括营养性缺铁性贫血、营养性巨幼细胞性贫血和营养性混合性贫血三种。

1. 病因

营养性缺铁性贫血又名营养性小细胞性贫血，是由于体内贮存铁缺乏，影响血红蛋白合成所致，6个月至3岁小儿发病率高，临床以小细胞低色素性贫血、血清铁减少为特点。营养性巨幼细胞性贫血又名营养性大细胞性贫血，主要是由于缺乏维生素 B_{12} 或叶酸所致，以 6~12 个月小儿发病较多，临床以红细胞减少明显且胞体变大、骨髓中出现巨幼细胞性造血为特点。营养性混合性贫血因同时或先后缺乏铁和维生素 B_{12} 或叶酸所致，临床兼有大、小细胞性贫血的特点。

2. 诊断要点

（1）营养性缺铁性贫血

①起病缓慢，皮肤黏膜逐渐苍白，精神不振，食欲减退，不爱活动，注意力不集中，易发生感染，常有异食癖。

②肝、脾、淋巴结轻度肿大。

③血常规示小细胞低色素性贫血，血红蛋白减少比红细胞减少更明显。

④血清铁减低，总铁结合力增加，运铁蛋白饱和度明显下降。

⑤骨髓细胞涂片分类：有核细胞增生活跃，粒红比例正常或红系增多，红系以中幼、晚幼红细胞增多明显，各期红细胞胞体均小，胞浆少，染色偏蓝。骨髓铁染色示铁粒幼细胞 <15%，细胞外铁明显减少或消失。

（2）营养性巨幼细胞性贫血

①进行性皮肤苍黄，头发细黄而稀疏，颜面轻度浮肿，虚胖，呈泥膏样，肝脾多轻度肿大，常伴有厌食、恶心、呕吐、腹泻。

②维生素 B_{12} 缺乏者常见有表情呆滞、嗜睡、反应迟钝、少哭不笑等神经精神症状，智力及动作发育倒退，常出现手足不规则震颤、肌张力增强、腱反射亢进、踝阵挛，甚至出现病理反射。

③血常规示大细胞性贫血，红细胞数比血红蛋白降低明显，红细胞体积增大，大小不等，易见嗜多色性红细胞、豪－周氏小体、卡波氏环等。白细胞正常或减少，粒细胞分叶过多，血小板可减少。

④骨髓细胞涂片分类：有核细胞增生明显活跃，以红细胞系为主。粒红系统各期细胞均可见巨幼变，胞体变大，核染色质疏松，红细胞核发育落后于胞浆。巨核细胞分叶过多，血小板较大。

⑤血清维生素 B_{12} 或叶酸含量减少。

（3）营养性混合性贫血

①具有缺铁性贫血和巨幼细胞性贫血的双重表现。往往以一种为主，另一种较轻。

②血常规示红细胞和血红蛋白近于平行降低，红细胞大小相差悬殊，可见低色素和中空的大红细胞，异形红细胞多见。粒细胞和血小板改变类似于巨幼细胞性贫血。

③骨髓涂片分类：两种贫血的混合表观，幼红细胞胞体大，胞核疏松，胞浆少且嗜碱性强，尤以中晚幼红细胞明显。

【饮食宜忌】

1. 饮食宜进

（1）饮食原则

①早期食物中补铁：母乳中含铁，虽不能完全满足婴儿发育的需要，但其吸收较好。如不能用母乳喂养时，应选用强化铁配方奶喂养，或及早在食物中加铁。添加强化铁的饮食，足月儿从 4~6 个月开始（不晚于 6 个月），早产婴儿及低体重儿从 3 个月开始。最简单的方法是在配方奶中或辅食中加硫酸亚铁，对母乳喂养儿每日加 1~2 次含铁谷类，尚可交替使用硫酸亚铁滴剂。足月儿纯铁用量不超过 1mg/（kg·d），即 2.5% 硫酸亚铁溶液 0.2mL/（kg·d），早产儿不超过 2mg/（kg·d）。在家庭使用最多不超过 1 个月，以免发生铁中毒。

②补充造血物质丰富的食物：注意在饮食中增加紫菜、海带、鱼、大枣等含铁丰富的食物；猪瘦肉、猪肝、鱼等含维生素 B_{12} 较丰富，而叶酸在蔬菜的绿叶和各种瓜果中的含量较丰富。

③从中医辨证施治的角度供给食物

a. 气血两虚型：宜食鸡肉、鸡蛋黄、猪肉、猪肝、猪腰子、牛肉、羊肉、兔肉、鳝鱼、青鱼、鲢鱼、桂圆肉、荔枝、葡萄、樱桃、草莓、桑葚、黄豆、豆制品、牛奶、大枣等。

b. 脾胃虚弱型：宜食牛肉、牛奶、鸡肉、鸡蛋、泥鳅、黄鳝、青鱼、鲫鱼、粳米、黄豆、豆制品、大枣、桂圆肉、薏苡仁、扁豆等。

c. 肝肾阴虚型：宜食牛肝、兔肝、黑大豆、芝麻、樱桃、灵芝、桑葚等。

d. 多食新鲜蔬菜及新鲜瓜果，如西瓜、番茄、白菜等。小儿6个月以后必须增加辅食，以补充铁、维生素 B_{12} 及叶酸，如适当喂些肉汤、蛋黄、菠菜、瘦肉末等食物。

（2）药膳食疗方

①肝泥粥：新鲜猪肝100g，粳米50g。猪肝洗净，切小块，捣成泥。与粳米同煮成粥，加适量糖或盐调味服食。每日1剂，当主食服用。适用于各种贫血。

②龙眼赤豆大枣汤：龙眼50g，赤豆50g，大枣30g。共煮汤，红糖调味服食。每日1剂，连食2~3周。适用于营养不良性贫血。舌红口渴、内热重者不宜多食。

③菠菜羊肝鸡蛋汤：菠菜100g，羊肝100g，鸡蛋2个，姜丝、盐适量。菠菜洗净，煮沸，加入羊肝片、姜丝、盐，再次煮沸后，打入鸡蛋，烧熟。每日1剂，连食数天。适用于营养不良性贫血，其他贫血也有辅助疗效。便溏消化不良者不宜多食。

④骨髓红枣汤：动物胫骨250g，红枣30g。胫骨打碎煮1小时，加入红枣文火煨熟。每日分2次服食，连食1~2周。适用于再生障碍性贫血，其他贫血亦有效。纳呆便溏者不宜多食。

⑤木耳大枣汤：黑木耳15g，大枣15g，冰糖10g。木耳、大枣温水泡发，洗净，放碗中，加水和冰糖，置锅中蒸1小时，吃枣与木耳并饮汤。每日1剂，连食1~2周。适用于各种贫血。脘闷、纳呆者不宜多食。

2. 饮食禁忌

（1）偏食含铁少的食物：生理情况下，人体外源性的铁来自食物，铁与食物蛋白结合变为血红蛋白。如果外源性的铁摄入不足，血红蛋白缺乏，就会影响红细胞内血红蛋白水平，造成缺铁性贫血。大米、玉米、小麦含铁少，奶类含铁最少，瘦肉、蛋类、动物肝脏、海带、木耳、香菇等含铁丰富，使用时应搭配合理，不要偏食。

（2）未及时添加辅食：小儿生长期红细胞和肌肉容量均不断增长，铁和维生素 B_{12}、叶酸的需求量也不断增加，生长愈快，这些物质需求量愈多，婴儿在3~4个月时体内储存的铁已经用完，母乳喂养者如不及时添加辅食，会造成维生素 B_{12} 及叶酸缺乏。婴儿在6个月以后必须增加辅食，以补充铁、维生素$_{12}$及叶酸，可适当添加蛋黄、肝泥、菠菜、瘦肉末等食物。

（3）饮浓茶：茶水中含有鞣酸，可与食物中的铁元素和蛋白质结合，转变成不溶性的物质，不易被消化。

（4）牛奶加热时间过长：牛奶中含叶酸，如果加热时间过长，叶酸会遭到破坏。

（5）长期使用铝制品炊具：铁制炊具是无机铁，易为人体吸收利用。有实验证明，铁制炊具炒菜、煮饭、烧水，对缺铁性贫血患儿来说大有好处，特别是炒菜加醋后更为理想。铝制炊具不含铁，长期使用可使铝在体内蓄积，故应将铝制炊具更换成铁制炊具。

（6）食用不利于铁吸收的食物：研究表明，酸涩味的水果及咖啡含有鞣酸，可与铁结合形成鞣酸复合物，影响铁的吸收。

（7）碱性食物：人体内如为碱性环境，不利于铁质的吸收，胃酸缺乏也会影响食物中铁的游离和转化，贫血患儿应尽量少食碱性食物，如荞麦面、高粱面等。

（8）油炸食物：贫血患儿胃肠功能的好坏，直接影响到疾病的恢复。油炸食物一方面大量营养被分解破坏，另一方面也影响消化吸收，造成肠道功能紊乱。

【药物宜忌】

1. 西医治疗

（1）一船治疗

①加强护理，预防感染，保证充分的休息。

②改善饮食，对缺铁性贫血的患儿适当增加富含铁质的食品，如瘦肉、蛋黄、豆制品等。对巨幼细胞性贫血的患儿适当增加富含维生素 B_{12}、叶酸的食物，如肉类、肝、蛋黄、绿叶菜等。有偏食习惯者要纠正。

③仔细查询病因，针对不同的病因进行治疗，如治疗慢性失血，驱除钩虫等。

（2）特效治疗：缺铁性贫血宜补充铁剂；巨幼细胞性贫血宜补充维生素 B_{12} 和叶酸；混合性贫血则应同时采用上述两种治疗措施。

①铁剂的应用：尽量采用口服法给药，最常用硫酸亚铁。婴幼儿可予 2.5% 硫酸亚铁合剂，每日 2mL/kg；儿童可予硫酸亚铁片，每次 0.3～0.6g，每日 3 次，于两餐间或饭后服用。亦可用富马酸亚铁、葡萄糖酸铁等。对口服不耐受或胃肠道疾病影响铁吸收的患儿，可用右旋糖酐铁深部肌内注射或静脉注射。注射铁剂的总剂量按下列公式计算。

$$铁剂总量(mg) = \frac{该年龄\ Hb\ 正常值(g/dL) - 患儿\ Hb\ 值(g/dL)}{100} \times 80 \times 体重(千克) \times 3.4 \times 1.2$$

将总量分为数次，每 1～3 日注射 1 次，首次先用小量，如无不良反应再逐渐加量，可加至每次 50mg，儿童最大量不超过 100mg。

②维生素 B_{12} 及叶酸的应用：维生素 B_{12} 采用肌内注射，每次 25～100μg，每周 2～3 次，连用 2～4 周，或至血常规正常为止。或用 500μg，1 次肌内注射亦可。叶酸每次 5mg，每日 3 次，口服，连用 2～3 周后，可减量至每日 1 次，共用 4～5 周后可酌情停药。

（3）其他药物：在铁剂或维生素 B_{12}、叶酸治疗的同时，给予维生素 C 口服。神经系统症状明显者加用维生素 B_6 口服。

（4）输血

对严重贫血和伴有心力衰竭或感染的患儿可予输血。贫血愈重，每次输血量应愈少，以免加重心脏负担。一般每次输血量以 5～10mL/kg 为宜。亦可少量多次输注浓缩红细胞，每次 2～3mL/kg。

2. 中医治疗

（1）辨证治疗

①脾胃虚弱

主症：面色萎黄无华，或淡白不泽，食欲不振，神倦乏力，或有腹泻便溏，唇舌色淡，舌苔薄白，脉弱无力。

治法：健脾益胃，补气养血。

方药：五味异功散加减。党参、茯苓、黄芪、山药各12g，炒白术、砂仁、陈皮各10g，大枣、甘草各5g。腹泻加炒扁豆、莲子肉；食少加焦三仙、佛手。

②心脾两虚

主症：面色萎黄或淡白，发焦易脱，倦怠无力，食少纳呆，心悸气短，头晕，口唇苍白，爪甲色淡，舌质淡胖，苔薄，脉虚细。

治法：补脾养心，益气生血。

方药：归脾汤加减。黄芪、党参、茯苓、陈皮各12g，当归、黄精、阿胶、鸡血藤各10g，龙眼肉、白术各6g。心悸加五味子、炒枣仁；食少便溏加砂仁、山药。

③肾阴虚

主症：肌肤不泽，两颧嫩红，爪甲枯脆，口唇色淡而干，目眩耳鸣，腰腿酸软，潮热盗汗，手足心热，两目干涩，舌红少苔，脉细数。

治法：滋养肝肾，补益精血。

方药：六味地黄丸加减。生地黄、丹皮、茯苓、山药各12g，山萸肉、旱莲草、女贞子、枸杞各10g，甘草5g。潮热盗汗加鳖甲、知母；手足震颤加白芍、生石决明；智力低下加益智仁。

④肾阳虚

主症：面色㿠白，口唇色淡，畏寒肢冷，食少便溏，自汗乏力，精神疲惫，消瘦或浮肿，舌质淡胖，苔白，脉沉细。

治法：温补脾肾，益气养血。

方药：右归丸加减。仙灵脾、鹿角胶、熟地黄、菟丝子各10g，补骨脂、仙茅、山药各6g，炙附子、肉桂各3g。腹泻加白术、山药；畏寒肢冷者，可将附子、肉桂剂量适当加大。

（2）验方

①三参五仙汤：南沙参15g，炒党参15g，丹参15g，仙灵脾10g，仙鹤草10，焦三仙各10g。水煎服，每日1剂，分3~4次服。适用于营养性贫血属脾胃虚弱者。

②补血灵糖浆：制首乌30g，鸡血藤30g，熟地黄30g，当归30g，炒白术20g，炒谷、炒麦芽各30g，陈皮18g，五味子18g，大枣15枚。浓煎成500mL。1岁以内每次10~15mL，1~3岁每次20~30mL，每日3次。适用于小儿营养性贫血。

3. 药物禁忌

（1）铁剂

①不宜饭前服用铁剂：铁剂大都对胃肠道有刺激，部分患儿饭前服铁剂后常有呕

吐、腹泻等不良反应。

②铁剂不宜与高钙、高磷食物同服：缺铁性贫血患儿服用铁剂期间不宜同时进食含钙高的食物（如牛奶、奶制品、豆制品、骨头汤、黑木耳、芹菜、海带、海蜇等）和含磷多的食物（如动物肝脏、花生仁、葵花子、核桃仁、芝麻酱、水产类），因钙、磷与铁剂易结合生成不溶性复合物，妨碍铁的吸收，降低疗效。所以，铁剂服用时间应与以上食物间隔 1~2 小时。

③服铁剂不宜饮浓茶：茶中含有鞣酸，可与铁结合形成鞣酸铁发生沉淀，影响铁的吸收，降低药物疗效。

④铁剂不宜与高脂肪食物同食：高脂肪食物（如肥肉、油炸食品等）能抑制胃酸分泌，胃酸分泌减少会影响高价铁离子转化成二价铁离子，不利于铁的吸收。高蛋白饮食能促进铁的吸收。

⑤慎用铁注射剂：铁注射剂价格昂贵，常出现一些不良反应，如局部肿痛、面色潮红、头痛、肌肉关节痛、淋巴结炎、荨麻疹，严重者可发生过敏性休克。因此，注射铁剂应慎重，并严格掌握好适应证。

⑥与抑制胃酸分泌的药物相克：抑制胃酸分泌的药物，如甲氰咪胍、丙谷胺、抗胆碱药等，会降低胃液的酸度，影响铁的吸收。

⑦与含镁、钙、铝的制酸药相克：含镁、钙、铝的制酸药如碳酸氢钠、氢氧化铝等与硫酸亚铁在胃肠道中可形成难溶的复合物或沉淀，降低铁的吸收。

⑧与青霉胺相克：青霉胺与铁络合，影响铁在肠道的吸收。

⑨与二巯基丙醇相克：二巯基丙醇可与铁结合，形成有毒的络合物。

⑩与胰酶制剂相克：胰酶含不耐热因子，可抑制铁在肠道的吸收。

⑪与芦丁相克：芦丁分子中含 5 – 羟基黄酮结构，与硫酸亚铁中的铁离子可生成络合物，使两药的吸收降低而影响疗效。

⑫与维生素 E 相克：维生素 E 可减弱硫酸亚铁的作用。

⑬与其他对胃肠道有刺激性的药物相克：对胃肠道有刺激的药物如消炎痛、阿司匹林等与铁剂同服，可加重铁剂引起的胃肠道反应。

⑭与乌贝散相克：乌贝散由乌贼骨、贝母等组成，乌贼骨含碳酸钙、磷酸钙、胶质等而呈碱性，有中和胃酸、降低胃液酸度及收敛的作用，妨碍三价铁离子还原成二价铁离子而影响铁的吸收，故应禁止合用。

⑮与含鞣质的中药相克：大量的鞣质能与铁离子生成鞣酸铁发生沉淀，使铁剂生物利用度降低，故铁剂应忌与含鞣质的中药如桑叶、木瓜等合用。

⑯与含牛黄的中药相克：与含牛黄的中药，如牛黄消炎丸、六神丸、牛黄解毒丸、安宫牛黄丸等合用，可生成硫化砷酸盐，使疗效降低。

⑰与四环素族抗生素相克：四环素类抗生素（如四环素、土霉素、甲烯土霉素、多西环素等）分子中的酮羟基和烯醇基能与铁离子结合，在消化道中形成难溶解的螯合物，使血药浓度大幅度降低，一般不宜同服。如在给药前 3 小时或给药后 2 小时服硫酸亚铁，则对其吸收无显著影响。

⑱与氯霉素类药物相克：氯霉素类药物分子中的硝基苯基团能直接抑制红细胞对铁的摄取与吸收，可使铁剂的药效减弱或消失。

⑲与新霉素、多黏菌素 B、卡那霉素相克：同服可使硫酸亚铁吸收减少，疗效降低。

⑳与碳酸盐、碘化钾、鞣酸蛋白相克：合用时可发生沉淀，降低铁离子的吸收，影响疗效。

㉑与别嘌醇相克：两药同时服用可导致肝脏中铁的浓度增高，引起或加重不良反应。

（2）维生素 B_{12}

①与维生素 C 相克：有学者认为，维生素 C 可能会破坏维生素 B_{12}，降低维生素 B_{12} 的生物利用度。如两者需要联用时，服药应间隔 2~3 小时。

②与消胆胺相克：二者合用，维生素 B_{12} 的吸收减少。

③与氯霉素相克：氯霉素可减少维生素 B_{12} 的利用，合用可使维生素 B_{12} 疗效降低。

④与降糖灵相克：降糖灵能抑制酶系统，与维生素 B_{12} 合用，可使其吸收减少。

（3）可引起贫血的药物：引起贫血的药物很多，临床上主要分两大类。一类可直接干扰红细胞代谢引起贫血，如阿司匹林、氨基比林、非那西汀、奎宁、氯霉素、磺胺类等；另一类则是通过免疫抑制而引起贫血，如左旋多巴、甲灭酸、氯磺丙脲等。

（4）利水中药：若贫血者因血虚而引起水肿，不要轻易使用大剂量逐水中药，如芫花、商陆、葶苈子、大戟、甘遂等。

十二、溶血性贫血

【概述】

溶血性贫血是由于红细胞寿命缩短，破坏增多，超过骨髓代偿功能而发生的贫血。按临床发病急缓分为急性溶血性贫血和慢性溶血性贫血两类。按溶血发生的场所分为血管内溶血性贫血及血管外溶血性贫血。

1. 病因

本病可由多种先天或后天因素引起。红细胞内在缺陷多与遗传有关，包括红细胞膜缺陷、红细胞缺陷和血红蛋白异常。红细胞外在异常多为后天获得性，包括自身免疫性溶血性贫血、同种免疫性溶血性贫血和继发于某种因素的非免疫性溶血性贫血。

2. 临床表现

（1）急性溶血表现：常见发热，寒战，恶心，呕吐，头痛，腹痛，腰背及四肢疼痛，黄疸较重，尿色深红，贫血加重迅速，重者可发生休克或心力衰竭、肾功能衰竭。

（2）慢性溶血性贫血表现：长期苍黄，黄疸，肝脾大，身体衰弱，病程中可有急性溶血发作和突然发生骨髓功能衰竭。

3. 辅助检查

（1）红细胞破坏增多的表现：正细胞正色素性贫血；血清胆红素增高，以间接胆红素增高为主；乳酸脱氢酶活性增高；血浆游离血红蛋白增高，结合珠蛋白减少或消失；尿血红蛋白呈阳性，尿胆原增加；红细胞寿命缩短。

（2）红细胞代偿增加的表现：外周血网织红细胞增高，常达5%～10%以上。外周血出现幼稚红细胞及嗜多色性红细胞、点彩红细胞；骨髓幼红细胞显著增生，以中、晚幼红细胞为主，粒红比值降低或倒置。

【饮食宜忌】

1. 饮食宜进

（1）饮食原则

①高蛋白饮食：如瘦肉、禽蛋、鱼类、乳类、鸡肉及动物肝、肾等。

②低脂肪饮食：急性溶血期消化器官功能紊乱，若进食含脂肪高的食物可加重消化系统负担，影响消化功能。

③高维生素饮食：如番茄、油菜、菠菜、莴苣及米、面等都含有较多的维生素 C、维生素 B_1、维生素 B_6 和叶酸，可经常选食，有利于多种维生素的摄入和吸收，保护肝脏功能。

（2）药膳食疗方

①赤小豆15g，牛奶100mL。赤小豆煎取汁，和牛奶调匀，加适量糖。每日分3～4次喂服。适用于黄疸色鲜、脘腹胀满、纳少、便溏、苔腻属湿重于热之新生儿黄疸。若赤小豆中加入茵陈15g同煎，则效果更佳。黄疸色暗、纳呆、便溏者不宜多饮。

②鲜丝瓜饮：鲜丝瓜50～100g，洗净，切碎，水煎，调味。每日1剂，分1～2次喂服，连服5～7天。适于各种新生儿黄疸，尤其适用于黄疸色鲜、苔腻、便艰、口渴者。

③瓜皮赤豆饮：西瓜皮100g，赤小豆15g。水煎汤，调味，频频喂服。适用于黄疸色鲜、口渴便秘、烦躁不安，或见衄血便血等属热重于湿之新生儿黄疸。有出血症状者，宜加白茅根30g同煎，其效更佳。黄疸色暗、畏寒、便溏者不宜服。

④玉米生姜汤：玉米50g，生姜5g。同煎汤。每日1剂，分2～3次服，连服3～4周。适用于黄疸色暗、困倦、厌食、便溏等症状属寒湿瘀滞之新生儿黄疸。黄疸色鲜、口渴、便艰、舌黄者不宜服用。

2. 饮食禁忌

（1）高盐饮食：高盐饮食可加重代谢缺陷，致使溶血性贫血加重。

（2）食蚕豆或接触蚕豆花粉：红细胞中葡萄糖－6－磷酸脱氢酶减少或缺乏的患儿，吃了蚕豆或接触蚕豆花粉，可引起急性溶血性贫血。

【药物宜忌】

1. 西医治疗

（1）一般治疗

①有致病因素可寻者，及时去除病因。如 G－6－PD 缺陷应避免使用氧化药物及食用蚕豆，自身免疫性溶血性贫血应预防和控制感染。

②适当休息，加强营养，避免过度疲劳和紧张，预防感染性疾病的发生。

（2）对症治疗

①液体疗法：对急性溶血者应酌情补液。轻症可多饮糖盐水，重症应静脉补充含盐液。有休克者给予等渗液或低分子右旋糖酐，亦可用血浆代用品，以恢复血容量，维持水、电解质平衡。注意纠正酸中毒，酌情输入碳酸氢钠等碱性药物。

②输血疗法：输血为急性溶血性贫血及慢性溶血性贫血发生再障危象或溶血危象时的重要急救措施。输血量以每次 5～10mL/kg 为宜。对自身免疫性溶血性贫血应尽量避免输血，必须输血时，应输用生理盐水洗脱 3 次的红细胞悬液。给 G－6－PD 缺陷者输血时，必须严格选择供血者，查明确无 G－6－FD 缺陷才可供血，否则会加重溶血。

（3）激素及免疫抑制剂治疗

①肾上腺皮质激素：主要用于抗体型自身免疫性溶血性贫血。一般多以泼尼松口服，剂量为每日 2mg/kg，分 3 次服，服至血红蛋白稳定在正常水平 1 个月，然后逐渐减量。若连续服用 4 周无效，应改用其他方法治疗。急性溶血期可静脉滴注氢化可的松，剂量为每日 5～10mg/kg，连用 3～5 天。

②免疫抑制剂：主要用于激素治疗无效的自身免疫性溶血性贫血。常用硫唑嘌呤，每日 2～2.5mg/kg，分 2～3 次，口服。亦可用环磷酰胺，每日 2～3mg/kg，分 2～3 次，口服，连服 4 周。

（4）脾切除术：主要用于遗传性球形红细胞增多症、地中海贫血及自身免疫性溶血性贫血有脾切除术适应证者。手术年龄一般应大于 4 岁。

2. 中医治疗

（1）辨证治疗

①湿热蕴结

主症：身目俱黄，唇甲苍白，小便黄赤，脘腹胀满，肝脾大，食少纳呆，或见发热烦渴，大便干结或溏泻，舌红，苔黄腻，脉数。

治法：清利湿热，补养气血。

方药：茵陈五苓散加减。茵陈 15g，茯苓、猪苓、白术各 10g，泽泻、黄柏、竹叶各 5g。伴发热者加生石膏、知母；黄疸重者加金钱草、炒栀子；肝脾大加莪术、丹参。

②肝肾阴虚

主症：面色苍白，两颧嫩红，低热盗汗，肌肤不泽，手足心热，口干，肝脾大，大便干结，尿黄或赤，舌红少苔，脉细数。

治法：滋补肝肾，益气养血。

方药：六味地黄丸加减。生地黄、山萸肉、山药、丹皮各 12g，茯苓、麦冬、沙参各 10g，甘草 5g。低热不退加青蒿、地骨皮；肝脾大加鳖甲、柴胡；便秘加玄参、天花粉。

③脾肾阳虚

主症：面色㿠白，唇甲色淡，畏寒肢冷，腹部冷痛，肝脾大，大便溏薄，小便清长，食少纳呆，体倦乏力，舌淡苔白，脉沉细。

治法：温补脾肾，益气养血。

方药：十四味建中汤加减。黄芪、党参、茯苓、熟地黄各12g，当归、白芍、陈皮各10g，补骨脂、肉苁蓉各6g。便溏加炮姜、赤石脂；畏寒肢冷加炙附子、肉桂。

④气血两虚

主症：面色萎黄，口唇色淡，头晕心悸，气短乏力，自汗，肝脾大，或见目黄，尿黄，舌质淡，苔白，脉细无力。

治法：益气养血，补益心脾。

方药：八珍汤加减。党参、茯苓、熟地黄、白芍、黄芪各12g，当归、阿胶、川芎各10g，白术6g。兼有黄疸加茵陈、竹叶。

（2）验方

①白头翁60g，茵陈15g，凤尾草30g，车前草3g。水煎服，每日1剂。适用于急性溶血性贫血属湿热蕴结者。

②茵陈30g，黄花草30g，生地黄15g，狗脊9g，陈皮10g，法半夏6g。水煎服，每日1剂。适用于急性溶血性贫血。

③炮山甲30g，水蛭20g，大黄10g，莪术40g，鸡内金30g，延胡索20g，制首乌20g，当归20g，甘草15g。共研细末，1～3岁每次0.5～1.5g，3～6岁每次1.5～2.5g，6～9岁每次2.5～3.5g，日服3次，温开水送服。本方对遗传性球形红细胞增多症有较好的疗效。

3. 药物禁忌

（1）对红细胞有直接毒性作用的药物：如砜类药、非那西汀、乙酰苯胺、雷琐辛等。

（2）对患葡萄糖6-磷酸脱氢酶（G-6-PD）缺乏症或不稳定血红蛋白病的患儿能引起溶血的药物

①抗疟药：伯氨喹啉、扑疟喹啉、阿的平、氯喹、奎宁。

②砜类药：达普松、索尔福克松。

③磺胺类药：磺胺、磺乙酰胺、磺胺二甲氧哒嗪、磺胺二甲基异恶唑、水杨酰偶氮磺胺吡啶。

④呋喃类：呋喃妥因、呋喃西林、呋喃唑酮（痢特灵）。

⑤镇痛药：阿司匹林、安替匹林、非那西汀、乙酰苯胺、氨基比林。

⑥其他：水溶性维生素K、丙磺舒、二巯基丙醇、亚甲蓝、对氨基水杨酸钠、异烟肼、新胂凡纳明、亚硝酸异戊酯、链霉素、奎尼丁、维生素C、苯妥英钠及氯霉素。

（3）通过免疫机制引起溶血的药物

①外源性抗原类药物：青霉素及半合成青霉素、头孢菌素类、磺胺类、奎宁、奎尼丁、异烟肼、利福平、对氨基水杨酸钠、水杨酸偶氮磺胺吡啶、非那西汀、氨基比林、甲灭酸、氯丙嗪、氯磺丙脲、胰岛素等。

②导致自身免疫类药物：甲基多巴。

（4）铁剂：本病是由于红细胞破坏过速，超过造血补偿能力的一种贫血，非缺铁所致，如果服用铁剂治疗，则可引起含铁血黄素沉着，发生心脏扩大等不良反应。

十三、血小板减少性紫癜

血小板减少性紫癜是小儿时期最常见的出血性疾患。本病在各年龄时期均可发生，尤多见于 2~8 岁小儿。依发病缓急可分为慢性和急性两种类型。急性型病程在 6 个月以内，起病急，常出现广泛严重的皮肤黏膜出血，甚至发生内脏及颅内出血。慢性型病程一般在 6 个月以上，起病缓慢，出血症状较轻，但常反复发作，迁延难愈。

1. 病因

本病的发病原因尚未完全阐明，目前认为是一种自身免疫性疾病，是由于机体对血小板相关抗原发生免疫反应，产生抗血小板抗体，使血小板破坏增多，寿命缩短，骨髓中巨核细胞成熟受抑而发生。

2. 临床表现

（1）急性型：较少见，儿童居多，常于春季或初夏发病。病前 1~3 周多有上呼吸道感染病史。急性期出现畏寒、发热、皮肤黏膜出血广泛且严重，鼻衄或齿龈出血，亦可有消化道或泌尿道出血，严重者可发生颅内出血。预后良好，大多数半年内可治愈或自愈，仅少数转变为慢性型。血小板常低于 50×10^9/L。

（2）慢性型：较多见，多发生于女青年。主要表现为起病缓慢，病程长，出血轻，一般为皮肤、鼻、齿龈出血和月经过多，可轻度脾大，少部分可痊愈，大部分反复发作而迁延数年，血小板多在 50×10^9/L 以上。

3. 辅助检查

多次检查血小板减少（$< 80 \times 10^9$/L），出血时间延长，血块收缩不良，毛细血管脆性试验阳性。白细胞计数及分类正常，失血后贫血则红细胞计数与血红蛋白降低，网织红细胞轻度增高。骨髓巨核细胞计数增多或正常，产生血小板的成熟型巨核细胞减少，血小板成簇少见，提示血小板成熟障碍。血小板表面相关抗体与补体测定（PAIgG、PAIgA、PAIgM、PAC3）阳性率高达90%以上，对本病的诊断有重要价值。

【饮食宜忌】

1. 饮食宜进

（1）饮食原则

①宜食富含维生素 C 和维生素 P 的食物：如番茄、苹果、梨、西瓜、橘子、杏子等水果。

②以无刺激、少纤维、易消化软食为宜：如面条、米饭、米粥、牛奶、绿豆汤、莲子粥、西葫芦、茄子、冬瓜、不去外衣的生花生米及菜汤等。如有消化道出血，应给予半流质或流质饮食。

③当辨证施膳：如斑色鲜红、口渴咽干、心烦溲赤属血热者，宜食荸荠、莲藕、荠菜、马兰头、黑木耳、生梨等；斑色浅淡、神疲气怯、面色不华属气血亏虚者，宜食龙眼、大枣、山药、花生、扁豆、核桃、黑豆等。

（2）药膳食疗方

①鱼鳔膏：黄鱼鳔 50g。放锅内加适量水，文火炖 1 日，时时搅拌，使之全部融化，冷却后成膏状。分 5 日加温服用。适用于各种紫癜和出血症。纳呆、便溏者不宜多食。

②花生红枣汤：带皮花生 30g，大枣 15g。花生连衣搓碎，和大枣加水煎 1 小时，分 2 次饮汤、食花生和大枣。每日 1 剂，连食 2~3 周。适用于神疲乏力、面色㿠白之血小板减少性紫癜。口渴咽干、便艰烦躁者不宜多食。

③蕹菜鸡蛋汤：连根蕹菜 50g，鸡蛋 2 个。鸡蛋煎熟，起锅。蕹菜洗净，水煮熟后捞出，与鸡蛋加水同煮沸，少量食盐调味服食。每日 1 剂，连食 1~2 周。适用于斑色鲜红、口鼻出血、口渴心烦属血热妄行之紫癜，畏寒肢冷、斑色浅淡属肾阳亏虚者不宜食用。

④马兰头汤：红梗鲜马兰头连根 50g，洗净，水煮调味服食。每日 1 剂，连食数周。也可用马兰头绞汁服，或加鸭蛋 2 个同煮服食更佳。适用于各种紫癜。

⑤生拌茄子：鲜嫩茄子 1 只，削去皮，切丝，凉开水浸泡约 10 分钟，滤去水。加入适量蒜泥、盐、麻油，拌匀服食。每日 1 次，连食 1~2 周。适用于各种紫癜。中焦虚寒或脾虚泄泻、肢冷者不宜多食。

2. 饮食禁忌

（1）不应食可能导致过敏性紫癜的食品，如鱼、虾、蟹、蛤等。一有迹象，当立即禁食。

（2）不宜食油腻、生冷、坚硬难消化之物。

（3）忌食葱、椒、姜、韭菜及海鲜等发物。

（4）不宜暴饮暴食：暴饮暴食可加重消化道负担，使大量食物积聚于消化道而致内脏出血。

（5）不宜食用葵花子：葵花子所含的亚油酸能增加前列腺素 E 的合成而抑制血小板的附着，影响血液凝固，出血性疾病患儿应忌食。

（6）不宜食用柚子：柚子所含的柚皮苷和橙皮苷有降低血管内血细胞凝聚和增强毛细血管通透性的作用，出血性疾病患儿不宜食用。

【药物宜忌】

1. 西医治疗

急性型多数于 1~3 个月内自愈。轻症无需特殊治疗，应加强观察，注意病情发展。出血严重或血小板计数低于 $20 \times 10^9/L$，宜采取综合措施积极治疗。

（1）激素：能抑制免疫反应，减少抗体产生，抑制单核 - 巨噬细胞系统对血小板的破坏，并能改善毛细血管通透性，止血效果肯定。一般用泼尼松每日 1~2mg/kg，出血控制后剂量递减，疗程为 4~8 周。出血严重者可用氢化可的松或地塞米松静脉滴注。若出血得到控制而血小板计数未能完全恢复正常，则不必长期应用激素。

（2）止血药和提升血小板辅助用药：维生素 C、止血敏和肾上腺色腙片等可协同激素止血。脱氧核苷酸、氨肽素和茜草双酯片可酌情选用。达那唑是一种人工合成的杂环类固醇激素，其雄性激素的活性较弱，剂量为每日 15~20mg/kg，分 2~3 次口服，疗程 2~4 个月。氨肽素有促进巨核细胞成熟作用，剂量为每次 0.6~1.0g，每日 3 次，口服。

（3）免疫抑制药：慢性型出血不重而血小板计数始终在 60×10^9/L 以下，可试用硫唑嘌呤或环磷酰胺 6~8 周以上观察疗效，也可用长春新碱每次 0.03mg/kg，缓慢静脉滴注，每周 1 次，4~6 周后若见效果，可延长间隔时间直至停药。

（4）脾切除术：慢性型病程半年以上，长期依赖激素或血小板始终低于 40×10^9/L 且伴出血倾向者，可考虑脾切除术，年龄一般应在 4 岁以上。危及生命的出血，激素治疗无效可做紧急脾切除术。

（5）丙种球蛋白静脉注射：大剂量丙种球蛋白可封闭网状内皮系统，阻抑对血小板的破坏，适用于急重型，疗效显著，但持续作用时间仅 2 周，可供抢救急用，每日 0.4g/kg，连用 5 日。

（6）输新鲜血或单采浓缩血小板悬液：适用于活动性或致命性出血及切脾前准备，对提升血小板难以奏效，临时短暂止血有效。

2. 中医治疗

（1）辨证治疗

①血热伤络

主症：起病急骤，皮肤密集瘀斑瘀点，斑色紫或深红，鼻衄齿衄，或见呕血、便血、尿血，身热烦渴，面色红赤，大便干结，小便黄赤，舌质红绛，苔黄，脉数有力。

治法：清热解毒，凉血止血。

方药：犀角地黄汤加减。水牛角 30g，生地黄、白芍、丹皮、白茅根各 12g，紫草、侧柏叶、青黛各 10g。发热重者加生石膏、羚羊角粉；便秘加大黄、天花粉；尿血加小蓟、蒲黄。

②虚火灼络

主症：病程较长，皮肤紫斑时发时止，斑色较红，时有鼻衄或齿衄，低热盗汗，手足心热，心烦不宁，口渴喜饮，两颧发红，大便干燥，舌红少苔，脉细数。

治法：滋阴清热，凉血止血。

方药：大补阴丸加减。生地黄、丹皮、龟甲、知母各 12g，旱莲草、茜草、阿胶、白芍各 10g，黄柏、甘草各 5g。反复鼻衄加白茅根、青黛；便干加天花粉、玄参；兼有贫血加当归、黄芪。

③气不摄血

主症：起病缓慢，病程较长，皮肤紫斑反复出现，斑色青紫而暗淡，时有衄血，血量不多，面色无华，头晕心悸，神疲乏力，食欲不振，舌淡苔白，脉沉细无力。

治法：健脾益气，摄血养血。

方药：归脾汤加减。黄芪、党参、茯苓各 15g，当归、黄精、丹参、白芍各 10g，阿胶、鸡血藤、白术各 6g。兼有阳虚症状加鹿角胶、仙灵脾；兼有阴虚症状加旱莲草、女贞子。

（2）验方

①七乌松仙汤：三七25g，乌贼骨50g，嫩松叶50g，仙鹤草50g。先煎三七，待三四沸后纳入其他药，文火同煎。温服，每日3次。本方有良好的止血效果，适用于本病急性期大量出血者。

②复仙汤：土大黄5g，仙鹤草15g，鸡血藤15g。水煎服，每日1剂，分2~3次服。本方既能止血又能生血，各种类型的血小板减少性紫癜均可应用。

3. 药物禁忌

（1）抑制血小板作用的药物：如阿司匹林、潘生丁等。

（2）引起血小板减少的药物：本病可由药物引起，故血小板减少的患儿忌服用奎尼丁、奎宁、氯霉素、磺胺类药等。

（3）抗凝药物：抗凝药物用于血小板减少症，可加重出血，必须禁用，如双香豆素、环香豆素、华法林钠、新抗凝、肝素等。

（4）热性药物：热性药物有助阳动血之弊，会导致血小板减少的患儿出血加重，如肉桂、桂枝、细辛、附子、茴香、丁香等。

（5）破气药物：如三棱、莪术、莱菔子、枳实、沉香等，可破气行血，加重出血症状，故应禁用。

十四、再生障碍性贫血

【概述】

再生障碍性贫血（简称再障）是一种多能干细胞疾病。本病在小儿时期较多见，发病年龄以6~12岁学龄儿童居多。

1. 病因

约半数以上找不到明显的病因，称为原发性再障。部分患儿由化学、物理或生物因素对骨髓的毒性作用所引起，称为继发性再障。最常见的病因是生活中接触到化学物质而引起中毒或过敏，其次是各种形式的电离辐射，较少见病毒感染和免疫反应等。

2. 临床表现

（1）贫血：呈进行性，轻重程度不一，表现为皮肤苍白、全身乏力、心悸。

（2）出血：好发于皮肤、鼻腔、牙龈及口腔黏膜等处，严重者可有多处内脏出血甚至颅内出血。

（3）反复感染：常发生呼吸道和皮肤黏膜感染，表现为反复高热，重者可导致败血症。

3. 辅助检查

（1）血常规检查：全血细胞减少，贫血呈正细胞正色素性，网织红细胞减低，中性粒细胞显著减少，淋巴细胞相对增多，血小板减少且有形态异常。

（2）骨髓细胞涂片分类：骨髓增生低下，细胞数明显减少，淋巴细胞相对增多，浆细胞、组织嗜碱细胞、网状细胞等非造血细胞增多。

【饮食宜忌】

1. 饮食宜进

（1）饮食原则

①供给高蛋白饮食：如瘦肉、禽蛋、鱼类、乳类及动物肝脏等。

②补充造血物质：补充铁剂、叶酸及维生素 B_{12} 等。

③补充含维生素丰富的食物：再生障碍性贫血的患儿不但要补充维生素 B_{12}，还要补充其他的维生素，如维生素 B_1、维生素 B_6、维生素 K 和维生素 C，不仅为改善贫血所需，还有利于预防出血。新鲜蔬菜，如番茄、油菜、菠菜、莴苣等可经常选食。

④饮食宜清淡：加强饮食营养，进食易消化、低脂食物，可适当食用大枣山药粥、排骨汤，有出血倾向者宜进食无渣半流食。

⑤含钙高的食物及碱性食物：由于长期要服激素，容易发生消化性溃疡和骨质疏松，如果每日早餐食用牛奶及苏打饼干，苏打饼干可中和胃酸，对防止发生消化性溃疡有一定好处，牛奶补钙，可预防骨质疏松。

（2）药膳食疗方

①蕹菜数根，洗净，切碎，加糖捣烂，沸水冲服。每日 1 剂，血止为度。适用于衄血、尿血、便血等而见口渴、便艰、溲赤或身热等属于热证者。畏寒怕冷、大便清稀、小便清长属于寒证者不宜多食。

②老丝瓜 1 个。煎汤，频频饮服。每日 1 剂，连饮数日，血止为度。适用于胃中积热、脘胀脘痛、吐血黑便等症状。畏寒怕冷、大便稀溏者不宜多食。

③藕片拌红糖：鲜藕 100g，红糖 30g。藕洗净，切片，加红糖拌匀。每日分 2 次服食，连食 2~5 天。适用于瘀热衄血、痰中带血、便血等。苔白腻、形寒、腹痛寒湿内盛者不宜服食。

④虫草河车牛髓膏：冬虫夏草 30g，紫河车 30g，牛骨髓 250g，怀山药、蜂蜜各 250g。将冬虫夏草、紫河车研成细末，加入怀山药与牛骨髓捣成的糊状物中，搅匀，装在瓷罐中，加入蜂蜜，再放入锅内，隔水用小火炖 2 小时，即可食用。

2. 饮食禁忌

（1）粗长纤维食物：如芹菜、菠菜、韭菜、冬笋、竹笋及未煮烂的牛肉、猪肉、羊肉等。由于血小板减少的患儿容易出血，粗长纤维食物在消化过程中容易损伤胃肠道，导致出血，故应忌食。

（2）烧烤、油炸类食物：烧烤、油炸类食物外皮焦硬，食后与消化道黏膜摩擦易导致消化道出血。另外，这种食物不易消化，有碍脾胃，容易造成消化功能紊乱。

（3）热性食物：热性食物能助阳而动血，使患儿出血加重，不宜食用，如羊肉、狗肉、鹿肉、公鸡肉、韭菜、荔枝、龙眼、菠萝、芒果等。

（4）高脂肪食物：摄入过多脂肪，能抑制人体的造血功能，故每日脂肪的供给量不应多，控制高脂肪食物如奶油点心、油炸食品、肥肉的摄入，并宜用植物油代替动物油。

（5）碱性食物：人体内如呈碱性环境，则不利于铁质的吸收，胃酸缺乏也会影响食物中铁的游离和转化，故贫血患儿应尽量少食碱性食物，如荞麦面、高粱面等。

【药物宜忌】

1. 西医治疗

（1）寻找并消除病因：停用可能致病的药物，脱离污染环境，避免应用抑制造血的药物。

（2）控制感染：可合理应用抗生素。

（3）输注治疗

①红细胞输注：输注红细胞使病人血红蛋白维持在一定的水平是必要的，但企图通过输注保持病人的血红蛋白在正常水平是不必要的。一般情况下当血红蛋白低于30g/L时或因贫血性心衰时应给以输血。

②血小板的输注：当血小板低于$20 \times 10^9/L$时，可见严重出血，因此，血小板输注要求使血小板维持在大于$20 \times 10^9/L$水平，有出血倾向时加用肾上腺皮质激素。反复多次输血小板可发生同种异体免疫，故一些研究者不主张预防性输血小板。用单个供血者的血小板（单采血小板），理论上可减少同种免疫的发生。

（4）骨髓移植：重型再生障碍性贫血如有同型供体，首选同种异体骨髓移植。

（5）免疫抑制治疗

①抗淋巴/胸腺细胞球蛋白（ALG/ATG）：剂量为每日$5 \sim 20mg/kg$，静滴，连续$4 \sim 5$日为1疗程。用药后加用肾上腺皮质激素2周，防止血清病的发生，注意血小板抑制，必要时反复输注新鲜血或单采血小板悬液，防止感染和出血。

②环孢霉素A：剂量为每日$5 \sim 8mg/kg$，口服，疗程为$3 \sim 4$个月，按照血中有效浓度（$200 \sim 400\mu g/mL$）给以调整剂量。

③大剂量甲泼尼松：剂量为每日$20 \sim 30mg/kg$，静脉滴注3日，随后每$4 \sim 7$日减1/2量，直至每日$1mg/kg$，3个月左右（根据患儿血常规决定维持剂量）。

④大剂量静脉丙种球蛋白：剂量为每次$1g/kg$，每月1次，共$4 \sim 6$次。

（6）神经兴奋药

①硝酸士的宁：采用递增剂量方法，每周肌内注射5天，休息2天。每日剂量分别为1mg、1mg、2mg、2mg、3mg。如此重复使用，疗程$3 \sim 6$个月。

②一叶荻碱：每日$8mg/kg$，肌内注射，连用3个月。

③山莨菪碱（654-2）：每日$0.5 \sim 2mg/kg$，分2次静脉滴注，睡前加服片剂$0.2 \sim 0.8mg/kg$，连服30天，间隔7天后重复使用。

上述三种药一般多联合应用，适于慢性再障患儿。

（7）其他治疗

①雄性激素：有促使促红细胞生成素生成增多，并加强内源性及外源性促红细胞生成素对造血干细胞的作用。

a. 丙酸睾丸素：每次 1~2mg/kg，肌注，每周 3 次。

b. 美雄酮（大力补）：每日 0.3~1mg/kg，口服。

c. 羟甲雄酮（康复龙）：每日 0.25~2mg/kg，口服。

d. 司坦唑（康力龙）：每日 0.1mg/kg，口服。

e. 巧理宝：每次 250mg，肌注，每周 1 次。

雄性激素对急性再生障碍性贫血治疗无效，但可与其他免疫抑制剂合用，增加其作用。在慢性再生障碍性贫血患儿应用 2~3 个月（少数 8~9 个月）后，网织红细胞先上升，然后血红蛋白逐步升高。应长期用药，6 个月后仍无效，则应改用其他治疗方法。长期应用可造成肝脏损害。

②阿昔洛韦：本药有抗病毒的作用，剂量为每次 5~10mg/kg，静脉滴注，每 8 小时 1 次，共 10 日。本药无明显不良反应。

③促红细胞生成素（EPO）：与粒-单系集落刺激因子（GM-CSF）合用，可增加疗效。

2. 中医治疗

（1）辨证治疗

①邪毒炽盛

主症：起病急骤，面色苍白，壮热不退，皮肤大片瘀斑瘀点，斑色红紫，鼻衄齿衄，烦躁口渴，便干尿黄，头晕乏力，舌红苔黄，脉细数。

治法：清热解毒，凉血止血。

方药：犀角地黄汤合清营汤加减。水牛角 30g，生地黄、丹皮、白芍、金银花、连翘各 12g，丹参、白花蛇舌草各 10g，竹叶、甘草各 5g。高热不退加生石膏、青黛；出血重加仙鹤草、白茅根、紫草；便干加土大黄、天花粉。

②肝肾阴虚

主症：面色苍白，唇甲色淡，指甲枯脆，肌肤不泽，时有鼻衄、齿衄，低热盗汗，手足心热，心烦口渴，两目干涩，眩晕乏力，便干尿黄，舌红少苔，脉细数。

治法：滋补肝肾，养阴生津。

方药：左归丸合二至丸加减。生地黄、枸杞、桑椹、何首乌、女贞子、旱莲草各 15g，山药、山萸肉、鹿角胶、龟甲胶各 10g，菟丝子、甘草各 6g。持续低热加鳖甲、地骨皮；反复出血加白茅根、仙鹤草；便干加玄参、天花粉。

③心脾两虚

主症：面色无华，口唇色淡，爪甲不泽，心悸气短，头晕目眩，体倦乏力，食少纳呆，大便稀溏，舌淡苔白，脉细无力。

治法：补益心脾，益气养血。

方药：归脾汤加减。黄芪、党参、茯苓、白芍各 12g，阿胶、黄精、鸡血藤、熟地黄各 10g，当归、白术、仙灵脾各 6g。心悸加五味子、珍珠母；便溏加山药、炒扁豆。

④脾肾阳虚

主症：起病缓慢，面色及唇甲苍白，精神不振，畏寒肢冷，体倦乏力，食少便溏，少气懒言，舌淡苔白，脉沉细。

治法：温补脾肾，益气养血。

方药：右归丸加减。鹿角胶、菟丝子、熟地黄、黄芪各 12g，山药、山萸肉、仙灵脾、枸杞各 10g，附子、肉桂各 3g。兼有血瘀者加丹参、川芎。方中附子、肉桂从小量使用，逐渐加量。

（2）验方

①参马鹿茸散：红人参 30g，制马钱子 10g，鹿茸 10g。共研细末。3 ~ 6 岁每次 0.2 ~ 0.3g，6 ~ 9 岁每次 0.3 ~ 0.4g，9 ~ 12 岁每次 0.4 ~ 0.5g，日服 3 次，饭后温开水送服。服 10 天停 5 天，依此重复服用，服 60 天为 1 疗程。

②胎盘养血膏：紫河车 1 具，阿胶 250g，桂圆肉 500g，党参 250g，熟地 300g，天冬 250g。紫河车烘干研粉；党参、熟地黄、天冬水浸一宿，浓煎 3 次，每次煎 1 小时，滤取药汁；阿胶用黄酒浸透，与桂圆肉同入上药汁中，用小火收膏，膏将成时将紫河车粉调入。每日早晚空腹各 1 匙，开水冲服。

③生精补血汤：鹿胎膏 10g，阿胶 9g，枸杞 15g，熟地黄 12g。先将枸杞、熟地黄水煎 2 次，每次 1 小时，去渣后入鹿胎膏和阿胶熬至融化。每日 1 剂，分 2 次服，连服 1 ~ 3 个月。

④牛骨髓丸：牛骨髓、紫河车、龟甲胶、鹿角胶、阿胶、肉桂、首乌、当归各等量，制成丸剂。3 ~ 6 岁每次 2 ~ 3g，6 ~ 9 岁每次 4 ~ 5g，9 岁以上每次 6g，口服，每日 3 次。

3. 药物禁忌

（1）过量服用铁剂：再生障碍性贫血是骨髓的造血功能受到抑制或损害，部分红骨髓为脂肪所代替，致使血液循环中的红细胞、粒细胞、血小板都有所减少，骨髓既不能造血，又经常出血，所以引起贫血，如果铁剂服用过多而在脏器组织中沉着，反而有害。

（2）长期应用糖皮质激素：糖皮质激素仅适用于有严重出血者、有溶血指征的患儿，对皮肤、口鼻出血的止血作用较好，对颅内或脏器出血无效。一般用药 7 ~ 10 日后未见效果，应停止使用，以免引起或加重感染。

（3）盲目输血：输血仅适用于贫血较严重且有组织低氧表现者，若血红蛋白在 60g/L 以上者不宜输血。多次盲目输血，可增加血源传染病的传染机会，增加以后输血反应的机会，增加对输血相关性移植物的免疫反应，使骨髓移植成功率降低，并可发生含铁血黄素沉着症，甚至出现血色病等。因此，输血应慎重应用，如有输血指征，宜用成分输血。

（4）服用对造血系统有损害的物质和药物：氯霉素、苯、砷、抗癌药、保泰松、苯巴比妥、氨基比林、青霉胺等，对造血系统均有危害，是引发再障的高度危险性药物。磺胺类药物可致变态反应、血小板减少和溶血性贫血；氯霉素可影响骨髓细胞成熟和抑制幼稚细胞增殖，损伤造血干细胞和造血微循环结构，使红细胞、粒细胞及血小板生成数量均减少；保泰松可产生骨髓抑制。

（5）苦寒中药：再障患儿多以虚证为多，除热毒型外，一般忌用苦寒伤胃的中药，如石膏、黄连、玄参、夏枯草、知母等。

（6）破气之品：本病虚证者多，不要轻易使用强烈的破气活血之品，如三棱、莪术、莱菔子、枳实、沉香等。

（7）服康力龙、康复龙忌蛋白质摄入不足：康力龙、康复龙均为蛋白同化剂，服药期间宜高蛋白饮食，应适当增加蛋、瘦肉等高蛋白食物。

（8）甲基睾酮

①甲基睾酮、丙酸睾酮与巴比妥类相克：巴比妥类药物可能诱导肝药酶活性，可使甲基睾酮、丙酸睾酮在体内代谢加快、作用减弱，故应避免合用。

②甲基睾酮与四环素相克：二者合用时，对肝脏的毒性增加，尤其是肾功能衰竭的患儿，合用可使四环素的半衰期延长，毒性损害明显增加。

十五、泌尿系感染

【概述】

泌尿系感染是指病原微生物侵入泌尿道引起的肾盂肾炎、膀胱炎或尿道炎，在不易定位时统称泌尿系感染。患儿症状及体征可因感染部位（上或下泌尿道）、年龄及病程而异。本病为儿科较常见的疾病，在泌尿系统疾病住院患儿中居第三位。新生儿期男孩发病率高于女孩，1岁后女孩多见。

1. 病因

本病常见的诱因有泌尿道先天畸形（尤其是梗阻性畸形）、膀胱输尿管返流、全身免疫力低下、泌尿系异物、结石等。常见病原菌为大肠杆菌（约占80%），变形杆菌、粪链球菌也较多见，少数为金黄色葡萄球菌、绿脓杆菌、溶血性链球菌、表皮葡萄球菌等。血行感染多发生在新生儿及小婴儿，上行感染多见于女孩及年长儿。

2. 临床表现

（1）新生儿期：全身症状重，如发热、苍白、吃奶差、呕吐、腹泻，有时可见黄疸，部分患儿可有惊厥、嗜睡、易激惹表现。泌尿系局部症状多不明显。

（2）婴幼儿期：多表现全身症状，如高热、呕吐、面色苍黄，甚至惊厥，泌尿系局部症状不明显，仅有排尿时哭闹。因此婴幼儿不明原因发热，应检查尿液，以免漏诊。

（3）儿童期：上尿路感染常有发热、腹痛、腰痛、肾区叩击痛，下尿路感染有尿频、尿急、尿道烧灼感。

2. 辅助检查

（1）尿常规：取清晨中段尿，离心后镜检，沉渣中白细胞≥5个/高倍视野，偶见成堆。如出现白细胞管型，有助于肾盂肾炎的诊断。肾盏乳头处炎症及膀胱炎时易出现血尿。

（2）尿培养及菌落计数：尿细菌数≥10^5/mL即可确诊，细菌数<10^4/mL系污染，

$10^4 \sim 10^5$/mL 为可疑。但细菌数 $< 10^5$/mL 而症状明显，2 次培养得同一细菌者，仍有诊断价值。耻骨上膀胱穿刺尿培养，只要有细菌生长即可诊断。

（3）尿路感染定位诊断：见表 3-2。

表 3-2　尿路感染定位诊断

	上尿路感染	下尿路感染
①细菌学检查	变形杆菌、绿脓杆菌、粪链球菌、白色葡萄球菌	大肠杆菌多见
②C 反应蛋白	$> 30\mu g$/mL	$< 30\mu g$/mL
③ESR	> 25mm/h	< 25mm/h
④尿 LDH 同工酶	$5 > 4 > 3 > 2 > 1$	$1 > 2 > 3 > 4 > 5$
⑤尿 β_2 微球蛋白	高值	低值
⑥抗体包裹细菌（ACB）	阳性	阴性
⑦尿浓缩试验	功能↓	正常
⑧X 线检查	肾盂扩大、变形，输尿管扩张	正常

【饮食宜忌】

1. 饮食宜进

（1）饮食原则

①宜多饮水，多食具有利水化湿、健脾补肾的食物，如梨、莲子、百合、薏苡仁、扁豆等。

②宜清淡饮食，如白米粥、绿豆汤、大白菜、菠菜、油菜、萝卜、胡萝卜、番茄等。

③宜食清热利湿之药食相兼的食物，如车前草粥、金银花粥、扁豆粥、竹叶粥、凉拌鱼腥草、茯苓饼、绿豆粥等。

（2）药膳食疗方

①将薏苡仁 150g 放入水中煮烂，再加入粳米 50g 一同熬融，不拘时食之。可淡渗利湿。适用于泌尿系统感染，症见小便淋涩者。

②将适量黄花菜洗净，加水煎煮取汁，不拘时饮之。适用于小儿泌尿系统感染。

③将白萝卜洗净后切成片状，浸入蜂蜜中片刻后取出焙干，再浸入蜂蜜中，再取出焙干，再浸，如此三度，勿令焙焦，不拘时食之，可通淋利尿。

④将绿豆芽 500 ~ 1000g 洗净后捣汁，加白糖适量，调匀后饮之，可淡渗利尿。

⑤先用水 4000mL 煎煮通草 30g，去渣后取汁约 1000mL，再入青豆、小麦各 500g，如常法熬粥，不拘时食之。可清热、通淋、利尿。适用于急性泌尿系统感染，症见小便短涩、淋漓而下者。

⑥将炒槐花、郁金（湿纸包裹后用小火煨之）各 30g，研为粗末后和匀，每次取 6g，与适量淡豆豉一同入水中煎煮取汁，不拘时饮之。可通淋止血。适用于尿路感染，

症见血尿者。

⑦冬瓜（连皮）500g 清洗干净后切成片状，再与豆豉、粳米各 50g 一同入水中熬粥，随意食之。可清热祛暑、通淋利尿。适用于外感暑湿之邪、膀胱气化失利所致泌尿系统感染，症见小便短涩、尿道灼痛者。

2. 饮食禁忌

（1）刺激性强的食物：如辣椒、辣酱、辣椒油、芥末、生姜、葱、蒜及咖啡。

（2）腥膻发物：食用后可使尿频、尿急、尿痛症状加重，故应忌食，如公鸡肉、羊肉、雀肉、韭菜、南瓜、芫荽、鲫鱼等。

（3）导致肠胀气的食物：泌尿系感染常出现小腹胀痛，而腹部胀满又加重小腹胀痛，使排尿更加困难，故导致肠胀气食物，如土豆、牛奶、黄豆、豆制品、红薯、蚕豆等忌多食。

（4）饮水不足：饮水少，尿量减少，细菌及炎症渗出物不能及时排出，不利于疾病的恢复。

（5）助生湿热的食物：本病多为湿热太盛，凡助生湿热的食物都能使病情加剧，如糖类和含有大量脂肪的食物，都能助生湿热而阻滞气化，故应忌食。

（6）酸性食物：忌食酸性食物的目的，就是要使尿液呈碱性，以提高使用抗生素时的杀菌能力。

【药物宜忌】

1. 西医治疗

（1）休息，多饮水，勤排尿。

（2）抗生素类药物

①复方新诺明：0.05g/（kg·d），分 2 次服，新生儿及肾功能损害者忌用。

②呋喃坦啶：8～10mg/（kg·d），分 3 次，口服。

③吡哌酸：30～50mg/（kg·d），分 3～4 次，口服。尿中排出浓度高，因而对大肠杆菌引起的尿路感染疗效显著。适用于各种类型的尿路感染。

④半合成广谱青霉素类：氨苄青霉素，50～100mg/（kg·d），口服或静脉滴注；羟氨苄青霉素，20mg/（kg·d），分 3 次，口服。

⑤先锋霉素：对革兰氏阴性、阳性球菌或杆菌都有很强的杀菌、抑菌作用。常用先锋霉素Ⅳ，25～50mg/（kg·d），分 4 次，口服；先锋霉素Ⅴ，25～50mg/（kg·d），分 2～4 次，肌内或静脉注射。

⑥头孢拉定：50～100mg/（kg·d），分 4 次，口服或肌注。

⑦头孢噻肟：50～100mg/（kg·d），肌注或静脉滴注。

⑧立克菌星：6～7.5mg/（kg·d），每日 1 次，静脉点滴。

⑨阿米卡星：8～15mg/（kg·d），分 2 次，肌注，或静脉滴注。

⑩喹诺酮类

a. 诺氟沙星：20～30mg/（kg·d），分 3～4 次，口服。严重肾功能不全者慎用。

本药影响软骨发育，婴儿忌用，8岁以下小儿慎用。

b. 氧氟沙星：10~20mg/(kg·d)，分3~4次，口服。抗菌活性比诺氟沙星强4~8倍，不良反应同上。

急性感染第一次发作：上尿路感染治疗2周，下尿路感染治疗5~7日。

再发性尿路感染（包括复发及再感染）：急性发作用药2周后采用联合和轮换用药，每种药连用2周左右，总疗程6~8周。

多次复发或慢性感染：急性感染控制后改用小剂量长程抑菌给药法，每日复方新诺明10mg/kg、呋喃坦啶1~2mg/kg，每晚睡前排尿后服用，疗程6~12个月。停药时及停用后第2周、第6周做尿培养追踪复查，以后每3~6个月复查1次，共2年，无复发则为痊愈。培养结果又阳性者进一步检查有无泌尿道畸形及膀胱输尿管返流，并换药治疗。

（3）去除病因

①及时矫正先天性尿道畸形，对伴发梗阻、结石、返流等情况者应给予相应治疗。包茎严重的患儿宜早期手术。

②增强免疫力，改善不良习惯，多饮水。

2. 中医治疗

（1）辨证治疗

①膀胱湿热

主症：发病较急，小便频数短赤，甚则尿血，尿道灼热疼痛，尿下淋沥混浊，常伴恶寒发热，舌质红，苔黄腻，脉数有力。

治法：清热泻火，利湿通淋。

方药：八正散加减。萹蓄、瞿麦、栀子、滑石各10g，木通、车前子、甘草梢各6g，大黄3g。发热加金银花、连翘；小便短赤加生地黄、白茅根；小便带血加小蓟、生藕节。

②肝胆湿热

主症：小便频数短赤，寒热往来，口苦胁痛，呕恶不食，舌红苔黄，脉弦数。

治法：清利肝胆，和解少阳。

方药：龙胆泻肝汤加减。龙胆草、黄芩、栀子、生地黄各12g，当归、泽泻、车前子各9g，柴胡、甘草梢各6g。呕吐加川连、竹茹；尿血加参三七粉、琥珀粉；胁痛加青皮、香附。

③肾阴不足

主症：尿频，尿急，排尿痛，伴低热，头晕，腰酸乏力，舌光红，脉细数。

治法：滋肾养阴。

方药：知柏地黄丸加减。生地黄、山药、茯苓各12g，丹皮、泽泻各9g，知母、黄柏各6g。腰酸乏力加旱莲草、枸杞；骨蒸潮热加青蒿、鳖甲、地骨皮。

④脾肾两虚

主症：尿频，尿急，尿道热涩疼痛，面色少华，神疲乏力，腰膝酸软，肢肿面浮，舌质淡，苔白，脉细弱无力。

治法：健脾补肾。

方药：无比山药丸合知柏地黄丸加减。生地黄、山药、茯苓各12g，泽泻、菟丝子、肉苁蓉各9g，知母、黄柏、牛膝各6g。小腹坠胀、小便点滴而出者加黄芪、党参、升麻；腰酸乏力加龙骨、牡蛎、芡实。

（2）验方

①热淋方：车前草30g，穿心莲30g，蒲公英30g。水煎服，每日1剂，分2~3次服。适用于本病属膀胱湿热者。

②泌感方：鲜紫草30g，鲜小蓟50g，鲜藕80g。水煎服，每日1剂，分2~3次服。适用于本病血尿明显者。

③黄芩滑石汤：黄芩9g，滑石9g，茯苓皮9g，猪苓9g，大腹皮6g，白豆蔻3g，通草3g。水煎服，每日1剂，分2~3次服。适用于本病属下焦湿热者。

3. 药物禁忌

（1）头孢菌素类药物：使用头孢菌素类药物应忌酒和含酒精的制剂，否则患儿可能出现严重的变态反应，可导致过敏性休克。

（2）磺胺药类药物：参考"新生儿坏死性小肠结肠炎"相关内容。

（3）氨基糖苷类药物

①与骨骼肌松弛药相克：因氨基糖苷类与骨骼肌松弛药（如氯化琥珀胆碱、氯化筒箭毒碱、弛肌碘等）合用，可增加对神经肌肉的阻滞作用，从而导致呼吸抑制的危险。

②与酸化尿液的药物合用：因氨基糖苷类药物在碱性环境中作用较强，故凡是酸化尿液的药物（如氯化铵、维生素C等）都会使氨基糖苷类药物的抗菌效价降低。

③与呋塞米、利尿酸相克：因为氨基糖苷类抗生素（如丁胺卡那霉素、庆大霉素等）与强利尿药呋塞米、利尿酸合用时，其不良反应增强，可引起听觉及前庭功能障碍，造成永久性或暂时性耳聋。

④忌食酸化尿液的食物：氨基甙类抗生素在碱性环境中作用较强，各种蔬菜、豆制品等食物可碱化尿液，食之可增强疗效，而肉、鱼、蛋、乳制品与素食混合可酸化尿液，醋、糖等亦为酸性食物，故应避免食用。

（4）呋喃妥因

①不宜与苯妥英钠合用：因为苯妥英钠有酶促作用，可使药酶的活性增高，呋喃妥因与之合用，可使其药物代谢加快，血药浓度降低，从而使疗效减弱。

②不宜与丙磺舒合用：丙磺舒可使呋喃妥因毒性增加，故二者应避免合用。

③不宜与利尿合剂合用：因为呋喃妥因在酸性环境中的杀菌力比在碱性环境中作用强，利尿合剂为碱性，两药合用，呋喃妥因杀菌力变弱，肾小管对其重吸收亦减少，从而使呋喃妥因血药浓度降低。如临床上确需合用，两药可间隔2~3小时分开服用。

④不宜与三硅酸镁并用：因为溶解的呋喃妥因易被吸附于三硅酸镁表面，可使疗效降低。

⑤不宜与碳酸氢钠等碱性药物合用：合用可使呋喃妥因疗效降低。所以碳酸氢钠可用于呋喃妥因中毒的解救。

（5）喹诺酮类药物

①忌用茶水服用喹诺酮类药物：因茶叶中含有鞣酸、咖啡因及茶碱等成分，可降低喹诺酮类药物的作用。

②不宜食碱性食物：因偏碱性的食物（如菠菜、胡萝卜、黄瓜、苏打饼干等）可减少本品的吸收，故服本药期间应避免食用。

（6）具有肾毒性的抗生素：肾功能不全的肾盂肾炎患者，不要选用损害肾脏的抗生素，这些药物在体内蓄积易产生不良反应。

（7）温热壮阳药：中医学认为，本病是由于湿热下注、膀胱气化不利形成的。如果误用温热壮阳药物（如附子、肉桂、干姜），势必助热生火，伤津液，加重湿热，使病情反复。

（8）补肾固涩药：本病急性期以尿频、尿急为特征，如果误认为这是由肾虚失固引起而妄用补肾固涩之品（如五味子、金樱子等），则必然导致"关门留寇"，细菌难以排出，从而加重病情。

十六、急性肾小球肾炎

【概述】

急性肾小球肾炎（简称急性肾炎）多见于3岁以上的小儿，是一组以两侧肾脏弥漫性肾小球非化脓性炎症为病理特征，临床以血尿、浮肿、高血压为特点的肾小球疾病。

1. 病因

绝大多数由A族β溶血性链球菌感染后引起，也可由其他细菌、病毒、支原体、弓形虫、疟原虫等感染后引起。小儿时期以急性链球菌感染后引起的免疫复合物型肾炎占绝大多数。

2. 临床表现

（1）一般患儿有浮肿、血尿、不同程度蛋白尿、高血压（＞17.3/10.7kPa）的表现。

（2）严重患儿起病1周内可出现下列任何一种临床表现。

①循环充血：呼吸急促，烦躁不安，肺底水泡音，心率快，奔马律，肝脏迅速增大。

②高血压脑病：头痛，眼花，暂时失明，昏迷，抽搐，血压明显增高。

③急性肾功能不全：少尿或尿闭，氮质血症，高血钾，酸中毒。

3. 检查

（1）尿常规：有红细胞、管型和不同程度的蛋白尿。

（2）血沉加快。

（3）血清补体，尤其是 C3 下降，1~2 个月恢复。循环免疫复合物（CIC）阳性。

（4）抗链球菌溶血素（ASO）增高，可以持续 3~6 个月。

（5）尿纤维蛋白降解产物（FDP）增高，一般大于 0.25mg/L。

（6）X 线检查 可以有心影增大，肺纹理增粗。

【饮食宜忌】

1. 饮食宜进

（1）饮食原则

①按中医辨证分型进食：中医学认为，急性肾炎属于"水肿""血尿""淋证"等范畴，可分为三型。

a. 风寒型：宜进食白扁豆、四季豆、玉米须、冬瓜等利尿食物。

b. 风热型：宜进食清热解毒、利湿消肿的食物，如冬瓜、赤小豆等。

c. 湿热型：宜进食清热利湿食物，如赤小豆、丝瓜、薏苡仁、西瓜等。

②低蛋白饮食：蛋白质供给量根据病情而定。症状较轻者，控制在每日 20~40g，以减轻肾脏的负担。低蛋白饮食时间不宜过长，以防止发生贫血。一旦血中尿素氮、肌酐清除率接近正常，无论有无蛋白尿，蛋白质供给量应逐步增加至 0.8g/（kg·d），以利于肾功能的修复。选用含必需氨基酸多而非必需氨基酸少的优质蛋白，如鸡蛋、牛奶、瘦肉和鱼等，不宜选食豆类及其制品。

③低盐、无盐饮食：发病初期，水肿为主要症状，肾脏不能正常地排泄水、钠。限制饮水和严格限盐，是消除水肿的好方法。应根据病情、尿量及水肿情况，给予低盐、无盐饮食。据分析，每 100g 常用食物含钠量在 100mg 以下的有牛肉、猪肉、鸡肉、大白菜、莴笋、冬瓜、西瓜、南瓜、丝瓜、西红柿、芋头、荸荠、苋菜、大葱、韭菜、豆类、橘子、苹果、梨等；含钠量在 100mg 以上的食物有豆腐、蘑菇、紫菜、榨菜、茴香、冬菜、雪里红、虾、酱等。

④热能供给：治疗以休息、药物和饮食营养治疗相结合，严重者需要卧床休息，故热能消耗降低，每日按每千克体重 105~126kJ（25~30kcal）。

⑤脂肪供给：不需要严格限制脂肪总量，但应少食用含动物油脂的食物及油炸食物。

⑥供给足够的维生素：新鲜蔬菜能增进患儿的食欲，可多食新鲜的绿叶蔬菜及水果。在少尿期应限制钾的摄入，需限制蔬菜；恢复期可多食用山药、大枣、桂圆、莲子、银耳等有滋补作用的食物。维生素 A、B 族维生素、维生素 C、叶酸、铁等，均有利于肾功能的恢复并可预防贫血，应足量补充，可选食醋溜卷心菜、番茄炒鸡蛋、炒胡萝卜丝等。

⑦多食碱性食物：碱性食物是指在体内代谢后能生成偏碱性物质的食物，主要有蔬菜、水果和奶类等。急性肾小球肾炎时，尿液偏酸，食用碱性食物，使尿液接近中性，有利于治疗。酸性食物是指在体内代谢后生成偏酸性物质的食物，粮食、豆类和富含蛋白质的肉类均属于酸性食物。

（2）药膳食疗方

①将薏苡仁 30g 入水中，煮烂后加入淀粉少许，继续熬融，然后调入适量白砂糖、桂花，略煮片刻即可食。可清利湿热、健脾除痹。适用于急、慢性肾炎。

②薏苡仁、山药、赤小豆、白扁豆、党参各 30g，粳米 100g 洗净，入锅加水适量，煮粥至稠厚，加入适量冰糖调味，每日 1 剂，连食 10 日。可健脾益气。适用于小儿肾炎恢复期，或病程长浮肿不明显，症见面色少华而苍白、倦怠乏力者。

③葵菜 500g 入水中煮约 15 分钟，去渣取汁，再入粳米 50g 熬粥，粥成之后，加葱白，略煮片刻后即可食之。可清热利尿。适用于小儿急性肾炎，症见尿频、尿急、小便淋漓不尽、尿检以红细胞为多者。

④将紫苏 6g、冬瓜皮 50g、玉米须 30g 加水先煎 30 分钟，去渣取汁，加入赤小豆 100g、薏苡仁 50g 炖熟煮烂，再加适量白糖调味。每日 1 剂，早、晚温服。适用于小儿肾炎，症见水肿，伴有外感症状者。

⑤将绿豆 90g、熟附片 6g 加水 1000mL，用小火煮，以绿豆开花为度，去渣饮汤，分 3 次，每日饭前服。适用于小儿肾炎，症见水肿、血尿者。

2. 饮食禁忌

（1）水摄入过多：液体摄入量应根据水肿的程度及尿量而定，急性期一般以非显性失水量加尿量计算，非显性失水量婴幼儿按 20 ~ 25mL/（mg·d）计算。

（2）含钠高的食物：急性肾炎患儿必须限制食盐和含钠高的食物的摄入。每 100g 食物含钠量在 200mg 以上的有豆腐、蘑菇、紫菜、榨菜、茴香、冬菜、雪里红、虾、酱等。另外，香蕉中含有较多的钠盐，如食大量香蕉，和摄入钠盐一样，使患儿血中出现钠水潴留，使浮肿加重，肾脏负荷加大。

（3）含嘌呤高的食物：如菠菜、芹菜、小萝卜、豆类及其制品等。

（4）浓烈调味品：如胡椒、咖喱、芥末、辣椒等。味精也应少用，因味精使用过多会引起口渴而增加饮水量。

（5）含氮浸出物：在肾脏功能减弱的情况下，应减少含氮浸出物的摄入，如鸡汤、鱼汤、肉汤、鸭汤等。

（6）高蛋白饮食：如豆腐、羊肝、鸡蛋及鱼类，急性肾炎患儿不宜食用过多，以免蛋白质在体内的代谢产物（如尿素、尿酸、肌酐）排泄困难，造成蓄积中毒。

（7）忌吃韭菜、芹菜、洋葱、咖啡、可可、茭白、苋菜、豆腐、土豆、油菜、香椿、猪头肉、海产品；肾功能不全且血中非蛋白氮增高时，又须忌吃河虾、禽蛋、肉类及动物的内脏等高蛋白、高胆固醇的食物。

【药物宜忌】

1. 西医治疗

（1）一般治疗

①休息：起病 1 ~ 2 周内卧床休息。

②饮食：低盐，即食盐每日 1 ~ 2g；低蛋白质即蛋白质 0.5g/（kg·d）。高血压、

循环充血、水肿严重者忌盐。

（2）抗生素控制感染：链球菌感染用青霉素 7 ~ 10 日。

（3）循环充血应限制水、盐，以利尿为主：利尿可以用呋塞米每次 1mg/kg，静脉注射，必要时 4 ~ 8 小时重复应用。忌用保钾利尿剂。明显肺水肿则静滴硝普钠，每分钟 1μg/kg 起，最高不超过每分钟 8μg/kg，应用时须新鲜配置，输液瓶及滴管均用不透光纸包裹以避光。或者酚妥拉明 0.1 ~ 0.2mg/kg 加入葡萄糖 10 ~ 20mL 中，静脉缓慢注射。目前一般多不主张用洋地黄制剂。上述处理无效时可以考虑透析疗法。

（5）高血压：利血平 0.07mg/kg，肌注，1 次量最大不超过 2mg，或者每日0.02 ~ 0.03mg/kg，分 2 ~ 3 次口服，此药有鼻塞、面红、嗜睡、心动过缓等不良反应。也可以用卡托普利，每日 0.3 ~ 0.5mg/kg，分 2 ~ 4 次口服。或硝苯吡啶每日 0.25 ~ 0.5mg/kg，分 2 次口服。高血压脑病时首选二氮嗪，每次 3 ~ 5mg/kg 静注，注射后 1 ~ 2 分钟起作用，持续 4 ~ 12 小时，偶有恶心、呕吐、心律失常或水钠潴留。此外硝普钠也可应用，剂量、用法同前。对已有惊厥者，除降压外，应及时供氧、止惊，对症治疗。可选用地西泮，每次 0.3 ~ 0.5mg/kg，静脉缓注。也可用苯巴比妥钠，肌内注射。惊厥控制后应予适当脱水剂以防止脑水肿。

（6）急性肾功能不全：治疗原则是保持水、电解质及酸碱平衡，供给一定的热量，并对症处理，防止合并症。

2. 中医治疗

（1）辨证治疗

①风水泛滥

主症：发病急，初起可有恶寒发热，咳嗽，眼睑浮肿，继则全身浮肿，尿少，舌质淡，苔薄白，脉浮紧或浮数。

治法：疏风清热，宣肺利水。

方药：麻黄连翘赤小豆汤加减。麻黄、炙甘草各3g，杏仁、桔梗各6g，连翘、桑白皮各10g，赤小豆30g。风寒表证明显者去连翘加羌活、紫苏、防风；咽痛乳蛾红肿加金银花、山豆根、牛蒡子；浮肿明显加浮萍。

②疮毒侵淫

主症：肢体浮肿，小便短赤，色如浓茶，皮肤疮毒，口渴神烦或发热，舌质红，苔黄厚，脉滑数。

治法：清热解毒，利湿消肿。

方药：五味消毒散加减。白茅根15g，金银花、野菊花、紫花地丁、蒲公英、大青叶、滑石各10g，玉米须、木通、白花蛇舌草各6g。血尿加小蓟、生地黄、丹皮；疮毒糜烂加苍术、苦参。

③水湿困脾

主症：周身浮肿，尿少，身重困倦，胃纳不佳，舌质淡，苔白腻，脉濡缓。

治法：渗湿利水，健脾消肿。

方药：五苓散合五皮饮加减。白术、猪苓、泽泻、大腹皮、茯苓各10g，生姜皮、桂枝各 6g，甘草 3g。上半身肿甚而喘者加麻黄、杏仁；下半身肿甚加厚朴、防己、川椒目；腹胀便溏加砂仁、白豆蔻、木香；血尿明显加茜草、藕节炭。

（2）验方

①肾炎血尿方：生地黄 20g，阿胶、生玉竹、丹皮、旱莲草各 9g，汉三七末 3g（分 3 次冲服）。水煎服，每日 1 剂，分 3 次服。适用于本病属阴虚火旺者。

②复方白茅根汤：白茅根 30g，黄芩 10g，黄连 3g，黄柏 6g，金银花 10g，连翘 6g，蝉衣 6g，浮萍 15g。水煎服，每日 1 剂，分 4 次服。适用于本病急性期风水证。

③急肾方：白花蛇舌草、白茅根、车前草、珍珠草、玉米须各 15～30g。水煎服，每日 1 剂。适用于本病急性期水肿、血尿明显者。

④龙蝉解痉方：地龙 9g，蝉衣 24g，白术 9g，茯苓 9g，白茅根 60g，车前子 60g，泽泻 12g，木通 9g，夏枯草 30g。水煎服，2 岁以下每日 1/3 剂，3～6 岁每日 1/2 剂，6～12 岁每日 1 剂，分 3 次于饭后服。适用于本病早期，伴头晕目眩者。

⑤商陆麻黄汤：麻黄 3g，商陆 6g，茯苓皮 10g，泽泻 6g，赤小豆 10g。水煎服，每日 1 剂，分 2 次服。适用于本病急性期，浮肿甚者。

⑥固涩补气汤：五味子 10g，金樱子 25g，杭白芍 15g，炙黄芪 10g，太子参 25g，焦白术 10g，黄芩 7g。水煎服，每日 1 剂，分 3 次服。适用于本病恢复期，属脾气虚弱者。

3. 药物禁忌

（1）排钾利尿药

①服排钾利尿剂期间不宜多吃味精及高盐饮食。

②呋塞米

a. 与苯妥英钠或苯巴比妥相克：两药合用可使呋塞米的利尿作用减弱，尿量减少 50%。

b. 与安妥明相克：两药合用可出现尿量明显增加，肌肉僵硬、酸痛，腰背疼痛及全身不适。

c. 与环孢素相克：与环孢素合用，可使肾小管重吸收尿酸的作用增加，血清尿酸浓度增高，从而诱发痛风。

d. 与肌肉松弛剂相克：呋塞米与肌肉松弛剂合用，可增强肌肉松弛药（如筒箭毒碱）的肌肉松弛和麻醉作用。

e. 与洋地黄制剂相克：呋塞米在排钠的同时，也增加钾的排出，易引起低血钾，而低血钾可使心肌对洋地黄敏感化，导致洋地黄中毒，出现严重心律失常。必须合用时，应补充氯化钾或摄入含钾丰富的食物，如番茄、橘子等。

f. 与氨基糖苷类抗生素相克：呋塞米与氨基糖苷类抗生素（如链霉素、庆大霉素、卡那霉素、新霉素等）合用，对第八对脑神经具有刺激作用，可致耳毒性增加，导致听力减退或暂时性耳聋。

g. 与头孢噻吩钠相克：合用后可增加肾脏毒性。

h. 与糖皮质激素相克：糖皮质激素与呋塞米合用，可使钾的排泄量显著增加。两药一般不宜合用，如确需合用，应服氯化钾。

③氢氯噻嗪

a. 与阿司匹林相克：二药均可轻度增加尿酸含量，引发痛风。

b. 与氯化铵相克：二药合用会引起血氨增高，肝功能障碍患儿易致肝性脑病。

（2）保钾利尿药

①不宜食含钾高的食物。

②保钾利尿药与氯化钾相克：保钾利尿药（如安体舒通、氨苯蝶啶等）有排钠贮钾的作用，与氯化钾合用易致高血钾，严重者可以引起心率缓慢、传导阻滞等心律失常。尤其是肾功能障碍患儿更应注意。

（3）对肾脏有损害的药物：氨基糖苷类药（庆大霉素、卡那霉素、链霉素、小诺霉素等）、磺胺类药、四环素类等药物，在肾脏发生病变时排泄率降低，药物易在体内积蓄，引起中毒症状，加重肾脏负担，不利于病情的康复。无明显感染体征者，最好不使用抗生素。如需要使用抗生素时，应选择对肾脏无毒或毒性小的抗生素（如青霉素等）。此外，甲苯磺丁脲、丙磺舒、降糖灵等对肾脏也有损害，应当慎用。

（4）有肾毒作用的中药：药理研究发现，防己、厚朴、马兜铃可引起间质性肾炎和纤维化；甘草可导致水钠潴留，加重水肿；关木通可导致肾功能衰竭；斑蝥可在体内蓄积中毒，有肾毒作用。以上药物在急性肾炎时，应当禁用或慎用。

（5）引起免疫反应的药物：天花粉、三甲双酮等可引起免疫反应而累及肾小球，应当禁用。

（6）慎用钙离子拮抗剂及硫酸镁降压：钙离子拮抗剂（如地尔硫䓬、硝苯地平等）能降低全身血压，但对肾小球无保护作用，其中硝苯地平对压力传导和肾小球损伤的有害作用已经证实。用硫酸镁降压，如肾功能不佳者，可引起高镁血症，故应慎用。

十七、肾病综合征

【概述】

肾病综合征（简称肾病）是由于肾小球基底膜通透性增高，大量血浆蛋白由尿中丢失所致的综合征。本病可分为原发性和继发性两类，小儿原发性肾病综合征约占80% ~90%。

1. 病因

原发性肾病发病原因未明了，但部分患儿肾小球中有免疫球蛋白和补体的沉积，提示体液免疫介导可能是原因之一。微小病变患儿并无严重的肾脏免疫病理改变，有学者认为其发病有可能与 T 淋巴细胞功能紊乱有关。肾病综合征的病理改变包括微小病变和非微小病变两种，以前者多见，占78%。

2. 病理分型

可分为微小病变、系膜增生性肾炎、局灶节段性肾小球硬化、膜性肾病、膜增生性肾炎等型。其中前三型可随病情加重而转型。膜性肾病多继发于狼疮肾炎或乙肝肾炎。

3. 临床表现

（1）原发性肾病综合征

①单纯性肾病：3～7岁起病，男孩居多，全身凹陷性水肿，大量蛋白尿，血浆总蛋白及白蛋白降低，血胆固醇增高。

②肾炎型肾病：除蛋白尿、低蛋白血症、高脂血症及水肿外，尚有血尿、高血压或肾功能不全。

③先天性肾病：出生后3个月以内起病者称芬兰型（在芬兰多见），属常染色体隐性遗传，病理特点为近端肾小管囊性扩张。3个月以上起病者以弥漫性系膜硬化为主。临床上除出现肾病四大症状外，还可表现为低体重儿或足月小样儿、大胎盘、身材矮小、骨缝增宽、骨龄及智力发育迟缓。激素治疗效果差。

（2）继发性肾病综合征：继发于过敏性紫癜、红斑狼疮、乙型肝炎、疟疾、糖尿病、多发性骨髓瘤、药物（青霉胺）及汞等重金属中毒。

4. 辅助检查

（1）24小时尿蛋白定量 >0.1g/kg。

（2）血浆白蛋白降低，常 <25g/L，A/G 倒置。

（3）血胆固醇 >5.7mmol/L。

（4）血蛋白电泳 α_1、α_2、β 球蛋白增多，γ 球蛋白下降。

（5）尿蛋白选择性正常或较差。

（6）肾功能检查：部分患儿可因严重肾间质水肿，或大量蛋白管型阻塞亨利袢，导致近端肾小管和鲍氏囊静水压增高，肾小球有效滤过压下降，出现暂时性血尿素氮增高，经激素及利尿剂治疗后肾功能多可恢复。

【饮食宜忌】

1. 饮食宜进

（1）饮食原则

①宜低盐、高蛋白饮食：肉类、蛋类、豆类都含有较多的蛋白质，可增加此类饮食。每日摄入盐1～3g，水肿严重时要完全忌盐，并稍限饮水量。每日蛋白质的摄入量以1g/kg为宜，而且应以优质蛋白质为主，如鸡蛋、瘦肉、鲜牛奶等。

②宜食含微量元素丰富的食物：如瘦肉、动物肝脏、蛋类、绿叶蔬菜、坚果及豆制品。

③宜食含维生素丰富的食物：维生素A来源于乳类、蛋类等；B族维生素来源于猪肉、大豆、小米、动物肝脏及乳汁；维生素C来源于橘子汁、苹果汁、菜泥、山楂糕和枣泥中。

（2）药膳食疗方

①玉米须30g。将玉米须洗净，切成几段，装入纱布袋中，放入砂锅中，加清水600mL，用小火煎成300mL即可。适用于高血压、水肿。

②绿豆 15g，豌豆 15g，蜂蜜 10g，湿淀粉适量。将绿豆、豌豆分别去杂后洗净，放入砂锅中，加水适量，大火煮沸后，改用中火煮至熟烂，成开花状，以湿淀粉勾成糊，停火，放入蜂蜜，拌和均匀即可。分早晚 2 次食用。适用于高血压、高脂血症、水肿。

③冬瓜子 10g，粳米 15~30g。将冬瓜子捣碎，放入砂锅内，加水适量，置于火上，煎成浓汤，去渣，取汁，入粳米煮粥。空腹食用，每日 1~2 次。适用于水肿、尿少。

④虫笋、葫芦干各 30g，冬瓜皮 15g。虫笋、葫芦干和冬瓜皮加水煎汤，每日 1 剂，连用 5~7 日。适用于水肿。

⑤杜仲 15g，丹参 30g，川芎 20g，粳米 100g。先煎杜仲、丹参、川芎，去渣取汁，加入洗净后的粳米煮粥，粥将熟时加入白糖适量，稍煮即可。每日 2 次，温热服，7~10 日为 1 个疗程。

⑥栗子 40g，大枣 8 枚，生姜 3 片，山药、粳米各 60g。将栗子去皮切粒，山药洗净切片，同大枣、粳米、生姜共入锅中，加水煮烂成粥，调入红糖即成。可当早餐食用，每日 1 次。

2. 饮食禁忌

（1）长期禁盐：长期禁盐或使用利尿剂过多，或因吐泻使盐摄入不足、排出过多，引起低钠综合征。低盐饮食的食盐量以每日 2~3g 为宜。

（2）低蛋白饮食：由于大量蛋白从尿中排出，易导致低蛋白血症、水肿、抵抗力下降及血栓形成，因此肾病综合征患儿应给予高蛋白饮食。但高蛋白饮食又可引起肾小球损害，而血浆蛋白水平并不增加。因此，必须供给优质蛋白质，如牛奶、鱼、瘦肉、鸡蛋等，每日蛋白质的摄入量为 1~1.2g/kg。

（3）忌过食辛辣肥甘食物：辛辣食物（如辣椒、花椒等）可助火伤津，肥甘食物（如肥肉、油炸食物等）可助湿，湿热内蕴，损伤脾胃，阻滞气化，使水湿内停，水肿加重，不利于病情的恢复。

【药物宜忌】

1. 西医治疗

（1）一般治疗：有合并症者需卧床休息，水肿严重者适当限制水、钠的摄入，防止交叉感染，避免过食，保证正常需求量的优质蛋白。

（2）防治感染：可应用抗生素。

（3）利尿：水肿严重时可短期应用利尿剂，使用时应密切观察出入量及血电解质。

①双氢克尿噻和安体舒通：双氢克尿噻每月 2~3mg/kg，分 3 次口服，常需同服钾盐以防血钾降低。或可与安体舒通合用，安体舒通每日 3mg/kg，分 3 次口服。

②速尿和利尿酸钠：剂量均为每次 1mg/kg，静脉或肌内注射，每日 2 次。如无效时剂量可加倍，每日 3~4 次。也可与安体舒通合用，效果较好。

③无盐白蛋白或血浆代用品：用于血浆白蛋白明显降低，利尿剂效果不好的患儿。每次 0.5g/kg 静脉滴注，60 分钟后再静脉滴注速尿效果较好。因白蛋白价格昂贵，且

迅速从尿中丢失，作用短暂，故不主张长期使用。或可用低分子右旋糖酐代替。

（4）激素治疗：一般采用中长程疗法。泼尼松 1.5~2mg/（kg·d），最大量不超过 60mg/d，分 3~4 次口服，4~8 周或尿蛋白阴转后持续 2~3 周，改为 2mg/（kg·d），隔日清晨顿服，4 周后每 2~4 周减 5~10mg/次，总疗程 6 个月，为中程疗法。长程疗法诱导阶段同中程疗法，隔日顿服 4 周后，每 2~4 周减 2.5~5mg/次，总疗程为 9 个月左右。

（5）难治性肾病的治疗：难治性肾病是指以下情况：a. 激素治疗耐药：泼尼松 1.5~2mg/（kg·d），正规治疗 8 周无效。b. 频繁复发：泼尼松治疗初次反应后 6 个月内 2 次或 1 年内 3 次以上复发或反复发作。c. 激素依赖：停激素或减量在 14 日内复发或反复，且反复 2 次以上。

可选用以下药物治疗。

①环磷酰胺：2.5~3mg/（kg·d），分 2~3 次，口服，或清晨 1 次顿服共 8~12 周，累积总量不超过 200~250mg/kg，如需重复使用，至少间隔 1 年。

环磷酰胺静脉冲击治疗：每次 500~750mg/m^2，每 3~4 周 1 次，6~12 次为 1 疗程。治疗日给予 20mL/kg 液体量，以利于排出环磷酰胺代谢产物，同时适当补充氯化物，避免水中毒。

②苯丁酸氮芥：0.2mg/（kg·d），口服，8 周为 1 疗程，总量不超过 14mg/kg，疗程不超过 12 周。

③甲泼尼龙静脉冲击：15~30mg/（kg·d）溶于 50% 葡萄糖注射液 100~200mL 内，1/2~1 小时内静脉滴注，最大不超过 1g/d，每次 <20mg/（kg·d）时不良反应小，连续 3 日为 1 疗程。冲击后 48 小时再用泼尼松。由于大剂量激素急速使用，可产生消化性溃疡、感染、血压升高等不良反应，故可隔 1~2 周重复应用 1~2 个疗程。

④血管紧张素转换酶抑制剂（ACEI）：有减轻蛋白尿、保护肾功能的作用。

a. 卡托普利：开始每次 0.3mg/kg，每日 3 次，最大剂量 5mg/（kg·d），口服，疗程半年。

b. 依那普利：0.1~0.2mg/（kg·d），口服，疗程 3~6 个月。

⑤环孢霉素 A（CsA）：开始剂量 4~6mg/（kg·d），口服，以后按血浓度监测调整药物剂量。HPLC 法血浓度 <300ng/nL，很少发生肾毒性，疗程 3 个月。在激素诱导缓解后开始应用，停药后可早期复发，延长用药时间及逐渐减量可减少复发，CsA 治疗 6~12 个月后，每 2 个月减量 25%，减至最小有效量持续 2 年后逐渐停药。

（6）抗凝治疗

①肝素：静脉滴注肝素，剂量为每次 1mg/kg，每日 1~2 次，连续静脉滴注 2 周，如需要可重复使用。应用肝素时每周查血纤维蛋白原和血小板及凝血酶原时间，如有出血倾向可静滴等量的鱼精蛋白。

②其他：潘生丁、阿司匹林、藻酸双酯钠等，均有一定的抗血小板聚集的作用，常与肝素配合使用。

③尿激酶：常于有血栓形成时应用，不作为抗凝的首选药物。

2. 中医治疗

（1）辨证治疗

①脾虚湿困

主症：肢体浮肿，尿少便溏，面色萎黄，神倦肢冷，纳少乏力，舌质淡，苔白滑，脉沉缓或濡细。

治法：益气健脾，利水消肿。

方药：四君子汤合五皮饮加减。党参、白术各12g，茯苓皮、桑白皮、大腹皮各9g，陈皮、生姜皮、甘草梢各6g。腹胀尿少加槟榔、厚朴；脘闷纳呆加木香、枳壳；肿甚伴胸腹水加葶苈子、车前子；汗多加浮小麦。

②脾肾阳虚

主症：水肿明显，按之凹陷，可伴胸水、腹水，形寒肢冷，面色㿠白或晦暗，神萎，尿少便溏，舌体胖或有齿痕，苔白，脉沉细。

治法：温阳利水。

方药：真武汤加减。茯苓皮、白术、白芍各10g，附子、生姜皮各6g。偏肾阳虚加补骨脂、肉桂；偏脾阳虚加砂仁、黄芪、益智仁；大便溏薄加炒扁豆、苍术。

③肾阴虚

主症：水肿，头痛头晕，五心烦热，面色潮红，腰酸腿软，舌质红，少苔或光剥，脉弦细数。

治法：滋肾养肝，育阴潜阳。

方药：杞菊地黄丸加减。枸杞、生地黄、茯苓各12g，菊花、丹皮、泽泻、山药、山萸肉各9g，远志、钩藤各6g。胃纳欠佳加砂仁、陈皮；头痛头晕加夏枯草、石决明；盗汗加地骨皮、生牡蛎。

④气滞血瘀

主症：水肿可不明显，面色晦暗或黧黑，唇色紫暗，皮肤干枯无光泽，有瘀点或瘀斑，舌质紫暗，苔少，脉涩滞。

治法：行气活血祛瘀。

方药：桃仁四物汤加减。桃仁、当归、赤芍、生地黄各10g，红花、川芎、川楝子各6g。血瘀明显加丹参、益母草、蒲黄。

⑤脾肾虚衰

主症：浮肿，常伴胸水、腹水，形体消瘦，面色晦滞，恶心呕吐，尿少，心悸气短，或烦躁不宁，昏迷、抽搐，舌质淡胖，苔白腻，脉沉细无力。

治法：扶正降浊。

方药：温脾汤加味。人参、附子各10g，厚朴、半夏、陈皮、生姜各6g，大黄、竹茹各3g。本证多伴恶心呕吐，汤药难进者，可将上方作直肠保留灌肠。

（2）验方

①三草一须汤：车前草、萹蓄草、金钱草、玉米须各30g。水煎服，每日1剂，分2～3次服。适用于本病初起水肿明显者。

②二丑甘遂散：黑白丑各12g，甘遂3g，千金子6g，沉香6g，共研细末。3岁以下每服0.5g，3~6岁每服1g，6~9岁每服1.5g，9~12岁每服2g。每日1次，清晨空腹服下，以每日3~4次水泻为度。适用于本病顽固性水肿者。

③四黄粥：黄芪30g，大黄粉30g，鸡蛋黄12g，黄小米50g。将熟蛋黄放锅中文火炒出油，再将炒过的大黄粉兑入，搅匀，成二黄散。每晚睡前以小米与黄芪共煮成粥，取二黄散10g放入粥中，趁热徐徐服下，盖好衣被，微取汗出。适用于本病尿蛋白持续不消者。

④肾病缓解汤：黄芪30g，党参15g，白术10g，茯苓10g，仙灵脾20g，泽泻12g，车前子20g，甘草6g。水煎服，每日或隔日1剂，分3次服。适用于本病属脾肾阳虚者。

3. 药物禁忌

（1）环磷酰胺

①与氯霉素相克：氯霉素可阻止环磷酰胺在体内变成有效产物，可对抗环磷酰胺的免疫抑制作用。

②与巴比妥相克：巴比妥类药物（苯巴比妥、戊巴比妥等）能干扰环磷酰胺的代谢，合用可增加环磷酰胺的毒性。

③与长春新碱相克：环磷酰胺与长春新碱合用时，应先用长春新碱，反之则降低环磷酰胺的作用。

④与丹参相克：动物实验证明，复方丹参制剂以不同途径给药均能促使恶性肿瘤转移，当与环磷酰胺合用时，在抑制肿瘤生长方面未显示明显的增效作用。

（2）环孢素

①与钙剂相克：环孢素与钙剂同用，可导致蛋白质构相改变，故应用环孢素时，应禁用钙剂（如葡萄糖酸钙、氯化钙等）。

②与疫苗相克：接种伤寒疫苗、麻疹疫苗、脊髓灰质炎疫苗、百白破（百日咳、白喉、破伤风）三联疫苗、狂犬疫苗等，可减弱环孢素的免疫抑制活性，应避免同时应用。

③与呋塞米、氢氯噻嗪相克：环孢素虽可抑制肾排泄尿酸，但一般不引起痛风。若与利尿剂呋塞米、氢氯噻嗪合用，则可竞争性抑制尿酸的分泌排出，使血清尿酸浓度进一步提高，从而诱发痛风。

④与免疫抑制剂相克：除肾上腺皮质激素外，环孢素一般不得与其他免疫抑制剂（如硫唑嘌呤、氨甲蝶呤等）同用，以免增强不良反应。

（3）不合理使用利尿剂：肾病综合征的水肿为低蛋白血症所致，由于血浆蛋白低，血浆胶体渗透压下降，体液外渗而引起水肿。大剂量使用利尿剂，会加重低蛋白血症和低血容量，使肾功能更趋恶化。因此，要在补充血浆蛋白后，再使用利尿剂。

（4）滥用白蛋白：大量使用白蛋白有免疫抑制、诱发心衰、延迟缓解和增加肾病综合征复发率等不良反应，且白蛋白进入体内后迅速丢失。应用白蛋白时应严格掌握适应证，防止滥用。严重的全身水肿，静脉使用利尿剂达不到利尿作用者，使用利尿剂后出现血容量不足的临床表现，肾间质性水肿引起急性肾功能衰竭为使用白蛋白的适应证。

（5）利尿不补钾：用利尿剂和糖皮质激素治疗期间，随着尿液的大量排出，钾也大量丢失，如果不能及时补充氯化钾或配用保钾利尿剂（如安体舒通），易产生低钾血症，出现腹胀、乏力、精神不振、心音低钝等症状。

（6）滥用苦寒或甘寒类中药：中医学认为，肾病综合征主要是由于肺、肾、脾三脏功能失调、气化失司所致，治疗应以补气温阳、化气利水为原则。滥用苦寒或甘寒中药（如黄柏、大黄、黄芩等），可克伐中阳，损伤脾肾，脾不制水，肾不主水，则水液泛滥，病情日趋加重。

十八、慢性肾衰竭

【概述】

慢性肾衰竭是慢性肾脏疾病或累及肾脏系统的疾病所引起的慢性肾功能减退，以及由此而产生的各种临床症状和代谢紊乱所组成的综合征。个别情况下，也可由急性肾衰竭（急性尿毒症）转变而来。

1. 病因

慢性肾衰竭的发病原因是由各种原发或继发的肾脏疾患导致肾实质损害，最终均有出现慢性肾衰竭的可能。在我国，慢性肾衰竭患者中50%以上是由慢性肾小球肾炎发展而来，这部分患者常有肾炎病史及慢性疾病过程。只有1/5左右的慢性肾衰竭是由慢性肾盂肾炎发展而来，女性患者居多，常有反复尿路感染史。全身系统性疾病如糖尿病、系统性红斑狼疮、过敏性紫癜、痛风、高血压、肾动脉硬化等，均可有肾脏的损害，最终可导致慢性肾衰竭。其他如肾先天性畸形、多囊肾、梗阻性尿道病变、肾结核等一些少见的疾病均可造成慢性肾衰竭。

2. 临床表现

慢性肾衰竭由于早期与终末期临床症状差异非常大，主要表现为各个系统代谢障碍及由毒性代谢产物潴留所产生的各系统症状，其症状与体征常交错夹杂出现，因而症状与体征临床常无明显的界限。

（1）水液代谢障碍：早期可表现为多尿、夜尿；晚期则有少尿，甚至无尿。

（2）消化系统：食欲减退，恶心，呕吐，中晚期口中有氨味，腹泻，消化道隐性出血，甚至大出血。

（3）循环系统：高血压，心脏扩大，肺动脉区有明显杂音，晚期出现心力衰竭、心律失常，纤维性心包炎引起心包摩擦音。

（4）神经系统：早期大多数患儿仅有乏力、头痛、头晕、记忆力减退、睡眠障碍，重者可表现为意识障碍及对外界反应淡漠，甚或抽搐，昏迷，谵语等。

（5）血液系统：有贫血和出血倾向，如贫血面容、紫癜、鼻出血、牙龈出血等。

（6）呼吸系统：尿毒症性支气管炎、肺炎，酸中毒时可出现慢而深的呼吸。

（7）其他：如易感冒、皮肤瘙痒、骨痛等。

3. 辅助检查

（1）肾功能检查：内生肌酐清除率降低，血尿素氮高，血肌酐升高，尿莫氏比重固定。

（2）贫血的相关检查：当肾小球滤过率<25%时，贫血明显，红细胞在 $2.0 \times 10^{12}/L$。

（3）电解质紊乱、酸中毒相关检查：早期不明显；当肾小球滤过率<20mL/min时，有轻度酸中毒，血气分析 pH 值下降，二氧化碳结合力下降，钾离子、钠离子、氯离子、磷离子、钙离子可能不正常。

（4）B 超：双肾结构紊乱，肾脏缩小。

（5）X 线：心脏扩大等。

4. 慢性肾衰竭分期

（1）代偿期：内生肌酐清除率 50~80mL/min，血尿素氮不升高，血肌酐在 133~177μmol/L。

（2）失代偿期（氮质血症期）：肾小球滤过率在 20~50mL/min，血尿素氮水平>7.14mmol/L，血肌酐水平上升至 186~442μmol/L。

（3）失代偿晚期（尿毒症前期）：肾小球滤过率 10~20μmol/L，血尿素氮水平 17.9~21.4mmol/L，血肌酐水平上升至 451~707μmol/L。

（4）尿毒症期：内生肌酐清除率降低到每分钟 10mL 以下，血肌酐>707μmol/L。

【饮食宜忌】

1. 饮食宜进

（1）饮食原则：现代研究表明，低蛋白饮食对延缓慢性肾衰竭患者的病情进展、防止病情恶化，具有重要的临床意义。这一现代营养疗法的基本要求是：二低（低蛋白、低磷），二高（高热能、高必需氨基酸），二适当（适当的维生素和适当的无机盐与微量元素）。

①优质低蛋白饮食

a. 开始时间：一般认为，当血尿素氮在 21.4mmol/L 时，应开始低蛋白饮食，这样可以避免营养不良，症状也得以改善。但单凭尿素氮水平常不准确，须同时观察血肌酐水平互相参照。而凡肾功能已有损伤或有发展至尿毒症的可能者，均应限制蛋白的摄入，至于何时执行严格的低蛋白饮食，则应根据患者的具体情况而定。

b. 蛋白质的摄入量：一般认为，蛋白质 0.5~0.6g/（kg·d），对于多数尿毒症患者可以维持氮平衡，但每日摄入蛋白质总量中至少有 24g 应为优质蛋白，而且同时须有足够的能量供给患者。

c. 合理供应：优质蛋白（如鸡蛋、牛奶、瘦肉等）摄入量应达50%~70%，且均分配在三餐里，以利于更好地吸收和利用。含植物蛋白高的食品，如豆类、豆制品及坚果类（花生、核桃、瓜子、杏仁等）均在限制范围内。这类食品可增加尿毒症患者的病情恶化程度，可部分采用麦淀粉（玉米淀粉、土豆淀粉或用含淀粉较高的食物，如白薯、山药、芋头、藕粉等）作为主食，或采用淀粉类制品（如粉丝、粉条、粉皮等）代替小米、面粉。为了达到足够的热能，可增加食糖和植物油。

②供应足够的热能：充足的热能供应可减少负氮平衡。为减少非必需氨基酸的摄入，可选用麦淀粉、藕粉、甜薯、蜂蜜、白糖、植物油作为热能来源。麦淀粉可以自制：将面粉加适量水揉成面团，用手揉至光泽不粘手为止，在室温下放置 1~2 个小时，然后在面团内加水，水量为面团的 3~4 倍，用手捏面团，将淀粉洗入水中，反复加水数次，至洗不出淀粉为止，再将浆水集中、过滤、静置，去上清水，沉淀物置于布中晒干，即为麦淀粉。因其含蛋白很低，适用于尿毒症患者，可用作低蛋白饮食的主食。为了补足热能，脂肪可占 40%~50%，因此可以多吃一些高脂肪和高热能的食品，可以吃奶油、黄油、猪油，但不可吃奶酪。

③水、钠的平衡：患尿毒症时，尿量可能减少，也可能增多，特别是夜尿可能会增多。由于肾脏功能降低，体内代谢产物需要较多的水才能从肾脏排泄，因此如无水肿、心力衰竭等，不应盲目限水，每日入水量应补足前 1 日的尿量，并额外加入水量每日 400~500mL，如有出汗、发热、室温高等情况，入水量应适当增加。如果尿量少，体内水钠潴留，特别是已有肺水肿、心力衰竭、稀释性低钠血症时，入水量必须严加限制。钠的摄入可根据患者体重、血压、尿量、肌酐清除率、血清钠、24 小时尿钠等予以调整，一般每日食盐量在 2~3g。

④低磷饮食：磷的摄入量一般须控制在每日 500mg 以下。食用食物时一般用水煮，弃汤后再服食，有助于减少磷的摄入。为了减少磷的摄入，除尽可能不食用含磷丰富的食品（如蛋黄、动物内脏、动物脑、动物骨髓等）外，一般瘦肉、鱼可煮后去汤再食用，或服用碳酸钙，使其与肠道中的磷结合而排泄，使血磷降低。

（2）饮食要点：由于饮食疗法在慢性肾衰竭中占据重要地位，而上面讲的方法虽然科学，但由于在具体掌握时难度较大，鉴于这种情况，结合我们临床上多年的研究体会到，若从血清尿素氮和血清肌酐数值来参考把握饮食要点比较简单：就是依据每个患者的化验结果，如饮食不增加上述化验数值，则表明患者目前的饮食摄入合理；如果目前饮食增加尿素氮的数值达 24.99~32.13μmol/L，表明患者的饮食中蛋白质的摄入量须控制在 20~25g/d 以下；若发现患者的血清肌酐数值上升至 618.8μmol/L 时，则表明蛋白质目前摄入量不足，若伴血浆蛋白降低，则需要增加蛋白质的摄入量，应达到 25~35g/d。在具体的实际饮食生活过程中，还要注意以下方面的问题。

①健脾益气，和胃降浊，重在增进食欲：慢性肾衰竭多见食欲减退，因此在饮食上要注意选用能开胃、和胃、增进食欲，并兼能益气健脾、利尿降浊的食物，如莲子、山药、薏苡仁、笋及瓜类食物。

②阴阳并补，掌握适度，以利康复：慢性肾衰竭多有进行性贫血，因此出现一系列阴阳两虚的症状，如头晕耳鸣、腰酸无力、畏寒怕冷、皮下出血等，这时须选用阴阳并补的食物。但不能峻补，须缓缓进补，补中带清，补中有疏，如虫草炖鸡、黄芪蒸鸡、蒜头鸽肉煲。在食用时可分餐、分次，少量多次，不强求一次顿服，并视食欲增减食量。

③标本兼治，扶正固本，祛邪治标：慢性肾衰竭由于全身衰弱，因此常弱不禁风，容易发生上呼吸道感染而致病情恶化，这时需要用标本兼治之法，既用清利之品，又兼补养之属，如奶油冬瓜、虾皮烧冬瓜、扒黄花菜、金针木耳汤、开洋萝卜汤等。

④淡、清、利、消、补的基本饮食原则：淡即无盐饮食；清即清凉解毒、养阴清火之品；利为利尿消肿、排浊化湿之物；消为消导和胃、增进食欲之品；补为补益五脏、调节机体有利康复的食物。并尽可能地根据条件和爱好选择多样化的食谱以促进食欲，改善患者的营养，提高机体抵抗力。

（3）药膳食疗方

①山药 50g，白扁豆、核桃仁各 25g，粳米 30g。山药洗净，切片，与白扁豆、核桃仁、粳米同入锅，加水适量，煮成粥。早晚食用，可常食用。适用于慢性肾衰竭。

②花生仁 50 ~ 100g，大蒜 25 ~ 50g。花生仁、大蒜共入瓦罐内，加水煮熟。每日 1 剂，连用 1 ~ 2 周。适用于水肿患者。

③黄瓜 1 根，醋 25mL。黄瓜破开，以醋煮一半，水煎一半，至烂，合并一处，空腹食，每日 1 剂。适用于水肿患者。

④山药粉适量。将山药粉和凉开水调入锅内，煎煮 2 ~ 3 沸成粥，注意须不停搅拌，以免糊锅底。不拘量、不拘时服。

⑤芡实粉 30g，核桃仁 15g，大枣 5 ~ 7 枚（去核）。先把芡实粉用凉开水调成糊，再冲入沸水搅拌，加入核桃仁、大枣煮成粥。每日 1 剂，分 2 次服。

⑥枸杞 30g，大枣 10 枚，粳米 60g。加水煮粥。每日 1 剂，早晚各服 1 次，可常服。

2. 饮食禁忌

（1）蛋白质：当肾功能低下时，蛋白质的代谢物排泄发生障碍，故蛋白质的摄入量必须根据内生肌酐清除率、血尿素氮等指标而定。当内生肌酐清除率在每分钟 10mL、血尿素氮在 10.71 ~ 24.99μmol/L 时、血肌酐在 265.8 ~ 618.8μmol/L 时，蛋白质的摄入量为 25 ~ 35g/d；当内生肌酐清除率在每分钟 5 ~ 10mL、血尿素氮在 24.99 ~ 32.13μmol/L，血肌酐在 618.8 ~ 795.6μmol/L 时，蛋白质摄入量为 20 ~ 25g/d。

一般情况下，如不能及时进行抽血化验，蛋白质的摄入量在 25g/d 左右为宜，并采用生物价值高的蛋白质，如牛奶、鱼类、肉类。食用鱼类、肉类，如先煮沸后去汤则更好，因煮沸后大量对肾脏有害的嘌呤进入汤中，可减少肾脏的负担。

植物蛋白质应减少至最低量，这类食品有大豆及豆制品等。禁食植物蛋白质有利于防止尿毒症的发展，尽量减少米面的摄入，以减少非必需氨基酸的摄入。有的医院给尿毒症的患者食用麦淀粉（其蛋白质的含量为 0.6%，50g 麦淀粉的热能为 175kcal），这样在降低蛋白供应的情况下，利用非蛋白氮合成必需氨基酸，从而降低了氮质血症的发生。

（2）脂肪：肾功能不全者往往与贫血同在，摄入过多脂肪可抑制造血功能，故尿毒症患者伴有贫血时，脂肪供给量应低于正常人的需求量。

（3）食盐：患者如有明显水肿，应采用无盐饮食。如患者呕吐较重，氯离子损失较多，而水肿不明显时，可给低盐饮食（每日 1～2g）。

（4）含嘌呤高的食物：嘌呤含量高的食物在代谢过程中产生过多尿酸而加重肾脏负担，如粳米、大豆、芹菜、菠菜、菜花、花生、猪头肉、沙丁鱼、带鱼、动物内脏及鸡、鹅、牛肉，应忌食。

（5）强烈调味品：包括芥末、辣椒粉、胡椒、咖喱、桂皮等。

（6）葛粉：葛粉寒凉下趋，容易损伤肾脏的功能，故肾衰竭的患者禁忌食用。

（7）大豆：肾衰竭、氮质血症者不宜多食。大豆含蛋白质甚高，多食可以加重肾衰竭及氮质血症患者肾脏的负担，从而加重病情。

（8）赤小豆：肾衰竭阳气衰微所致水肿应温阳益肾利水，不能投寒凉渗利之品。赤小豆偏凉，渗利伤肾，故不宜食用，食用必加重病情。

（9）葫芦：肾功能不良者不应食用利水伤肾的食物，而葫芦的利尿作用较强，容易对肾脏造成损伤，加之水分和无机盐丧失过多，可导致水、电解质失衡，加重患者的病情。故慢性肾衰竭患者不宜食用。

（10）紫菜：紫菜咸寒渗利下趋，容易损伤肾脏，肾衰竭者食用，将会加重病情，故慢性肾衰竭患者不宜食用。

（11）燕窝：燕窝含有丰富的蛋白质，在体内代谢后的产物需通过肾脏随尿排出体外，肾衰竭时尿量减少，含氮废物排泄受到影响，将会加重肾衰竭的病情，故慢性肾衰竭患者不宜食用。

（12）火腿：本品蛋白质含量较高，肾衰竭患者排尿困难，蛋白质的代谢产物不能及时排泄，易导致尿毒症，故肾衰竭患者不应食用火腿。

【药物宜忌】

1. 西医治疗

（1）脂溶性维生素

①维生素 A：维生素 A 的主要功能是维持表皮的完整和骨骼的正常发育。慢性肾衰竭患者由于肾脏对维生素 A 的排泄功能减退而导致维生素 A 在体内蓄积。因此，一般不补充维生素 A，否则易引起骨毒性及高钙血症。

②维生素 E：慢性肾衰竭患者可因摄入不足、吸收不良或消耗过多而导致维生素 E 的缺乏，故可适当补充，约每日 300mg，但不宜过量补充。若患者可正常进食且一般状况良好，可不常规补充。

③维生素 D：补充维生素 D 是必需的。慢性肾衰竭患者由于高磷血症和肾脏羟化酶的缺乏，均存在不同程度的维生素 D 不足。尤其是透析患者，一般安全剂量为每日 0.25μg，具体用量可根据血钙浓度调整。

④维生素 K：维生素 K 缺乏在慢性肾衰竭患者中不常见，一般不需常规补充。但患者不进食含维生素 K 的食物或在接受足够长时间的肠道抗生素治疗时需补充。

（2）水溶性维生素

①维生素 B_6：维生素 B_6 是促核酸和蛋白质合成的重要辅酶之一，对调节机体免疫

功能、消化功能、血红蛋白生成和脂质代谢均有重要作用。维生素 B_6 在慢性肾衰竭和透析患者中要常规补充，一般非透析患者每日 5mg，透析患者每日 10mg。

②维生素 C：慢性肾衰竭和透析患者是否需要补充维生素 C，应根据维生素 C 和草酸水平两方面决定，只有在维生素 C 不足而草酸水平又不高的情况下才可补充。一般建议小剂量补充，约每日 60mg。

③叶酸、维生素 B_{12}：慢性肾功能不全时，叶酸的吸收和代谢均有异常，可出现叶酸缺乏，透析时叶酸可被析出。慢性肾功能不全和透析患者要适量补充，一般剂量为每日 1mg。在接受促红素治疗时，剂量可加至每日 5mg。对于维生素 B_{12}，除非使用促红素，否则慢性肾衰竭及透析患者不宜常规补充。

④其他：维生素 B_2、维生素 B_1、维生素 H、泛酸等是水溶性的，但这些维生素在慢性肾衰竭和透析患者中常不降低，因此可不用常规补充。

（3）纠正水、电解质失衡

①水、钠平衡：在慢性肾衰竭早期，患者可呈渗透性利尿、多尿，而出现脱水，因此可放开水分的摄入。到终末期，出现尿量少，甚至尿闭，就应严格限制水的摄入。患者及其家属应自觉控制饮食中的水分，当然，控制过严造成脱水、低血压、休克等也不恰当。

②纠正高钾血症：终末期肾衰竭患者常有高血钾倾向，应注意控制含钾食物及药物的摄入，避免输库血，出现高血钾时可使用利尿药，增加钾的排泄，此类药物常有氢氯噻嗪、呋塞米、布美他尼等。

a. 氢氯噻嗪：每次 25mg，口服，每日 3 次；或每次 50mg，口服，每日 2 次。

b. 呋塞米：儿童每日 2~3mg/kg，分 1~2 次口服。或每次 1~2mg/kg，每天 1~2 次，缓慢静脉滴注。

c. 布美他尼：每次 0.5~1mg，口服，每日 1~3 次；或每次 0.5~1mg，静脉注射。

若血钾 >6.5mmol/L，心电图出现高血钾改变，需紧急处理：10% 葡萄糖酸钙 20mL，缓慢静脉注射；5% 碳酸氢钠 100mL，静脉滴注；25%~50% 葡萄糖注射液加胰岛素（6g 葡萄糖:1U 胰岛素），静脉滴注；急诊首选血液透析。

（4）调节钙、磷代谢：慢性肾衰竭患者常出现低血钙、高血磷的状况，应尽量维持这两项指标的血清浓度接近正常。若已出现高磷血症，除在饮食中限制磷以外，需口服磷结合剂，如碳酸钙、氢氧化铝凝胶等。

①降低血磷

a. 碳酸钙：每次 2g，每日 3 次，饭前服用。

b. 氢氧化铝凝胶：每次 10~15mL，每日 3 次，口服。

②补钙：对于低钙血症患者，应予补钙，常用药物有骨化三醇、钙尔奇 D 等，但需严密监测血钙浓度及白细胞水平。

a. 骨化三醇胶囊：每次 0.25μg，口服，每日 1 次。

b. 钙尔奇 D 片（每片含维生素 $D_3$125U，碳酸钙 600mg）：每次 2 片，口服，每日 1 次。

（5）纠正酸中毒：大多数慢性肾衰竭患者，应坚持长期口服碳酸氢钠。碳酸氢钠每次 1.0g，口服，每日 3 次。若为较严重的酸中毒，尤其伴深大呼吸或昏迷时，应予静脉补碱，5% 碳酸氢钠注射液 250mL，静脉滴注。若为更严重的酸中毒，应考虑透析治疗。为预防因纠正酸中毒引起的低钙，需先给予 10% 葡萄糖酸钙注射液 10mL，静脉注射；当合并高血压、心力衰竭时，静脉注射碳酸氢钠要严密观察、控制剂量。

（6）治疗肾性贫血：人类重组促红细胞生成素应用于临床后，使肾性贫血的治疗取得了较大的进展。目前认为，其适应证为有贫血的肾功能不全、血液透析、腹膜透析和慢性移植肾排异反应的患者，此类药物主要是阿法依泊汀等。

①促红素（红细胞生成素）：用于透析的肾性贫血，起始剂量 3000U，每周 3 次，皮下注射；贫血改善后改用维持量 1500U，每周 2 ~ 3 次，或 3000U，每周 2 次，皮下注射。对于未进行透析治疗的慢性肾衰竭患者的肾性贫血，起始剂量 6000U，每周 1 次，皮下注射；贫血改善后维持剂量为 6000 ~ 12000U，每 2 周 1 次，皮下注射。

②宁红欣注射液（重组人红细胞生成素）：血液透析患者起始剂量每周 100 ~ 150U/kg，分 2 ~ 3 次皮下注射；非透析患者，一般每周 75 ~ 100U/kg，用法同上。在使用促红素治疗时，易导致细胞营养的缺乏，故应补充叶酸及维生素 B_{12}，铁剂也需常规补充。

2. 中医治疗

（1）辨证治疗

①脾肾气（阳）虚

主症：倦怠乏力，气短懒言，纳少腹胀，腿酸，腿软，口淡不渴，大便不实，夜尿清长，甚则畏寒肢冷，腰部发冷，舌淡齿痕，脉沉弱。

治法：补肾健脾。

方药：党参、黄芪、山药各 15g，茯苓 20g，白术、制半夏各 12g，甘草 6g，木香、砂仁、陈皮、仙茅、淫羊藿、巴戟天各 10g。脾肾阳虚较明显者，可改用实脾饮或金匮肾气丸加减。

②肾气阴两虚

主症：面色少华，乏力，腰膝酸软，皮肤干燥，饮水不多，或有手足心热，或有手足不温，尿少色黄，夜尿清长，舌淡齿痕，脉沉细。

治法：益气养阴，滋补脾肾。

方药：人参（另煎）、牡丹皮、陈皮、砂仁各 10g，黄芪、麦冬各 30g，熟地黄、枸杞、茯苓各 15g，山药、太子参各 20g，当归 12g。便干者，加火麻仁、肉苁蓉、黑芝麻以润肠通便；若脾气虚较明显而见面色少华、纳呆腹胀、便溏者，可配合香砂养胃汤以健脾益气；若以肾气虚为主而见腰膝酸软、小便清长者，可配合金匮肾气丸以温补肾气；若气阴不足、心慌气短者，可合用生脉散益心气、养心阴。

③肝肾阴虚

主症：头痛头晕，口舌咽干，渴喜冷饮，五心烦热，全身乏力，腰膝酸软，大便干结，尿少色黄，舌淡红无苔，脉沉细或弦细。

治法：滋养肝肾。

方药：熟地黄 20g，枸杞、菊花、山药、茯苓、女贞子、墨旱莲各 5g，何首乌 18g，山茱萸、牡丹皮、泽泻各 10g，炒杜仲 12g。热象明显者，加龙胆草、栀子清肝泻火；若血压高而足冷面红者，可加附子、肉桂，或把附子捣烂用醋调敷足心涌泉穴以引火归元；痰多者，加石菖蒲、郁金；若肝风内动、风阳上扰而见头痛眩晕、震颤心烦者，可用羚角钩藤汤、天麻钩藤饮加减以镇肝息风。

④阴阳两虚

主症：极度乏力，畏寒肢冷，手足心热，口干欲饮，腰腿酸软，大便稀溏，小便黄赤，舌淡白胖有齿痕，脉沉细。

治法：滋阴补阳。

方药：鹿角胶（片）、山茱萸、山药、陈皮、巴戟天各 10g，紫河车粉 5g（冲服），冬虫夏草 3g，炒熟地黄、牛膝各 20g，枸杞、茯苓、车前子（包）、肉苁蓉、黄芪、当归各 15g。若偏于阳虚者，加淡附子、肉桂；偏于阴虚者，加何首乌、龟甲；肾衰血亏、肤燥失润、指甲苍白、面色少华、血红蛋白下降者，加磁石、骨碎补、补骨脂补肾填精、益气养血。

⑤寒湿阻滞

主症：畏寒蜷卧，恶心呕吐，口中尿臭，口淡口黏，胸脘痞满，大便秘结，舌淡体胖，苔白腻，脉沉细。

治法：温阳益气。

方药：甘草、干姜各 6g，附子 9g，陈皮、半夏各 12g，茯苓 5g，枳实、大黄（后下）、人参（另煎）、厚朴各 10g。湿浊较重、身重困倦者，加苍术、薏苡仁以运脾燥湿；湿浊蒙蔽心窍者，加石菖蒲、郁金豁痰开窍；胃气上逆、嗳气呕吐者，合旋覆代赭汤降逆止呕；浊阴上扰、头痛、干呕、吐涎沫者，合吴茱萸汤暖肝降逆。

⑥湿热中阻

主症：口中秽臭，口苦口黏，胸脘痞闷，腹胀纳呆，或心烦失眠，便秘，或大便秽臭，舌质红，边尖有齿痕，苔黄腻或干燥，脉弦数或弦滑。

治法：扶正降浊，健脾利湿。

方药：薏苡仁 30g，姜半夏、陈皮各 12g，茯苓 15g，生姜、甘草各 6g，黄连、紫苏叶、枳实、竹茹、砂仁、大黄各 10g。湿热下迫大肠者，可用葛根芩连汤清热化湿；三焦湿困者，用三仁汤宣畅气机、清热利湿；下焦湿热者，用滋肾通关丸清热化气利湿。

⑦水气不化

主症：水肿，腰以下尤甚，胸腹胀满，畏寒肢冷，腰膝酸软，大便溏薄，小便短少，舌淡苔腻，脉沉迟或沉细。

治法：清热利湿。

方药：山药 15g，熟地黄、山茱萸、牡丹皮、白术、泽泻各 10g，牛膝 20g，车前子（包）、茯苓及皮各 30g，干姜、肉桂各 6g，附子、大腹皮、木瓜各 12g。若水肿以虚为主而无阳虚之象者，可用五苓散合五皮饮加减以健脾利水；若水气凌心射肺而见眩晕、心悸、咳喘短气者，用苓桂术甘汤合葶苈大枣泻肺汤加减以温化水湿、泻肺逐饮。

（2）验方

①半夏 30g，生姜 10g，茯苓 15g，陈皮 6g，炒麦芽、炒稻芽各 24g，伏龙肝 60g。先煎伏龙肝，再煎其他药，煎出药液 150~200mL，每次服 1 小匙，间歇频服直至吐止。党参、生姜、白术各 10g，茯苓 30g，陈皮 6g，半夏、炒麦芽、炒稻芽各 24g。待情况好转时配合水煎服用。适用于慢性肾衰竭中毒呕吐。

②吴茱萸 3g，姜半夏、干姜各 9g，沉香 2.5g，茯苓 25g，泽泻 12g，生姜 3 片，土炒白术、厚朴、荷叶各 6g。每日 1 剂，水煎服。

③土茯苓 30~60g，防己 15~30g，绿豆衣 30g，甘草 10g。每日 1 剂，水煎服。

3. 药物禁忌

（1）肾灵片

①肾灵片慎与其他含钙药物同服：本品长期服用可导致高钙血症，尤其是与其他含钙药物（如碳酸钙等）合用时，可引起严重的高钙血症。

②肾灵片忌与含钙的微溶配伍药物同服：含钙的微溶配伍药（如四环素、多西环素等）与本品同服，会影响其吸收。

③服用肾灵片期间，过食含钙食物，会引起高钙血症。

（2）骨化三醇

①骨化三醇忌与含镁制剂同服：在服用骨化三醇时，同时服用含镁制剂（如氧化镁等），可引起高镁血症。

②骨化三醇忌与维生素 D 制剂同服：骨化三醇是维生素 D_3 的重要代谢产物之一，故服用本品期间不能同时给予维生素 D 制剂（如鱼肝油等）及其衍生物（如二氢速甾醇等）。

（3）含钾高的药物：使用含钾高的药物时应慎重，以免引起高钾血症。

（4）有肾损伤的药物：氨基糖苷类抗生素、磺胺类药物、四环素类抗生素及两性霉素 B 等，主要经肾脏排泄，肾脏发生病变时，排泄率降低，药物易在体内蓄积，引起中毒症状，加重肾脏负担，不利于疾病的康复。故无明显感染症状者，一般不用抗生素，如确实需要应用时，应选择对肾脏无毒或毒性小的抗生素（如青霉素等）。

（5）有肾毒性的中药：此类药物可引起肾间质炎症和纤维化，导致水钠潴留，加重水肿。大剂量应用可致肾衰竭。滥用苦寒或甘寒类中药，如黄柏、大黄、黄芩等，可克伐中阳，损伤脾肾，脾不制水，肾不主水，则水液泛溢，病情日趋加重。

（6）肾功能减退患者抗感染药物的禁忌

①可应用，按原治疗量或略减量：红霉素、阿奇霉素等大环内酯类及利福平、克林霉素、多西环素、氨苄西林、阿莫西林、哌拉西林、美洛西林、美洛西林、头孢哌酮、头孢曲松钠、头孢噻肟、头孢哌酮/舒巴坦、氨苄西林/舒巴坦、阿莫西林/克拉维酸钾、替卡西林、克拉酸钾、哌拉西林、他唑巴坦、氯霉素、两性霉素 B、异烟肼、甲硝唑、伊曲康唑口服液。

②可应用，治疗量需减少：青霉素、羧苄西林、阿洛西林、头孢唑林、头孢噻吩、头孢氨苄、头孢拉定、头孢呋辛、头孢西丁、头孢他啶、头孢唑肟、头孢吡肟、氨曲南、亚胺培南－西司他丁钠、美罗培南/氧氟沙星、左氧氟沙星、加替沙星、环丙沙星、磺胺甲噁唑、甲氧苄啶、氟康唑、吡嗪酰胺。

③避免使用，确有指征应用者调整给药方案：庆大霉素、妥布霉素、奈替米星、阿米卡星、卡那霉素、链霉素、万古霉素、去甲万古霉素、替考拉宁、氟胞嘧啶及伊曲康唑静脉注射液。

④宜选用：四环素、土霉素、呋喃妥因、萘啶酸、特比萘芬。

十九、溶血尿毒综合征

【概述】

溶血尿毒综合征（HUS）主要临床表现为微血管病性溶血性贫血、急性肾功能不全和血小板减少，病理上主要特征为血栓性微血管病（TMA）。HUS 首先由 Gasser 于 1955 年报道，典型的 HUS 主要见于婴儿和儿童，肾功能损害突出。

1. 病因

HUS 病因尚未完全阐明，但考虑与下列因素有关：①感染：包括大肠埃希杆菌感染、人类免疫缺陷病毒（HIV）感染、肺炎链球菌感染。②药物：包括奎宁，丝裂霉素，环孢素，他克莫司（FK506），抗血小板药物如噻氯匹定、氯吡格雷。③自身免疫性疾病：系统性红斑狼疮、类风湿性关节炎、微型多血管炎、抗磷脂综合征。④遗传性因素：H 因子、I 因子等缺乏。⑤其他：肿瘤、造血干细胞移植术后及恶性高血压等。

2. 诊断要点

HUS 的诊断主要依靠典型临床表现。HUS 的主要诊断依据是：①严重溶血性贫血的依据。②血小板减少。③急性肾衰竭。④外周血涂片有异形红细胞及红细胞碎片。⑤肾活检证实为肾脏血栓性微血管病。而在腹泻后出现微血管病性溶血性贫血、急性肾功能不全和血小板减少，则典型的 D＋HUS 诊断可确定。但在临床实践中，HUS 与血栓性血小板减少性紫癜（TTP）的临床区别并不绝对，HUS 也可出现神经系统表现，而血栓性血小板减少性紫癜患者也可有明显的肾功能异常。临床上鉴别不同类型的 TMA，对判断预后和选择不同的治疗方法有重要意义。另外，检测血浆中血管性血友病因子裂解酶（ADAMTS－13）活性，有助于 HUS 与 TTP 的鉴别。ADAMTS－13 活性下降主要见于 TTP 患者，而 HUS 患者 ADAMTS－13 活性基本正常。因此，TMA 的诊断要根据典型临床表现和 ADAMTS－13 活性的检测。HUS、TTP 与弥散性血管内凝血有相似之处，但缺乏弥散性血管内凝血的凝血指标异常。

【饮食宜忌】

1. 饮食宜进

（1）饮食原则

①饮食要能提供足够的造血原料：在平衡膳食的基础上，以富含蛋白质、高纤维

素、高铜铁食物为主，宜适量多食瘦肉、肝脏、肾脏、动物血、蛋类、蔬菜、水果等。

②宜食软烂易消化的食物：患者宜进食易消化、富有营养的流质或半流质饮食，如牛奶、米汤、藕粉、鸡蛋汤、菜汁、水果汁、面条、馄饨、蒸蛋羹等。

③多尿期宜多食新鲜蔬菜及水果：多尿期由于尿液大量排出，可出现水和电解质紊乱，特别是低钾血症。因此，要注意补充水分与电解质，宜多食含钾较多的水果、蔬菜，如白萝卜、芥菜、龙须菜、白菜、油菜、西红柿、苹果、枇杷、罗汉果等。

（2）药膳食疗方

①黑白木耳羹：黑木耳 15g，白木耳 15g。分别泡发后，一同炖酥，加适量糖调味服食。每日 1 剂，时时服食。适于尿毒症见有头痛、嗜睡、食欲不振、贫血等症状者。见有苔腻、水肿显著、便溏、肢冷等症状者不宜食用。

②番茄肉丝炒鸡蛋：番茄 150g，猪瘦肉丝 10g，鸡蛋 1 只，生姜 1g。肉丝旺火煎炒片刻，加入番茄片、鸡蛋糊、姜片炒熟，时时佐餐用。适用于尿毒症贫血、乏力、尿少、肢肿者。神志昏迷、恶心呕吐者不宜服食。

2. 饮食禁忌

（1）不宜进高蛋白饮食，尤当限制植物蛋白的摄入。

（2）少尿期需严格限制水分摄入，水肿者需限制食盐的摄入量，食盐量一般控制在每日 1~2g。高血钾者还当限制钾盐摄入，禁食海带、紫菜、蘑菇、土豆、莲子、瓜子、瘦牛肉等含钾量高的食物。

（3）忌食海腥发物及辛辣等刺激性食物。

【药物宜忌】

1. 西医治疗

对于 HUS 目前尚无特效疗法，但应加强护理，积极防治感染，补充营养，及时有效处理急性肾衰竭，典型 D + HUS 的治疗则以支持疗法为主。

（1）支持治疗：加强临床护理，积极防治感染，注意补充营养，对症支持治疗。应充分重视水、电解质代谢紊乱的处理。患者由于腹泻、呕吐、腹水，应注意补液，如有少尿，补液量应限于不显性失水量加尿量。由于 HUS 患者存在高分解状态，所以应重视加强营养支持，避免负氮平衡，宜注意补充碳水化合物和必需氨基酸制剂。HUS 时常见高血压，应积极控制。高血压除高血容量因素外，还可能有高肾素因素存在。除常规降压治疗外，对顽固性严重高血压可使用硝普钠、血管紧张素转换酶抑制剂（ACEI）或血管紧张素 II 受体拮抗剂。惊厥者可静脉使用地西泮或苯妥英钠，除非癫痫或大脑梗死反复发作，一般不主张长期使用抗惊厥药物。

（2）急性肾衰竭的治疗：少尿、高钾血症、容量负荷过重或严重的酸中毒 HUS 患者行透析治疗。目前大多数观点认为 HUS 透析指征放宽，因为新的血液净化方式如血浆置换、连续性肾脏替代疗法（CRRT）或血液透析，还可清除炎症介质，如肿瘤坏死因子（TNF）、白介素 - 19 等。凡少尿、无尿超过 2 天，血尿素氮及肌酐迅速升高、严重代谢性酸中毒、血钾 >6mmol/L、水钠潴留保守治疗无效者均应尽早开始透析治疗。

（3）非典型 HUS 的治疗

①输新鲜冰冻血浆及输血：输注新鲜冰冻血浆可补充血浆中缺乏的补体因子，使病情改善，直至血小板数升高达正常，溶血现象停止。严重贫血者，输新鲜血有助于纠正贫血，改善症状。应避免输血小板，因为输血小板更加促进广泛的微血栓形成，可使病情恶化。

②血浆置换：上述治疗无效者可考虑血浆置换疗法，以除去血浆中自身抗体、炎症介质、细胞因子等。其适应证是：非典型 HUS 患儿，伴有明确神经系统症状、有严重的血小板减少者、有严重的器官损害者每次置换血浆 30～400mL/kg，开始时每天置换 1 次，3 次或 4 次后改为隔天 1 次或每周 2 次。如配合输注新鲜冰冻血浆，每天 1 次，连用 2～10 次，病情缓解率可达 87%。

③糖皮质激素及免疫抑制剂：糖皮质激素能够稳定血小板和血管内皮细胞膜，从而减轻血管内皮损伤。糖皮质激素能抑制巨噬细胞活性，减少血小板和红细胞被巨噬细胞破坏，同时抑制 T 细胞功能，减少自身抗体的生成。因此，对于非典型 HUS 或 HUS/TTP 患者可考虑使用糖皮质激素与免疫抑制剂。

2. 中医治疗

（1）辨证治疗

①热毒内闭

主症：患者尿量急骤减少，甚至点滴不通，便秘腹胀，恶心呕吐，发热烦躁，或有神昏抽搐，或有出血，舌绛苔灰黄，脉数。

治法：清热解毒，通腑祛瘀。

方药：清瘟败毒饮加减。生石膏 30g，生地黄 15g，栀子 10g，虎杖 12g，黄芩 15g，知母 12g，赤芍 15g，玄参 12g，牡丹皮 9g，丹参 15g，生大黄 10g，甘草 6g。

②津亏气脱

主症：大汗、大泻、大失血后，血压下降，尿少或无尿，气微欲绝，或喘咳急促，唇黑甲青，进一步出现汗出肢冷，舌淡或淡白、脉微细欲绝。

治法：清热益气，活血祛瘀。

方药：参附汤合生脉饮加减。人参 10g（另煎），熟附子 10g（先煎）、山萸肉 12g，炙黄芪 20g，五味子 10g，麦门冬 15g，石斛 15g，丹参 12g，白茅根 15g，玄参 15g。

③气阴两虚，夹湿热未清

主症：多尿早期，邪毒耗气伤阴，而湿热未清，患者神疲乏力，头晕心烦，纳呆，恶心，口中黏腻，舌红苔黄腻有剥脱，尿量增多，脉细数或濡。

治法：清热利湿，益气养阴

方药：东垣清暑益气汤加减。太子参 12g，生黄芪 12g，苍术 6g，黄柏 6g，陈皮 6g，制半夏 6g，黄连 6g，石韦 20g，丹参 6g，大黄（炒焦）6g，生地黄 12g，山萸肉 6g。

④阴亏损

主症：腰膝疲乏，尿多不禁，口干欲饮，舌红，苔少，脉细。

治法：滋阴补肾。

方药：二至丸加味。女贞子15g，旱莲草15g，生地黄12g，白芍15g，何首乌15g，丹参10g，车前子15g，金樱子10g，芡实10g，山萸肉10g，参12g，麦冬10g。

（2）验方

灌肠疗法：少尿期可选通腑泄热灌肠，使邪毒从大便而出。六月雪30g，大黄30g，玄明粉10g（冲），知母15g，黄柏15g，秦艽10g，熟附子10g，水煎至200mL，保留灌肠，每天2~4次。

3. 药物禁忌

（1）对肾脏有损害的药物：氨基糖苷类药（庆大霉素、卡那霉素、链霉素、小诺霉素等）、磺胺类药、四环素类等药物，在肾脏发生病变时排泄率降低，药物易在体内积蓄，引起中毒症状，加重肾脏负担，不利于病情的康复。无明显感染体征者，最好不使用抗生素。如需要使用抗生素时，应选择对肾脏无毒或毒性小的抗生素（如青霉素等）。此外，甲苯磺丁脲、丙磺舒、降糖灵等对肾脏也有损害，应当慎用。

（2）有肾毒作用的中药：药理研究发现，防己、厚朴、马兜铃可引起间质性肾炎和纤维化；甘草可导致水钠潴留，加重水肿；关木通可导致肾功能衰竭；斑蝥可在体内蓄积中毒，有肾毒作用。以上药物在急性肾炎时，应当禁用或慎用。

（3）对红细胞有直接毒性作用的药物：如砜类药、非那西汀、乙酰苯胺、雷琐辛等。

（4）泼尼松、地塞米松

①与消炎痛、阿司匹林相克：泼尼松、地塞米松能促进蛋白质分解和抑制蛋白质合成，并刺激胃酸和胃蛋白酶分泌，降低胃及十二指肠黏膜组织对胃酸的抵抗力，阻碍组织修复，使溃疡愈合迟缓，与对胃有刺激作用的消炎痛等药合用，可诱发或加重消化道溃疡，故应避免同服。如临床必须合用时，应间隔投药时间，并加服氢氧化铝凝胶，以保护胃黏膜。

②与两性霉素B相克：泼尼松、地塞米松与两性霉素B合用，可加重机体缺钾。

③与利福平相克：利福平具有酶促作用，使泼尼松、地塞米松的代谢加快，血药浓度降低，疗效减弱。

④与含钙药物相克：含钙药物与激素联合应用会降低疗效。

⑤与免疫抑制剂相克：泼尼松、地塞米松与免疫抑制剂（硫唑嘌呤、环孢霉素A等）合用，可诱发溃疡、加重出血等不良反应。

⑥与接种疫苗相克：糖皮质激素能抑制免疫反应，使机体抵抗力减弱，如在使用激素时接种疫苗（如麻疹疫苗、脊髓灰质炎疫苗、白百破疫苗、狂犬疫苗、流行性腮腺炎疫苗、水痘疫苗等），易造成疫苗感染。

⑦与酶诱导剂相克：酶诱导剂（如苯妥英钠、苯巴比妥等）能加速泼尼松、地塞米松的代谢，降低其血药浓度，从而降低其作用强度和有效时间，一般不宜合用。

⑧与活性炭相克：药用活性炭的吸附作用可使泼尼松、地塞米松的吸收减少，疗效降低。

⑨与维生素 A 相克：两类药物合用，可使泼尼松、地塞米松的抗炎作用受到抑制。其原因在于维生素 A 能使细胞中的溶酶体内脂蛋白膜通透性增大，稳定性降低，使溶酶体膜破裂。此外，维生素 A 还能使溶酶体内无活性的水解酶（如酸性磷酸酶、核糖核酸酶、β－葡萄糖醛酸苷酶）运送到溶酶体膜外，这些被释放出的酶被激活，易促使炎症加重。泼尼松、地塞米松的作用恰好相反，它们能使溶酶体膜稳定化，制止膜内蛋白水解酶释放，从而防止血浆和组织蛋白分解，并可刺激产生和释放 5－羟色胺、缓激肽类物质，减少这些致炎物质对细胞刺激而产生抗炎作用。

二十、癫痫

【概述】

癫痫是一种病因复杂的神经系统综合征，是大脑皮层或皮层下细胞群的超同步异常放电而引起的突发性、一过性脑功能紊乱。

1. 病因

癫痫的病因很多。根据引起癫痫的病因不同，可分为原发性、继发性及隐原性三类。原发性癫痫的病因多为遗传性脑功能异常，预后一般较好，常见的有小儿良性癫痫、儿童失神癫痫等。继发性癫痫系指获得性脑损伤，如脑外伤、感染、肿瘤及脑发育异常等，预后视不同病因而异，如病因易于去除且未造成明显脑组织异常，预后较好，反之预后较差。隐源性癫痫系指临床高度怀疑为继发性，但多项检查均未找到病因，如部分婴儿痉挛症、Lennox 综合征等，预后大多不好。

2. 临床表现

根据临床发作特点及脑电图改变大致可分为以下几种类型。

（1）部分性发作：根据是否存在意识障碍及是否进行为继发性全身性发作，分为以下几种。

①单纯部分性发作：a. 部分性运动性发作：抽搐发作常局限于一侧面部、上肢或下肢，可无意识障碍，有时逐渐扩散波及一侧躯体，称为"Jackson 癫痫"。也可为转侧性发作，头、眼、躯干同时或相继转向一侧。b. 部分性感觉性发作：为发作性局部躯体感觉异常，意识存在，能泛化伴部分性运动性发作。躯体感觉障碍表现为一侧肢体或面部发作性麻木、蚁行感或局部疼痛等特异性感觉异常，可伴发作性视力障碍、眩晕、听觉及味觉异常等。c. 植物神经性发作：临床表现为发作性植物神经功能紊乱，如面红或苍白、出汗、心率及血压改变等，常见的有发作性腹痛、呕吐或头痛，也称为腹型癫痫、头痛型癫痫等。

②复杂部分性发作：一侧肢体抽动继之伴有意识障碍，则称为复杂部分性发作。另见以精神症状出现的，则称为精神运动性发作。后者发作时有意识改变、精神症状（感觉、情绪、行为、记忆或观念障碍）及自动症（如咀嚼、眨眼、搓手、摸索、自言自语、漫游、狂跑等）。发作后不能回忆，年长儿常诉说发作前有恐惧及幻觉等先兆。

③部分性发作演变为全身性发作。

（2）全身性发作

①强直－阵挛性发作（大发作）：发作时患儿突然意识丧失，或面色苍白或紫绀，四肢强直而迅速转为四肢阵挛性抽搐，因喉头痉挛可口吐白沫或发出叫声，瞳孔散大，呼吸不规则，有时可伴尿失禁，一般持续 1～5 分钟左右抽搐自止，转入昏睡，醒后对发作不能回忆。

②失神发作：为短暂的意识丧失，正常活动中断。发作开始与停止均很突然，有时不易被发现，患儿对发作情况不能回忆，有时可伴有局部失张力（如持物失落、凝视垂头）与轻度自动症（眨眼、摸索），持续时间一般不超过 30 秒。

③肌阵挛性发作：为急性发作且有短促的不自主的骨骼肌收缩，多数双侧对称。常表现为突然冲头、跌倒，可同时出现强直性或强直阵挛性发作。多见于幼儿期，常伴智能发育迟缓。其中在婴儿期出现的全身性肌阵挛发作称为婴儿痉挛，发作时颈、躯干及双侧肢体肌肉发生短暂、快速收缩，全身突然屈曲，两臂前伸。有时头、躯干可后仰，随后常剧烈哭闹。每阵可有数次至 10 余次发作，每日发作阵数不定，甚至上百阵。多数智力发育迟缓。这种发作可在 3～4 岁自止，但亦可转化为其他运动性发作。

④失张力性发作：突然发生的一过性肌张力丧失而不能维持姿势，如只有颈肌张力丧失，则表现为突然低头；若全身肌张力丧失，则患儿骤然跌倒。意识障碍短暂或不明显，发作后立即清醒，自行起立。

（3）小儿良性局限性癫痫：发生在小儿某一特定年龄阶段，具有特征性临床及脑电图表现，无神经体征或智能缺陷，常有家族史，抗癫痫药疗效佳，预后良好，大多于青春期症状消失，脑电图恢复正常。

①小儿良性癫痫伴中央颞区棘波者：多在 3～13 岁发病，表现为口部、咽部和一侧面部阵挛性抽搐，意识清晰，但部分泛化为全身强直－阵挛发作，发作常在夜间，使患儿惊醒。

②小儿良性癫痫伴枕部阵发者：多在 6 岁起病，发作先有视觉症状，如视力模糊、闪光、幻视等，常继以偏侧阵挛性发作或自动症，发作后头痛较著。

3. 辅助检查

（1）脑电图：脑电图有助于诊断与分型，典型的改变为棘波、多棘波、棘－慢综合波等。强直－阵挛发作时，呈双侧对称性高幅棘波、尖波或慢波；失神发作呈阵发性弥漫性 3C/S 的棘－慢波；精神运动性发作呈一侧或双侧不同步的阵发性 δ 波和 θ 波，杂有棘波和尖波；婴儿痉挛呈"高峰节律紊乱"；小儿良性局限性癫痫呈中央－颞区棘波和尖波，一侧或双侧枕区棘波等。

（2）电子计算机断层扫描（CT）及磁共振成像（MRI）：有助于发现继发性癫痫的病因。对于部分性发作、有异常体征、脑电图为限局性异常及有新生儿惊厥史的患儿应选择做 CT 或 MRI。CT 对于颅内钙化、肿瘤、脑室扩张、脑穿通等的诊断十分敏感，怀疑这些病变时应首选此检查。MRI 则易于发现神经元移行障碍、血管畸形、脑囊虫病及脱髓鞘病变。

（3）血液学检查：对于婴幼儿患者，特别是怀疑代谢紊乱时应进行此项检查。通常需测定血糖、钙、钠等。

（4）其他病因的检查：根据临床表现，有针对性地进行有关检查以明确或排除某些病因。例如脑脊液常规、生化检查以排除颅内感染，脑囊虫血清学检查以排除脑囊虫病等。

【饮食宜忌】

1. 饮食宜进

（1）饮食原则

①定时进食：在少数患儿中，营养不足和血糖偏低与癫痫发作有关。因此，患儿应定时进食，并注意均衡营养，以保持正常的血糖水平。有人认为，食用混合色拉和生水果可减低发病的次数和程度。

②补充维生素：维生素 B_6 存在于肉、全谷类和豆类中；维生素 D 则存在于海鱼、蛋黄、乳酪和添加营养素的牛奶、豆腐、黄豆粉等食物中。

③补充微量元素：镁大量存在于全麦面粉、小米、无花果、肉、鱼、坚果和豆类中；锌存在于肉、家畜内脏、麦芽、坚果、蟹、牡蛎和小扁豆中；钙主要存在于牛奶和乳制品中；锰的主要来源有米饭、全麦面包、麦芽、荞麦、利马豆、坚果、沙丁鱼、黑莓、无花果和凤梨。

④酸性食物：酸性食物能抑制癫痫的发作。因此，原发性癫痫患儿宜多吃酸性食物，如花生、核桃、猪肉、牛肉、鸡、鸭、鱼、虾、蛋类等。

⑤豆芽：癫痫患儿如能多吃豆芽，可减少发作次数，减轻发作时的症状。癫痫患儿的大脑中严重缺乏磷酸酶，而豆芽富含硝基 - 磷酸酶物质，因此宜多吃豆芽。

（2）药膳食疗方

①将黄瓜藤100g洗净切段，放入砂锅中，加水煮沸，改小火煮1小时即成，分2次服。可清热息风，适用于癫痫。

②猪心1个、鲜地榆30g，一起放入锅内，小火煮烂，去地榆，吃猪心饮汤，适量食服，久服可渐渐见效。适用于小儿癫痫。

2. 饮食禁忌

（1）大量饮水：间脑是人体水液的调节中枢，大量的液体进入体内会加重间脑负担，刺激间脑引起癫痫发作。

（2）高盐饮食：人体如果在短时间内摄入过量的食盐，钠离子可导致神经原过度放电，诱发癫痫发作。

（3）过碱食物：据资料表明，过碱食物，如海带、苋菜等能诱发癫痫。

（4）浓茶、咖啡及刺激性食物：这些食物对中枢神经系统均有兴奋作用，过食可诱发癫痫。

（5）温热肥腻食物：中医学认为，癫痫与痰、热等有关，因此不宜吃鹅肉、羊肉及油煎肥腻的食物，以免积痰生热而引动内风，使癫痫发作。

（6）过饥或过饱：过度饥饿和过饱可导致低血糖，易引起神经原异常放电，诱发癫痫发作。

（7）营养障碍：癫痫病因复杂，低血钙、维生素 B₆ 缺乏、磷酸酶物质缺乏、低血糖等均可诱发本病。营养障碍可使神经元的兴奋性升高，膜电位不稳定，膜内外电解质的分布和转运发生变化，造成神经元同步异常放电。如癫痫反复发作，又可使营养素消耗增加，加重本病。所以，本病患儿饮食应减少糖类，增加脂肪供给，限制水分。

【药物宜忌】

1. 西医治疗

（1）药物治疗

①苯巴比妥：又名鲁米那，是经典的抗癫痫药物，具有广谱、有效、价廉、低毒等特点。口服吸收完全，半衰期长（96 小时）。剂量为 $2\sim5mg/(kg\cdot d)$，顿服或分 2 次口服。对大发作、简单部分性发作及复杂部分性发作等均有较好疗效。不良反应少而轻，易于恢复。用药初期易有嗜睡，数周后常自行消失。儿童长期服用可出现兴奋或多动。除发生药物过敏需停药外，其他不良反应多能自行好转，未发现不可逆的毒性反应。

②丙戊酸钠：同类药物包括丙戊酰胺。抗痫谱广，对失神发作疗效最好。对大发作、肌阵挛发作和某些部分性发作也有较好疗效。剂量为 $20\sim40mg/(kg\cdot d)$，分 3 次服用。不良反应大多轻微而短暂，常见于治疗早期，多为恶心、呕吐、嗜睡、脱发等。国外报道有致不可逆性肝坏死者，应予以注意。

③卡马西平：又名酰胺咪嗪、痛惊宁、痛可定、得理多等。抗痫谱较广，对于精神运动性癫痫疗效尤为显著，对其他部分性发作及大发作也有效。治疗剂量为 $15\sim20mg/(kg\cdot d)$，分 $2\sim4$ 次服用。常见不良反应有嗜睡、呕吐、眩晕、皮疹、血细胞减少等。

④苯妥英钠：又名大仑丁。主要用于大发作，也可用于部分性发作，禁用于失神发作。剂量为 $3\sim8mg/(kg\cdot d)$，分 $1\sim2$ 次服用。不良反应较多，常见的有小脑症状、皮疹、粒细胞减少、牙龈增生、多毛等。对婴幼儿可造成不可逆性小脑受累。该药中毒浓度与有效浓度接近，易于发生中毒。故对于儿童，尤其是婴幼儿，多不主张首选。

⑤乙琥胺：主要用于失神发作。用药数日即可获满意疗效。对肌阵挛发作也有效。治疗剂量为 $20\sim50mg/(kg\cdot d)$，分 3 次服用。不良反应不多，较常见的有皮疹、消化道反应、乏力、头晕等。

⑥苯二氮䓬类：常用者包括硝基安定及氯硝安定，能抑制痫样放电，对肌阵挛发作及失神发作效最好，也适用于复杂部分性发作及大发作等。硝基安定 $0.1\sim0.4mg/(kg\cdot d)$，氯硝安定 $0.1\sim0.2mg/(kg\cdot d)$，分 $2\sim3$ 次服用。常见不良反应有嗜睡、无力、头晕、共济失调及呼吸道分泌物过多等。

⑦外科手术：对药物控制困难的难治性癫痫，可考虑外科治疗。

2. 中医治疗

（1）辨证治疗

①惊痫

主症：惊怵不安，或惊恐异常，面色或青或白，吐舌惊叫，舌质淡红，舌苔薄白，脉弦滑。

治法：镇惊安神，祛风定痫。

方药：镇惊丸加减。茯神、远志、菖蒲各12g，钩藤、天竺黄各10g，胆南星、犀角、黄连各6g。惊悸不眠加竹茹、半夏；惊痫日久加炒枣仁、五味子；急躁易怒加夏枯草、枸杞。

②风痫

主症：昏不知人，口吐白沫，牙关紧闭，双眼发青，两目上视或斜视，手指明显抽搐，屈指数物，颈项强直，面色红赤，舌质红，舌苔白腻，脉弦滑。

治法：平肝息风，醒神定痫。

方药：羚羊钩藤汤合定痫丸加减。羚羊角粉3g，钩藤、菊花、生地黄、白芍各12g，竹茹、川贝母、半夏各6g。抽搐甚加僵蚕、全蝎；心烦不寐加琥珀、竹叶；面赤易怒加龙胆草、川楝子。

③痰痫

主症：喉中痰鸣，口流涎沫，神志恍惚，双目直视，犹如痴呆，失神，面黄无华，手足抽搐或不明显，舌质淡红，舌苔白腻，脉弦滑。

治法：涤痰开窍，清热定痫。

方药：涤痰汤加减。半夏、陈皮、钩藤各10g，竹茹、胆南星、菖蒲各6g，枳实、天麻各3g。痰黄黏稠加竹沥水（兑服）；痰多加远志、海浮石；恍惚不安加酸枣仁、茯神。

④瘀血阻滞

主症：突然眩仆，神志昏迷，牙关紧闭，四肢抽搐，面色发青，形体消瘦，肌肤枯燥色紫，舌红少津，可见瘀斑，苔薄白，脉细涩。

治法：活血化瘀，通窍定痫。

方药：通窍活血汤加减。桃仁、赤芍、川芎各10g，远志、菖蒲、胆南星各6g，僵蚕、乳香各3g。头晕加菊花、天麻；发作频繁加三七、阿胶；便干加生大黄。

⑤脾虚痰盛

主症：病程较长，发作频繁，平素神萎，面色无华，时作眩晕，纳呆，便溏，舌质淡，苔白，脉细软无力。

治法：健脾燥湿，祛痰定痫。

方药：六君子汤合温胆汤加减。茯苓、党参、白术各12g，陈皮、菖蒲、钩藤各10g，半夏、竹茹各6g。食少神疲加神曲、麦芽、黄芪；胸闷呕恶加苏梗、厚朴；抽搐频繁加僵蚕、全蝎。

⑥脾肾两虚

主症：病程年久，屡止屡发，腰膝酸软，四肢不温，少食懒言，神疲乏力，时时眩晕，大便稀软或完谷不化，舌质淡红，苔白，脉沉细无力。

治法：温补脾肾，化痰定痫。

方药：河车八味丸加减。紫河车粉6g（冲服），生龙骨、生牡蛎各20g，茯苓、熟地黄、山药各 12g，牛膝、远志各 10g。腰膝酸软加仙灵脾、补骨脂；智力减退加益智仁、猪脑粉（冲服）。

（2）验方

①抗痫片：桃仁 30g，赤芍、红花、川芎、香附、陈皮、青皮、桑白皮各 15g，半夏、苏子、大腹皮、甘草各 10g。加工成片，每片 0.3g，相当于生药 1.5g。每服 0.5 片/kg，每日 3 次。适用于各种类型的癫痫。

②抗痫汤：红人参 15g，白术 15g，麦冬 15g，神曲 10g，胆星 10g，半夏 15g，钩藤 15g，僵蚕 15g，茯苓 20g，炒枣仁 20g，远志 15g，甘草 10g。水煎服，7 岁以下患儿每服 1/4 剂，7～14 岁每服 1/2 剂，每日 2 次。适用于癫痫属正气不足、风痰内壅者。

3. 药物禁忌

（1）服抗癫痫药不宜饮浓茶、咖啡：浓茶、咖啡对中枢神经系统有兴奋作用，可拮抗抗癫痫药如苯巴比妥、苯妥英钠、氯硝基安定等的药效。

（2）苯妥英钠

①与氯丙嗪、保泰松、氯氮草相克：氯丙嗪、保泰松、氯氮草具有酶抑制作用，可抑制苯妥英钠的代谢，使药物浓度增加，致苯妥英钠的作用及毒性均增加。

②与对氨基水杨酸钠相克：对氨基水杨酸钠可减少苯妥英钠的代谢，二者合用可使苯妥英钠血药浓度增加，作用增强，同时毒性也增加。

③与四环素相克：两者都有损害肝脏的作用，合用后可引起肝脏毒性作用增强。

④苯妥英钠与卡马西平相克：卡马西平为肝药酶诱导剂，苯妥英钠也是弱的肝药酶诱导剂，两药合用可因肝微粒体羟化酶活性升高，而使苯妥英钠的代谢加快，血药浓度降低，作用减弱。

⑤与磺胺类药相克：磺胺类药（如复方新诺明、磺胺嘧啶等）与苯妥英钠合用，可使苯妥英钠代谢减慢，血药浓度增高，毒性增加。

⑥与甲氰咪胍相克：二者合用可使苯妥英钠总清除率降低，血药浓度增加，作用和毒性均增加。合用时要适当减少苯妥英钠的用量，以防发生药物中毒。

⑦服苯妥英钠不宜食味精：患儿服苯妥英钠期间不宜与味精同食。因味精的主要成分为谷氨酸钠，苯妥英钠可促使谷氨酸钠加速吸收，可能产生低血钾等表现。

（3）苯巴比妥

①与叶酸相克：因为大量的叶酸可拮抗苯巴比妥的抗癫痫作用，并可使敏感儿童的癫痫发作次数增多。

②与催眠药相克：苯巴比妥与催眠药（如氯丙嗪、奋乃静、安定、利眠宁、戊巴比妥、眠尔通、溴化钾、溴化钠、溴化铵、导眠能、速可眠、扑米酮、抗痫灵、安眠酮等）配伍，可使镇静催眠作用加强，故需合用时应减量慎用。

③与单胺氧化酶抑制剂及药酶抑制剂相克：单胺氧化酶抑制剂（如痢特灵、优降宁、异烟肼等）和药酶抑制剂（如甲氰咪胍）均可使苯巴比妥代谢减慢、作用增强，故合用时应适当减量。

④与牛黄相克：中药牛黄具有清心开窍、豁痰定惊的作用，苯巴比妥与牛黄合用

可以产生拮抗作用。

⑤与含氰苷的中药相克：含氰苷成分的中药（如枇杷仁、桃仁、苦杏仁等）与具有安定镇静作用的苯巴比妥等药物联合应用，可能会损伤肝功能，抑制呼吸，甚至会导致中枢性呼吸衰竭。

⑥与灰黄霉素相克：苯巴比妥具有促进胆汁分泌的作用，胆汁可以使肠道蠕动加快，使灰黄霉素在肠道吸收部位的滞留时间缩短，从而降低了灰黄霉素的吸收和疗效，故二者不宜合用。

⑦与胃舒平相克：两药合用可以妨碍或延缓胃舒平在肠道的重吸收，使抗酸作用减弱。

⑧与洋地黄相克：苯巴比妥是一种较强的酶促药物，可以增强洋地黄的代谢速度，从而降低疗效。

⑨与碳酸氢钠相克：碳酸氢钠碱化尿液，可减少弱酸性药物苯巴比妥的重吸收，促进排泄。因此，碳酸氢钠可用于解救苯巴比妥中毒。

⑩与利他林相克：利他林可拮抗苯巴比妥对中枢神经的抑制作用，并可抑制肝微粒体酶对苯巴比妥的代谢。但如服用苯巴比妥剂量过大，引起中毒时，可用利他林解救。

⑪与活性炭相克：活性炭的吸附作用会影响苯巴比妥的吸收，使疗效降低。

⑫与苯妥英钠相克：苯巴比妥可经过肝微粒体酶系统，加速苯妥英钠的代谢，使药物浓度和效力显著降低。如果两药长期合用，还可因两药都具有酶诱导作用，使体内维生素 D 的代谢加速，从而引起维生素 D 缺乏。

⑬与氢氯噻嗪相克：两药合用时可增加体位性低血压的发生。

（4）丙戊酸钠

①与阿司匹林、潘生丁、丙磺唑酮、华法林相克：合用时有抑制血小板聚集、增加自发性出血的可能。

②与苯巴比妥、苯妥英钠、卡马西平、扑痫酮、氯硝基安定相克：丙戊酸钠可抑制苯妥英钠、苯巴比妥、卡马西平、扑米酮、氯硝基安定的代谢而致排泄减少，血清药物浓度升高，中枢抑制，引起中毒反应。如合用时应调整剂量。

③与中枢抑制剂、单胺氧化酶抑制剂相克：合用可增强对中枢的抑制，引起中毒反应。如合用应注意调整剂量。

（5）卡马西平

①与苯巴比妥、苯妥英钠相克：苯巴比妥、苯妥英钠可使本品代谢加速，血清药物浓度降低，疗效降低。

②与单胺氧化酶抑制剂相克：单胺氧化酶抑制剂（如丙咪嗪、阿米替林、异烟肼等）可使卡马西平和硝基安定血清药物浓度升高，使之易出现不良反应。

③与红霉素、甲氰咪胍、洋地黄相克：红霉素、甲氰咪胍、洋地黄均可以抑制卡马西平的代谢，合用易导致卡马西平中毒。

（6）抗癫灵与氯硝基安定、乙琥胺相克：合用可使后两药血药浓度升高，易引起中毒。

（7）氯硝基安定与巴比妥类或扑米酮相克：合用易引起嗜睡、行为紊乱等不良反应。

（8）糖皮质激素：如泼尼松、地塞米松等能诱发精神症状，而且能引起水钠潴留。

（9）滥用泻下、镇静安神的中药：癫病属于中医学的"痫证"范畴，与脾肾虚寒、风痰上扰有关。滥用泻下药，可加重肾脾虚衰；滥用镇静安神药，可"闭门留寇"，从而加重病情。

（10）轻易停药：原发性癫痫是慢性病，需长期服药以取得疗效。但这些药物有一定的不良反应，如头昏、嗜睡、抑郁、药疹、白细胞减少等。家长多考虑药物的不良反应而随意停药，但停药后往往导致已控制的癫痫再发，甚至会出现癫痫持续状态，危及生命。因此，要坚持服药，症状控制后应在医生的指导下逐渐减量或停药。也可加服中药，减轻药物的不良反应。

二十一、急性感染性多发性神经根神经炎

【概述】

急性感染性多发性神经根神经炎（简称神经根炎）又称格林－巴利综合征，是主要侵犯脊神经和（或）颅神经的炎性脱髓鞘性周围神经病。本病主要发生于儿童和少年，多发于农村。男多于女，二者之比约为 2∶1。全年均可发病，但以 6～10 月份为多。

1. 病因

神经根炎的病因尚未完全明了。病毒学及免疫学研究证实，本病是与病毒感染相关的自身免疫疾病，主要为细胞免疫异常，亦可同时伴有体液免疫障碍。

2. 临床表现

（1）起病表现多为肢体对称性松弛性瘫痪，下肢症状常较上肢为重，也可由下肢起始渐向上发展，约 1～2 周内达到高峰。四肢近端及躯干肌肉症状较远端为重。可伴有括约肌功能障碍，如尿潴留等，也可有颅神经麻痹症状。

（2）重症者病情进展迅速，除肢体瘫痪外尚有呼吸肌受累。呼吸肌麻痹进展迅速者，可呈全身及心肌缺氧表现，并可能导致死亡。

（3）儿童患者感觉障碍一般较轻，年长儿可诉感肢体麻木、酸胀和疼痛，少有如成人的典型根痛症状和手套袜子型感觉减退。

（4）可伴植物神经紊乱的症状如多汗、肢端肿胀、皮肤潮红、心律失常、血压变化等。

3. 辅助检查

（1）脑脊液检查：发病初期多无明显异常。发病第 2 周后蛋白逐渐增高，第 4～6 周最明显，一般可达 1～2g/L，细胞计数正常，称为蛋白细胞分离现象。免疫球蛋白，特别是 IgG 及 IgM 升高，寡克隆区带可呈阳性。

（2）血液学检查：半数病人外周血白细胞轻度增高，中性粒细胞比例增高，可伴血沉增快，血清免疫球蛋白增高。

（3）肌电图与神经传导速度：受累的神经所支配的肌肉呈神经源性损害，肌电图为纤颤波和（或）正锐波，多数病人最大力收缩运动单元减少25%以上。运动和感觉神经传导速度明显减慢，一般在20～30m/s之间。

【饮食宜忌】

1. 饮食宜进

（1）饮食原则

①高蛋白和高热能饮食：热能的摄入量按105～126kJ（25～30kcal）/（kg·d）计算。蛋白质每日摄入100～150g，以补充肠道蛋白质的丢失和机体的需要。宜选择易消化、富含营养的食物，进食应采用逐渐加量的方法。如增加过快，反而加重胃肠道负担。

②宜进食细软食物，少食多餐：吞咽困难者，应给予浓缩的富含优质蛋白、无机盐及各种维生素成分的流质饮食，以避免食物对病变部位的局部刺激。制作饮食时，可把肉（鸡肉、猪瘦肉等）、蔬菜剁碎，放粥内熬烂食用。

③多吃新鲜蔬菜、水果：如芹菜、绿豆、荠菜、葱、花生、西瓜、木耳、桑椹、百合、山药、苹果、大枣等。

（2）药膳食疗方

①薏苡仁与丝瓜：丝瓜有清热化痰、凉血解毒、通络行脉、生津止咳、解暑除烦、通便杀虫、催乳等功效，适用于筋骨疼痛、肺热咳嗽、咽喉肿痛、妇女闭经、乳汁不通、痈肿痔瘘等的治疗。将薏苡仁150g、丝瓜100g洗净后入锅，同煮至薏苡仁熟烂，食用时加糖或盐调味，空腹服食。具有清热利湿、解表祛风之功效，适用于格林－巴利综合征属湿热痹阻者。

②木瓜与蜂蜜：木瓜有平肝和胃、活血散寒、祛湿舒筋的作用，是强筋壮骨的理想食物，适于四肢麻木、腰膝无力、风湿疼痛、脚气、水肿、跌打扭伤、筋肉痉挛等症状。将木瓜加入蜂蜜煮汤食用，具有祛风利湿、舒筋止痛之功效。

2. 饮食禁忌

①肥腻食物：中医学认为，痹证主要是因为气血痹阻不通所致，而肥腻食物容易影响脾胃的运化而生湿，湿为阴邪，又进一步加重气血的痹阻不通。所以，痹证患者忌食高脂肪食物，如动物内脏、凤尾鱼、鲫鱼子、蟹黄、猪油、奶油、油条等。炒菜、烧汤亦要少放油。

②营养不足：中医学认为，"邪之所凑，其气必虚"，本病多由于内虚而寒湿、湿热之邪侵犯关节所致。若不注意营养，就会使抵抗力下降，外邪乘虚而入，诱发或加重病情。因此，本病患者应增加营养，尤其要增加饮食中的蛋白质和多种维生素的摄入。

③低钾饮食：糖皮质激素能促使排钾，故在应用激素期间要经常查电解质，饮食方面应多吃含钾食物。

【药物宜忌】

1. 西医治疗

（1）加强护理及对症治疗：急性期注意休息、营养。经常翻身、拍背，防止肺炎、尿路感染等继发性感染及压疮的发生。吞咽困难者给鼻饲，或作静脉补液，注意电解质紊乱。瘫痪肢体可逐步开始进行被动运动、推拿、按摩等治疗。尿潴留者予以导尿（或留置导尿）。

（2）对呼吸的管理：保持气道通畅，注意及时清除分泌物，注意氧气供给。密切观察呼吸麻痹的进展，适时做气管切开及应用人工呼吸机。忌用止咳剂。

（3）激素的应用：对于重症者可予肾上腺皮质激素治疗，如氢化可的松 5 ~ 10mg/（kg·d）、地塞米松 0.2 ~ 0.4mg/（kg·d）或促肾上腺及质激素每日 12.5 ~ 25U 静脉滴注，病情稳定后可改泼尼松或地塞米松，以常规剂量口服，持续 2 ~ 4 周。

（4）支持治疗：选用 ATP、辅酶 A、细胞色素 C、B 族维生素等药物。应用适当抗生素以防治继发性细菌感染。

（5）其他治疗

①脱水剂：早期可给予甘露醇，每次 0.5 ~ 1g/kg，每日 1 ~ 2 次，连用 3 ~ 5 天。

②免疫增强剂：可用丙种球蛋白，每次 3 ~ 6mL，每日 1 次，肌内注射，连用 3 ~ 5 天。

③其他药物：如干扰素、转移因子、环磷酰胺等均可试用。

④血浆置换疗法：有条件时对极重的患者可试用。

2. 中医治疗

（1）辨证治疗

①肺胃津伤

主症：外感发热，或热后出现肢体软弱无力，甚至瘫痪，渐致肌肉瘦削，皮肤干枯，感觉异常，咽喉不利，声音嘶哑，心烦口渴，舌红少津，苔黄，脉细数。

治法：甘寒清肺，生津润燥。

方药：清燥救肺汤合益胃汤加减。生石膏 20g，桑叶、枇杷叶、麦冬各 12g，沙参、生地黄、玉竹、麻仁各 10g。咽喉不利加花粉、石斛；烦渴尿赤加竹叶、莲子心；肢体麻木、感觉异常加丹参、鸡血藤。

②湿热浸淫

主症：肢体痿软无力，身体重滞，甚则瘫痪，肢体灼热，身热不扬，肌肤麻木不仁，感觉减退，或伴口眼歪斜，脘闷纳呆，尿赤便秘，舌质红，苔黄腻，脉濡数或滑数。

治法：清热利湿，通经活络。

方药：三妙丸加味。黄柏、牛膝、木瓜各 12g，苍术、防己、秦艽各 10g，车前子、萆薢各 6g。口眼歪斜加白僵蚕、地龙；肌肤感觉减退加桃仁、红花；胸闷纳呆加半夏、厚朴。

③寒湿内侵

主症：四肢疼痛，困重无力，甚至瘫痪，手足麻木，感觉减退，胸脘痞闷，泛恶欲吐，畏寒肢冷，舌质淡，苔薄白，脉沉迟。

治法：散寒除湿，健脾和胃。

方药：胃苓汤加减。茯苓、白术、薏苡仁各12g，苍术、泽泻、山药各10g，桂枝6g，细辛3g。四肢疼痛加羌活、姜黄；畏寒肢冷加干姜、制附子。

④肝肾阴虚

主症：病势缓慢，逐渐出现下肢或手臂痿弱不用，腰背酸软不举，手足麻木，肌肉瘦削，潮热盗汗，头晕耳鸣，舌红少苔，脉细数。

治法：养阴清热，滋补肝肾。

方药：知柏地黄丸加减。熟地黄、山药、知母各12g，山萸肉、茯苓、牛膝各10g，黄柏、泽泻、女贞子各6g。肢体麻木加当归、首乌；头晕耳鸣加龟甲、阿胶；手足拘挛加木瓜、活络草。

（2）验方

①疗瘫健步灵：天麻500g，鸡血藤1000g，仙灵脾500g，黄芪500g，牛膝120g，制南星30g，全蝎30g，蜈蚣50条，僵蚕30g，地龙60g。前6味药加水煮沸2小时，去渣留液，加热蒸发成流浸膏。后4味虫类药共研细粉，掺入流浸膏内和匀，干燥后制成粉剂。3岁以下每服0.5~1g，3~6岁每服1~1.5g，日服3次。适用于本病恢复期。

②附子马钱散：制附子90g，制马钱子1g。共研细末。3~6岁每服0.5~1g，6~9岁每服1~1.5g。日服3次。适用于本病后遗症期。

③三妙丸加味：苍术10g，牛膝10g，茯苓10g，车前子10g，黄柏5g，半夏5g，薏苡仁30g，藿香30g，金银花15g，泽泻15g。水煎服，每日1剂，分2~3次服。适用于本病属湿热内盛者。

④扶本治痿汤：当归25g，党参25g，白术15g，淮山药15g，茯苓15g，白芍15g，木瓜15g，锁阳15g，龟甲20g，鳖甲20g，牛膝10g，甘草10g。水煎服，每日1剂，分2次服。适用于本病恢复期。

3. 药物禁忌

（1）糖皮质激素：参考"溃疡性结肠炎"相关内容。

（2）麻醉类止痛药：患者往往有肢体或全身性肌肉酸痛、压痛或牵拉痛，但如服用麻醉类止痛药，可阻断各种神经冲动的传导，抑制触觉、运动觉和痛觉，浓度大时还可抑制运动神经的功能，加重病情。

（3）热性温补之品：本病多由湿热之邪引起，故患病期间，禁止使用具有温里补阳作用的药物（如红参、附子、干姜、吴茱萸、丁香、细辛、荜茇、高丽参、鹿茸、补骨脂、菟丝子、巴戟天、淫羊藿、牛鞭、仙茅、黄狗肾、蛤蚧、肉苁蓉等）和中成药（如十全大补丸、右归丸、金匮肾气丸等）。

二十二、小儿多动症

【概述】

小儿多动症是指儿童脑功能轻微失调或障碍的一种综合征，也称"儿童多动症""多动综合征""注意力不足症"。美国报道本症患儿占在校儿童的5%～20%。国内报道患病率为1.5%～10%。男多于女，二者之比为2～9∶1。

1. 病因

本症的病因及发病机制尚未明了。但可以肯定，其发病与多种因素有关。一般认为，本症系由于多种生物因素、心理因素及家庭社会问题等多种原因综合作用所引起的一种临床综合征。不同原因引起的患儿，伴随症状可能会有所不同，症状特征也会有所不同。

2. 临床表现

（1）注意障碍：为诊断本症所必备的症状。表现为分心、注意力涣散、不分主次。一般不能专心听课，做事虎头蛇尾，难以完成作业。本症的注意缺陷主要累及高级的注意形式即"主动注意"，患儿不能将注意力有意识地集中于某一目的及方向如听课等，而对于无关刺激却给予较多的关注。做事（包括游戏）不能坚持始终，粗心草率，难以按规则或要求去完成，常半途而废或频繁转移注意力。

（2）活动过多：是本症另一主要症状。活动过多常在学龄前期或学龄早期得到注意。部分患儿在婴幼儿时期即有明显的多动现象，但常难以判定。患儿在幼儿园或小学校里不能控制自己，坐立不稳，无目的的活动明显增多，不守纪律，不听从命令，不合群，行为常显得冲动、唐突、冒失、过分的恶作剧，富于破坏性及冒险性，事先缺乏缜密的考虑，不顾后果。对于感兴趣的电视节目可以安静片刻，但很快又开始多动或骚扰他人。上述多动表现随年龄增长而逐渐减少。

（3）冲动性：患儿情绪易于波动，易激惹冲动，过度兴奋，易受外界影响。缺乏自制力，任性，冒失，不耐挫折。冲动性是本症较常见的症状，但不具特异性，除见于本症外，尚可发生于品行障碍、焦虑症等精神障碍性疾病。

（4）学习成绩不良：持续或明显的患儿常伴有学习成绩差，严重者表现为学习困难。患儿的智力大多正常，学习方面的异常主要与患儿注意力缺陷和缺少毅力有关。

（5）行为异常及心理障碍：相当数量的患儿存在不同程度的心理和行为问题。由于多动及学习差，易遭到老师、同学或家庭的反感或歧视，造成患儿退缩、回避、自卑；或反其道而行之，表现为暴躁易怒、攻击行为及破坏性，社会适应问题更为突出。

（6）其他：少数患儿可能同时有头面部、躯干或四肢的不自主运动，表现为挤眉弄眼、歪头斜颈、耸肩扭腕等。部分表现为咬或吸吮手指等不良习惯。

（7）体征：本症体检（包括神经系统）无特异性所见，但可有精细运动协调障碍、动作笨拙及其他神经系统软体征，例如轮替运动及对指不灵、系鞋带不灵便、手眼协调差、空间位置觉障碍、方向辨认不能、视听协调困难等。

3. 辅助检查

（1）心理、行为测定

①智力测验：常用中国修订的韦氏儿童智力量表进行测试，本症患儿大多智力正常，部分重症患儿可有智力偏低，但无特殊意义。

②行为评定量表：目前有多种行为评定量表被用来进行流行病学调查及临床诊断。常用的有 Conners 父母用问卷及教师评定量表，以及 Achenbach 儿童行为量表及教师报告表等。这些量表已经被使用多年，有较好的常模和可信度，且可定量化地表示症状的程度。

③学习成就及语言功能测定：国外使用广泛学业成就测验，发现部分患儿学习成绩低下。但目前国内尚无标准化的测验量表，一般以考试成绩作为学习成就的主要参考。部分患儿可表现为语言功能延迟，但无特殊诊断意义。

④注意测验：由于本症的最主要症状是注意力缺陷，故定量化地对注意能力进行测量是诊断本症较理想的手段。早期使用较多的方法是连续操作测验，但此测验在行为异常、学习困难、智力低下等也会出现异常，故对本症诊断缺乏特异性。

（2）其他检查

①脑电图：本症脑电图异常率相当高。常见表现有慢波增多、不对称、调节不佳等非特异性改变。脑电图异常的程度与病因、病情、治疗反应及预后之间无明显关系。本症患儿检查脑电图的主要目的是排除其他伴随疾病，如癫痫等。

②视、听诱发电位：本症无明显异常，检查目的是排除听力或视力异常。

③脑 CT：用以排除颅脑器质性异常。

【饮食宜忌】

1. 饮食宜进

（1）饮食原则

①多吃些含蛋白质、维生素及卵磷脂、无机盐的食物：如牛奶、鸡蛋、豆制品、肉类、菌类、花生仁、核桃仁、黑芝麻等。因为这些食物不仅能促进孩子的大脑发育，增强细胞功能，更重要的是能改善孩子神经传递信息的功能。

②多食海产品：海带、鱿鱼、紫菜、鱼类等。鱼类脂肪中含有大量不饱和脂肪酸，对脑细胞的发育有重要的作用，另外还可以改善脑功能，提高记忆力、判断力，对改善多动症也有帮助。

③多食富含铁的食物：如适当进食瘦肉和动物肝脏，以增加铁和其他营养物质的摄入。

④多食富含锌的食物：如动物肝脏、动物血、鱼、虾、牡蛎。为了平衡膳食，每天还应食用新鲜蔬菜和水果。

⑤适当补充 B 族维生素：多食新鲜蔬菜、水果、玉米、米糠等，以补充 B 族维生素。

（2）药膳食疗方

①白糖桂圆肉：桂圆肉 500g，白糖 50g。将桂圆肉放碗中加白糖，反复蒸晾 3 次，

使色泽变黑，再拌少许白糖装瓶备用。每次4～5颗，每日2次，连服7～8日。

②芡实甘草大枣汤：芡实100g，甘草18g，大枣15g。水煎服，每日早晚分服，连服数日。适用于心脾气虚之多动症。

③竹笋荸荠汤：竹笋15g，荸荠9g，红糖适量。水煎饮汤，每日1次，连服数日。适用于湿热内蕴、痰火扰心之多动症。

④百合麦枣汤：百合、甘草各10g，大麦30g，大枣15g。水煎饮汤，每日1次，连服1个月为1个疗程。

⑤猪脊髓：猪脊髓、食盐各适量，蒸熟后食用。适用于肾阴不足、肝阳偏旺之多动症。

⑥鱼鳞膏：将青鱼、草鱼或其他具有较大鱼鳞的鱼洗干净，将刮下的鳞片加清水500mL，煮沸15～20分钟，捞去鱼鳞，冷却后结成膏状。食用时可稍加酱油、香油凉拌，也可以加糖，放入冰箱中片刻，作为冷食能补脑强身。

⑦虾壳汤：虾壳15g，石菖蒲、远志各9g，水煎服，每日1次，久服有效。

⑧猪肉莲子汤：猪瘦肉75g，莲子30g，百合30g。共放入砂锅内，加水煮汤，调味食用，每日1次，连续服食数日。

⑨参蛋汤：太子参15g，大枣15枚，鸡蛋2个。置锅内加水同煮，蛋熟后剥去蛋壳，再加入同煮片刻，即可以吃蛋喝汤，每日1次，久服可见效果。

⑩花生米30g，新鲜牛奶200mL。花生米炒熟，烘干，研细末。牛奶放瓶中，加入花生粉末，加盖振摇多次使其混匀。每日1剂，分早晚2次服食，连续数月。适用于形瘦神疲、失眠食少属精血亏虚、心脾两虚型之小儿多动症。苔腻、形肥、痰多口渴、便艰属痰热蕴结者不宜服食。

⑪芝麻15g，黄豆30g，红糖15g。芝麻洗净，晒干，炒黄，研细末。黄豆洗净，晒干，研细末，放锅中，加水500mL，反复搅匀，煮沸，纱布过滤，加入芝麻粉、红糖，拌匀。每日1剂，连食数月。适用于形瘦、疲乏、舌光红、便艰属精血亏虚、阴虚火旺型之小儿多动症。痰热蕴结、苔腻口渴、纳呆多痰者不宜食用。

⑫新鲜鸡肝50g，新鲜牡蛎50g。鸡肝洗净，切片。牡蛎肉漂净，沥干。锅中加少量素油，烧热后倒入鸡肝片，并加适量葱花、姜末、精盐、料酒，煸炒片刻后，加水煮沸，改用小火煨5分钟，加入牡蛎肉，再用大火煮5分钟，佐餐食用。每日1剂，时时服食。适于各型小儿多动症。

⑬鲤鱼头1个，胡桃肉50g，粉皮100g。鱼头洗净，切成数块。胡桃肉洗净，切碎。烧锅中加适量油，烧至六成热，加少量葱花、姜末，煸炒出香味，加入鱼头，煎炒至发黄，加少量料酒、酱油、适量水，烧至鱼眼突出，加入粉皮、胡桃肉，再煮至胡桃肉熟，加少量精盐、味精，淋上麻油，佐餐食用。每日1剂，时时服食。适用于各型小儿多动症。便溏或泄泻者不宜多食。

2. 饮食禁忌

（1）富含甲基水杨酸类蔬菜、水果：番茄、苹果、柑橘、西瓜等营养价值虽高，但含甲基水杨酸类物质多，影响孩子神经传递信息，会加重病情。

（2）胡椒油与色素：研究发现，限制患儿食用胡椒油和酒石黄等食用色素后，大多数患儿的多动症状消失，恢复吃含色素的食品及胡椒油后，患儿的多动症状又重新出现，所以多动症患儿不宜吃这类食物。

（3）大量食用富含酪氨酸的食物：乳类、乳制品等富含酪氨酸，其代谢后产生对甲酚，而多动症患儿大便中对甲酚的含量要高于正常儿童，故应避免大量食用此类食物。

（4）含铅最高的食物：不让患儿吃可能受铅污染的食物和含铅量高的食物，如贝类、大红虾、向日葵、莴苣、甘蓝、松花蛋、爆米花，或食用在冶炼厂周围种植的蔬菜等。不要给多动症患儿使用含铅的器皿。

（5）含铝食物：食铝过多可致智力减退，记忆力下降，食欲缺乏，消化不良。多动症患儿应少吃油条，因为制作油条需要在面粉中加入明矾，而明矾的化学成分为硫酸铝钾。另外，家里不要使用铝制炊具。

【药物宜忌】

1. 西医治疗

（1）药物治疗

①哌甲酯：又称利他林。本药口服吸收快，药效可维持 2～4 小时。起始量为 0.3mg/（kg·d），无效者可逐渐加量至 0.6mg/（kg·d），最大量不超过 0.8mg/（kg·d），或总量不超过 30～40mg/d，分 2 次于晨起和中午口服。一般需服用半年至 1 年，必要时可延长至 3～5 年。

②右旋苯丙胺：起始量为 0.15mg/（kg·d），一般常用剂量为哌甲酯的 1/2，药效可维持 6～18 小时，故每日晨起服药 1 次即可。

③匹莫林：又名苯异妥因。起始量为 2.25mg/（kg·d），每日晨起 1 次顿服，药效可维持 12 小时。无效时可每 5～7 天适当增大剂量，总量以不超过 100mg/d 为宜。

④丙咪嗪：起始剂量为 25mg/d，分 2 次服用，必要时每 5～7 天增加 12.5mg，每日最大量不超过 50mg。

（2）心理治疗：对于单纯的多动症，如无明显的心理因素，心理治疗无显效。但对患儿本人或家庭的社会心理问题，采取针对性的心理咨询、行为矫正对本症康复有重要意义。

2. 中医治疗

（1）辨证治疗

①阴虚阳亢

主症：神志不宁，多动多语，烦躁易怒，少寐健忘，五心烦热，发爪不荣，舌红而干，少苔，脉弦细数。

治法：滋阴潜阳，安神益智。

方药：知柏地黄丸加减。知母、生地黄、熟地黄各 12g，茯苓、山药、丹皮、钩藤各 10g，山萸肉、黄柏、远志各 6g。烦躁易怒加龙胆草、夏枯草；夜寐不安加生龙骨、生牡蛎；大便干结加玄参、麻仁。

②痰热内扰

主症：神思涣散，多动多语，胸脘满闷，痰多口臭，纳呆便秘，舌质红，苔黄滑腻，脉浮滑。

治法：清热化痰，安神定志。

方药：黄连温胆汤加减。半夏、茯苓、栀子各12g，黄连、枳实、竹茹各10g，陈皮、连翘各6g。胸脘满闷加苏梗、瓜蒌；痰多口臭加天竺黄、生石膏。

③心脾两虚

主症：神思涣散，多语多动，面色萎黄，神疲乏力，少寐多梦，纳呆便溏，舌淡苔白，脉细弱。

治法：养心健脾，安神益智。

方药：归脾汤加减。黄芪、生龙骨各15g，白术、党参、茯神各12g，远志、菖蒲、当归各10g。眠差多梦加百合、柏子仁；纳呆便溏加薏苡仁、莲子肉。

④心肾不足

主症：神呆思涣，多动多语，动作迟钝，昏愦不敏，精神萎靡，面色㿠白，手足不温，舌淡，苔白滑，脉沉迟弱。

治法：温养心肾，敛阳定志。

方药：右归饮加减。熟地黄、山药、杜仲、枸杞各10g，山萸肉、菖蒲、远志各6g，制附子、肉桂各3g。精神萎靡、昏愦不敏加鹿角胶、黄芪；大便完谷不化加吴茱萸、五味子。

（2）验方

①煅龙骨、煅牡蛎各30g，珍珠母30g，钩藤15g，黄芪15g，浮小麦15g，夜交藤15g，当归9g，黄柏9g，红枣30g，白芍20g，五味子6g，炙甘草6g。以上为1日量，可取7日量制成糖浆，每瓶200mL，每服10mL，日服3次。用于本病属肝阳偏亢者。

②益智仁6g，熟地20g，砂仁4.5g，生龙骨30g，丹参15g，炙龟甲15g，石菖蒲9g，枸杞9g，炙远志3g。水煎取汁，冲服鹿角粉6g。每日1剂，日服2次。适用于本病属阴阳失调、脑神失养者。

3. 药物禁忌

（1）糖皮质激素：糖皮质激素（如泼尼松、地塞米松等）能兴奋中枢神经系统，诱发精神症状，加重多动症患儿的症状，而且能引起水钠潴留。

（2）中枢兴奋药物：如氨茶碱等皆不宜使用。

（3）利他林

①应用利他林时不宜饮可乐、咖啡等含有咖啡因的软饮料：这些饮料可导致利他林药理作用加强，不良反应增加，剂量不易掌握。

②利他林与苯巴比妥相克：利他林可拮抗苯巴比妥对中枢神经的抑制作用，并可抑制肝微粒体酶对苯巴比妥的代谢。但如服用苯巴比妥剂量过大，引起中毒时，可用利他林解救。

③利他林与其他镇静剂相克：地西泮等镇静剂可降低利他林的疗效。

④利他林与镇静安神的中药相克：如朱砂、牛黄、酸枣仁等，可抑制神经系统的兴奋性，影响利他林的疗效。

二十三、糖尿病

【概述】

糖尿病是由于内源性胰岛素缺乏或作用不足引起的高血糖状态，伴脂肪及蛋白质代谢异常的内分泌代谢疾病。小儿糖尿病占全部糖尿病人的 5% 左右，发病高峰年龄是 5~7 岁及青春期。本病分为三型：胰岛素依赖型（即 1 型糖尿病）、非胰岛素依赖型（即 2 型糖尿病）及各种继发性糖尿病和遗传综合征。小儿以 1 型糖尿病较多见。

1. 病因

本病病因尚未完全阐明，多数学者认为是遗传、环境等多因素相互作用所致。1 型糖尿病是在遗传基因缺陷的基础上，因病毒感染或中毒引起自身免疫系统异常，造成胰岛素拮抗激素异常升高，而引起血中胰岛素及 C 肽显著降低。2 型糖尿病的发病也受遗传因素的影响，并由于感染、中毒、肥胖等因素的影响引起胰岛素释放延迟而相对缺乏。

2. 临床表现

（1）典型表现：在感染、情绪激动、饮食不当等诱因后，发生多尿、多饮、多食及体重减轻，即"三多一少"症状。

（2）不典型症状：在婴幼儿期多饮、多尿症状不典型，或仅有夜尿增多及遗尿现象。可有多食，也可食欲正常或减低。此外常有消瘦、乏力、精神不振等。

（3）酮症酸中毒：常由未及时治疗、感染、过食等原因所致，是最常见的严重并发症，年龄越小越易于发生。表现为精神萎靡、嗜睡、反应迟钝，甚至昏迷。伴有食欲减退、恶心、呕吐、腹泻等消化道症状。常合并中重度脱水与代谢性酸中毒，皮肤弹性极差，口唇樱红，呼吸深长，典型者呼气有烂水果味（丙酮味）。晚期出现面色灰白，发绀，肢凉，血压下降。

（4）高渗性非酮症性昏迷：小儿少见。表现为明显脱水、惊厥、意识障碍，严重者可致昏迷，无明显酸中毒表现，病死率在 50% 以上。

（5）晚期并发症：由于出现小动脉硬化及毛细血管增厚、周围神经脱髓鞘及纤维化，可引起眼底出血、白内障、肾功能衰竭、运动障碍、心脑血管病及周围神经炎等并发症。易发生各种感染，其中以皮肤感染最多见。

3. 辅助检查

（1）血糖：餐后血糖明显增高，严重时空腹血糖也大于正常值。

（2）尿糖：测定尿糖是诊断糖尿病最简易的方法，也是调整药物剂量的监测指标。以三餐和睡眠划分尿液为四段，即每次餐后至下次餐前之间所留尿为一段，每日三餐及睡前留尿，每次留尿前 30 分钟先排空膀胱，再留尿送检。

（3）葡萄糖耐量试验：用于诊断可疑糖尿病。试验前禁食 8 小时，查空腹血糖及尿糖，一次口服葡萄糖 1.75g/kg，最大量为 75g，每克加水 2.5mL，3 分钟内服完。服后分别于 1/2、1、2、3 小时测血糖及尿糖。如空腹血糖为 3.9～6.2mmol/L，服后 1/2～1 小时血糖升至 7.8～10mmol/L，2 小时降至空腹血糖水平，则为正常；如服后 1、2 小时均增高，尿糖阳性可确诊为糖尿病；如 2 小时正常而 1 小时升高，为可疑病例，可延长查服糖后 3～5 小时血糖，如出现反应性低血糖，则有助于诊断。

（4）糖化血红蛋白 A_1（GHb A_1）测定：是了解对长期治疗患儿控制病情的一个可靠指标。正常人 GHb A_1 <8%，控制良好的糖尿病人 GHb A_1 应低于 10%，GHb A_1 在 10%～12% 为控制尚可，13%～14% 为控制较差，如大于 15% 为控制不良。

（5）尿、血酮体及血清碳酸氢根浓度测定：用于诊断糖尿病酮症酸中毒，尿酮体多为强阳性，血酮体浓度比正常人增加数十倍甚至百倍以上，血清碳酸氢根浓度低于 18mmol/L。

（6）血脂测定：三酰甘油、β 脂蛋白、游离脂肪酸及胆固醇均可明显增高。

【饮食宜忌】

1. 饮食宜进

（1）饮食原则

①比例适宜的糖类：糖尿病患者不是主食越少越好，而是以糖类占总热能的 50%～60% 比较适宜。

②适量的脂肪及蛋白质：糖尿病患儿饮食中脂肪提供的热能不宜超过总热能的 30%，或者以 1g/kg 计算，而且应以植物脂肪为主，对动物脂肪应加以限制。动物蛋白质多为优质蛋白质，应使其在饮食中保持一定的比例。

③高纤维饮食：膳食纤维有降低血糖、促进胃肠道蠕动、防止便秘等作用，有利于糖尿病的控制。所以，患儿日常饮食宜多选用粗粮、豆尖和蔬菜，如荞麦、燕麦、菠菜、芹菜、豆芽等。

④少量多餐：少量多餐的饮食习惯可避免餐后血糖过高而增加胰岛的负担。每日至少要保持 3 餐，可按早餐 1/5、午餐及晚餐各 2/5 份额的方法进食。对于病情尚不稳定的患儿，每日 5～6 餐才有利于糖尿病的控制。

⑤富含硒的食物：富含硒的食物，如鱼、香菇、芝麻、芥菜等，对降低血糖及改善糖尿病症状很有裨益。

⑥富含钙的食物：糖尿病患儿一般钙的排出量增多，故宜多食富含钙的食物，如虾皮、发菜、海带、乳类、豆类及其制品、黑木耳、芝麻酱、核桃仁、山楂、大枣、柑橘及新鲜蔬菜等。

⑦富含维生素 B_6 和维生素 C 的食物：大部分糖尿病患儿体内维生素 B_6 水平较低，连续补充一定剂量的维生素 B_6，可使神经系统并发症的疼痛减轻、麻木感减少。维生素 C 可抑制蛋白质糖化，补充足量的维生素 C，有助于减缓糖尿病并发症的进程，对缓解糖尿病视网膜病变、肾病等有益。

⑧宜食物品：南瓜、苦瓜、西瓜皮、冬瓜、冬瓜皮、山药、黄豆、芹菜、蕹菜、豆苗、菠菜、豇豆、枸杞头、洋葱、菊芋、鲜藕、豆腐、蘑菇、草菇、金针菜、黑木耳、青菜、荠菜、西红柿、小麦麸、玉米须、瓠子、枸杞、草莓、槐花、米醋、牛奶、羊奶、马奶、茶叶、燕麦、芝麻、莴苣、黄瓜、薏苡仁、豌豆、茭白、甘蓝、大白菜、竹笋、香菇、灵芝、黄芪、沙参、西洋参、菊花脑、茼蒿、水芹菜、胡萝卜、豆腐、腐竹等。

（2）药膳食疗方

①新鲜红薯叶100g，与适量冬瓜一同水煎后饮汤。适用于儿童糖尿病。

②蕹菜梗100g，与玉米须50g一同水煎，可常服。适用于儿童糖尿病。

③鲜菠菜根100g，与鸡内金15g同加水500mL煎煮，去渣取汁饮服，每日2～3次。适用于儿童糖尿病。

2. 饮食禁忌

（1）进食过量：进食过量后体内的血糖浓度升高，所需胰岛素量也要相应增加，可诱发或加重糖尿病。

（2）直接对血糖有影响的食物：多糖食物，如蜂蜜、糖果、甜糕点、甜饼干、含糖饮料等容易被人体吸收，迅速转化为葡萄糖，使血糖浓度升高，糖尿病加重。

（3）高脂肪食物：高脂肪食物食用过多，极易导致肥胖症。肥胖的糖尿病患儿对胰岛素的敏感性下降、功能降低，不利于本病的治疗。

（4）含有大量淀粉的食物：如土豆、红薯、藕粉、芋头等食物含大量淀粉，可升高血糖。

（5）水果：水果中含有葡萄糖和淀粉，食用水果后血糖升高。如血糖控制得较好（8mmol/L以下），可适当吃些水果，如西瓜、苹果等。

（6）慎食食品：爆米花、糯米、锅巴、甘薯、梨、桃子、橘子、柿子、大枣、荔枝、香蕉、椰子汁、樱桃、桂圆肉、葡萄、无花果、芒果、甘蔗、荸荠、辣椒、西瓜、花椒、人参、苹果、杏干、枇杷、金橘、石榴、桑椹、甜橙、杨桃、栗子、沙枣、土豆、胡椒、芡实、甜瓜、肉桂、丁香、茴香、甜菜等。

【药物宜忌】

1. 西医治疗

（1）胰岛素治疗：对于糖尿病特别是1型糖尿病患儿，一经诊断即应开始用胰岛素治疗。胰岛素分为普通胰岛素（RI）、中效的珠蛋白胰岛素（NPH）及长效的鱼精蛋白锌胰岛素（PZI）三种。一般先选用RI，初始用量0.25～0.5U/（kg·d），根据尿糖及血糖来调整用量。特别应根据4次4段尿糖情况来调节用量。调整后的维持量应根据每日进食情况、活动量、感染、天气的变化略有变化。临床常用RI和PZI按2:1、3:1、4:1混合使用。

（2）口服降糖药治疗：主要用于2型糖尿病的治疗。

①甲苯磺丁脲（D860）：每片0.5g，每次0.5g，每日1～3次，饭前服用，最高剂

量每日 3g。

②格列本脲（优降糖）：每片 2.5mg，每次 2.5mg，每日 1 ~ 2 次。

③格列美脲（万苏平）：常用剂量 1 ~ 6mg，每日 1 次。

④二甲双胍（降糖片）：每片 250mg，每次 250mg，每日 2 ~ 3 次。

⑤阿卡波糖（拜糖平）：每片 50mg，每次 50mg，每日 3 次，与第一口饭同服，咬碎服下。

⑥瑞格列奈：每片 0.5mg、1mg、2mg 的均有。每次 0.5mg，每日 3 次，饭前服药，进餐即服。

（3）酮症酸中毒的治疗

①一般处理：要镇静，保持呼吸道通畅，扩充血容量，有休克者可静脉维持生理盐水 10 ~ 20mL/kg，处理低钠或低钾，对有脑水肿的患儿可予脱水药物降低颅压。

②胰岛素的使用：一般用 RI 持续小剂量静脉滴注，剂量为 0.1U/（kg·min），配制方法为 RI 0.3 ~ 0.4U/kg，加入 180 ~ 240mL 生理盐水中，于 3 ~ 4 小时内以 1mL/min 的速度匀速静脉滴注。重症可在开始增加 0.1U/kg，1 次静脉注入。当血糖降至 16.6mmol/L 时，可加葡萄糖配成含糖 2.5% ~ 3% 的浓度，每 3 ~ 4g 葡萄糖配普通胰岛素 1U。在病情得以控制后，停止静脉注射胰岛素前 15 ~ 30 分钟改为皮下注射 RI，剂量可按日常用量。如血糖平稳，再停止静注胰岛素，但要监测 24 小时血糖情况。

③碱性液的应用：严重酸中毒不宜迅速用碳酸氢盐纠正，如经补液和使用胰岛素，血 pH 值仍低于 7.2 或二氧化碳结合力仍低于 25Vol% 时，可补充碳酸氢钠等张液，但提高碳酸氢盐以不超过 12 ~ 15mmol/L 为适度。

④控制诱发因素：感染是最常见的诱发因素，要及时查明感染灶，给予有效的治疗。

2. 中医治疗

（1）辨证治疗

①肺热津伤

主症：烦渴多饮，口干舌燥，尿频量多，色黄味甘，舌边尖红，苔薄黄，脉洪数。多见于原发性幼年型糖尿病，病程较短。

治法：清热润肺，生津止渴。

方药：白虎汤加减。生石膏 20g，知母、生地黄、花粉各 15g，黄芩、天冬、麦冬、藕汁各 10g，甘草、黄连各 3g。口渴引饮加五味子、石斛；倦怠乏力、渴而汗出加太子参、沙参。

②胃热阴伤

主症：消谷善饥，形体消瘦，大便干结，小便频数而多，舌红苔黄，脉滑数。多见于发病初期。

治法：清胃泻火，养阴增液。

方药：玉女煎加减。生地黄、麦冬各 12g，生石膏、知母、栀子、牛膝各 10g，竹叶 6g，黄连 3g。大便秘结加熟大黄；口渴引饮加玄参、石斛；心悸失眠加柏子仁、炒枣仁。

③肾阴亏虚

主症：小便频数，尿如脂膏，口干舌燥，五心烦热，皮肤干燥，腰膝酸软，舌红少苔，脉沉细数。多见于病程较长、病情较重者。

治法：滋补肾阴，固本益元。

方药：六味地黄丸加减。生地黄、山药、茯苓、山萸肉各15g，熟地黄、益智仁、桑螵蛸各10g，五味子6g。烦躁失眠加黄柏、知母；头晕目眩加生龙骨、生牡蛎；困倦气短加党参、黄芪。

④阴阳两虚

主症：小便频数，混浊如膏，面容憔悴，耳轮干枯，畏寒肢冷，口干舌燥，舌淡，苔白而干，脉沉细无力。多见于病程迁延日久者。

治法：温阳滋肾，固摄下元。

方药：右归饮加减。熟地黄、山萸肉、山药各12g，泽泻、枸杞、龟甲、杜仲各10g，丹皮6g，附子、肉桂各3g。小便频数加桑螵蛸、芡实、覆盆子；形寒肢冷加肉豆蔻、党参、黄芪。

⑤阴虚阳浮

主症：尿频量多，烦渴面红，头痛恶心，口有异味，形瘦骨立，唇红而干，呼吸深快，或见神昏，四肢厥冷，舌质红绛，苔灰或焦黑，脉微数。多见于糖尿病酮症酸中毒。

治法：回阳救逆，滋阴潜阳。

方药：生脉散合参附龙牡汤加减。煅龙骨、煅牡蛎各15g，人参、附子、麦冬、陈皮各10g，肉桂、五味子各6g。恶心、口有异味加竹茹、半夏；小便频数量多加覆盆子、桑螵蛸。

（2）验方

①甘芍降糖方：甘草1份，白芍5份。煎汁浓缩成浸膏，再烘干制成浸膏片，每片相当于生药4g。3~6岁每次1~2片，6~9岁每次2~3片，9~14岁每次3~4片，每日3次，3个月为1疗程。适用于轻、中型糖尿病。

②降糖素方：兴安杜鹃3~5g，丁香1.5~3g，五味子9~12g，干姜1.5~3g。水煎服，每日1剂，1个月为1疗程。适用于轻型糖尿病。

③胜甘方：山萸肉15g，五味子10g，乌梅10g，苍术10g。加水1000ml，煎至500mL。分早、中、晚3次饭前温服。适用于肾虚型糖尿病。

④宣明黄芪汤：黄芪30g，人参10g（另煎），五味子10g，熟地黄15g，麦冬15g，枸杞15g，桑白皮10g。水煎服，每日1剂。适用于轻、中型糖尿病属气阴两虚者。

3. 药物禁忌

（1）口服降血糖药

①不宜喝碱性溶液或饮料：与二甲双胍同服可降低其降血糖的作用。

②不宜食用蔗糖及含蔗糖的食物：拜糖平在治疗期间可抑制糖类的分解并延缓糖

类的吸收，增加糖类在结肠中的发酵，若与蔗糖或含蔗糖的食物（如甘蔗、甜菜等）同服，则易引起腹部不适，甚至腹泻。

③保泰松、水杨酸类、磺胺类、四环素类药物：保泰松可延长磺酰脲类降血糖药物的生物半衰期，水杨酸类药物可增强其降血糖作用，从而促使发生低血糖反应。另外，磺胺类、四环素类药物等也有类似的作用。

④大量使用利尿剂：利尿剂可引起高血糖、高尿酸、高胆固醇和低血钾，使糖耐量降低，因此糖尿病伴有高血压的患儿不宜单独大剂量使用利尿剂。

⑤β受体阻滞剂：心得安等β受体阻滞剂可引起糖及脂质代谢紊乱。

⑥糖皮质激素：糖皮质激素能升高血糖，对抗胰岛素制剂及磺酰脲类药物的降血糖作用。

⑦与鹿茸、甘草及其制剂相克：因能使血糖升高，合用可发生拮抗作用，降低降血糖药的疗效。

⑧与心得安相克：合用可加大降血糖药（如甲苯磺丁脲、优降糖、降糖灵等）的降糖效应，结果导致严重低血糖。

⑨利尿剂相克：与口服降血糖药氯磺丙脲、甲磺吡脲、降糖灵等合用，有药理性拮抗。

（2）降糖灵：降糖灵在代谢中产生大量乳酸，可引起严重的乳酸性酸中毒，充血性心力衰竭和肝、肾功能不全者尤为危险。

（3）甲苯磺丁脲

①与安妥明相克：安妥明能增强甲苯磺丁脲的作用和毒性。

②与烟酸、雄性激素相克：烟酸、雄性激素可降低甲苯磺丁脲的作用，故不宜合用。

③与巴比妥类药物相克：巴比妥类药物可降低甲苯磺丁脲的活性，故不宜合用。

（4）格列吡嗪：肾上腺素可降低格列吡嗪的降血糖作用，故不宜合用。

（5）糖适平片：与拟交感神经药、烟酸合用，可减弱糖适平的疗效。

（6）双胍类降血糖药

①与抗凝血药物相克：双胍类降血糖药可使抗凝血作用增强，导致出血倾向。

②与四环素相克：与四环素合用，易引起乳酸性酸中毒。

（7）拜糖平：与抗酸药、消胆胺、吸附剂、消化酶同服，均有可能降低拜糖平的降血糖作用。

（8）磺酰脲类降血糖药

①与异丙嗪相克：异丙嗪能使磺酰脲类降糖药的作用降低，疗效减弱。

②与双香豆素等抗凝血药相克：磺酰脲类降血糖药可增加游离双香豆素的血药浓度，提高抗凝血的作用。

③与利福平相克：利福平有药酶诱导作用，合用可降低降血糖药的血药浓度，使其疗效减弱。

④与吩噻嗪类药物相克：合用能引起黄疸及肝功能异常，故两药不宜合用。

⑤与甲状腺素、胰高血糖素相克：两者均能使血糖升高，使降血糖药的作用减弱。

⑥与苯妥英钠相克：苯妥英钠能提高血糖浓度，偶尔可引起高渗性非酮症性昏迷。

⑦与异烟肼相克：磺酰脲类降血糖药（如甲苯磺丁脲等）与异烟肼合用，易引起高血糖及尿糖症。

（9）胰岛素

①利血平可妨碍去甲肾上腺素的释放，减缓糖原分解，使血糖降低，与胰岛素合用时，其降血糖作用相加，极易导致低血糖反应，所以应避免合用，或根据血压和尿糖情况调节两药的剂量。

②由于鹿茸、甘草及其制剂含有糖皮质激素样物质，可使血糖升高，如与胰岛素、优降糖、降糖灵等合用时，可发生拮抗作用，降低降血糖药的疗效。

二十四、甲状腺功能亢进症

【概述】

甲状腺功能亢进症（简称甲亢），是甲状腺分泌或释放甲状腺素 T_4 和 T_3 过多引起代谢高的疾病。小儿患病较成人少，约占全部病人的 1% ~ 5%，发病以学龄儿童为主，尤以青春期多见，男女之比为 1:5。

1. 病因

本病病因至今未完全阐明，多数学者认为是自身免疫性疾病。由于病人血浆中出现一种有刺激作用的免疫球蛋白，包括长效甲状腺刺激物等，与甲状腺滤泡细胞膜上的 TSH 受体结合，刺激甲状腺细胞产生过多的甲状腺激素。本病常有家族性发病倾向，精神刺激、情绪激动、思想负担过重等因素也可诱发本病。另外摄取过多甲状腺片、碘剂，以及淋巴细胞性甲状腺炎均可引起甲状腺素合成过多。根据病因大致分为：功能亢进性弥散性甲状腺肿、淋巴细胞性甲状腺炎伴甲亢、药物性甲亢及新生儿甲亢等。

2. 临床表现

（1）一般起病较缓慢，出现记忆力下降、学习成绩差、情绪改变、易哭闹、急躁，常不被家长重视。

（2）随病程进展出现基础代谢率增高的表现，如食欲亢进、易饥饿、大便次数多。循环系统可有心悸、心率快、脉压差大，偶有心律失常，心脏轻中度增大，可闻及收缩期杂音。神经、精神系统表现为情绪不稳定，兴奋多语，多汗，低热，乏力。

（3）甲状腺多有轻中度弥散性肿大，质地柔软，表面光滑，可闻及血管杂音并扪及震颤。

（4）多有轻中度突眼，一般眼突度为 17 ~ 20mm。同时可有眼裂增大，瞬目减少，上眼睑挛缩，眼向下看时上眼睑不能随眼球立即下落，上眼睑外翻困难，闭眼时睑缘颤动，辐辏力弱，眼向上看时，前额皮肤不能皱起。

（5）新生儿甲状腺功能亢进：由于母亲患有甲亢，新生儿生后出现突眼、甲状腺肿大、烦躁不安、易激惹、皮肤潮红、心率和呼吸次数增多。多为暂时性，常在 3 个月内缓解。

3. 辅助检查

（1）基础代谢率：多有增高，一般在 15%～30% 之间，重型可高于 60%。

（2）血清蛋白结合碘：较正常增高，多在 10～20μg/dL。

（3）血清 T_3、T_4：T_4 水平可增高，但 T_3 型甲亢及甲亢复发早期，T_4 往往正常。而 T_3 在甲亢诊断中意义较大，往往高于正常。

（4）血 TSH 浓度：如 TSH 在正常水平，可以除外甲亢；如 TSH 降低而游离 T_3、T_4 升高，可以确诊甲亢。

（5）甲状腺 ^{131}I 吸收率：口服或肌注 ^{131}I 化合物后，分别在不同时间测甲状腺吸碘率，在试验前 4 周禁止食入高碘食物。如检测结果普遍增高且伴有高峰前移则考虑有甲亢的可能。

（6）甲状腺素抑制试验：服用甲状腺素片每日 180mg 或 T_3 每日 60μg 共 6 天，服药前后各做 1 次吸 ^{131}I 率，如服药后吸 ^{131}I 率抑制率 <45%，则可诊断甲亢。在用药治疗准备停药前可做此试验，如抑制率 >45% 有可能为永久性缓解。

（7）促甲状腺激素释放激素兴奋试验：又简称 TRH 兴奋试验。给予静脉注射 TRH 7μg/kg，于注射前及注射后 30 分钟、60 分钟、120 分钟测血清 TSH。正常人注射后 30 分钟 TSH 应增高 5～40μU/mL，120 分钟恢复正常。如注射后 TSH 仍不升高可诊断甲亢。

（8）甲状腺扫描：对甲状腺可触及结节的患儿可做甲状腺扫描，以除外甲状腺肿瘤及囊肿的可能性。

（9）血胆固醇：甲亢患儿血胆固醇常降低，有效治疗后可恢复正常。

（10）骨骼 X 线检查：可有骨质疏松的表现，病程较长者骨龄增快。

【饮食宜忌】

1. 饮食宜进

（1）饮食原则

①应食高热量饮食，给予足量的糖类、蛋白质、维生素 C 和 B 族维生素。适量多食猪肝、花生、鱼、蛋、禽肉、豆类、新鲜蔬菜等。每日热能供给按 105～126kJ（25～30kcal）/kg 计算，比正常人增加 50%～75%。

②适量增加脂肪的摄入，适量补充钾、钙、磷等无机盐。适量多食牛奶、河虾、橘子等。

③需适当增加水的摄入量，每天摄入 1500～2000mL 以补充多汗丢失的水分。

④面赤气粗、心烦易怒属肝火亢盛者，宜多食西瓜、绿豆、芹菜、金针菜等。舌光红、咽干、手足心热属阴虚内热者，宜多食木耳、百合、桑椹等。

⑤为补充体内消耗，除了每日三餐主食外，于上、下午两餐之间宜各增加 1 次点心。

（2）药膳食疗方

①鲫鱼 250g，豆腐 2 块，油、盐、姜、葱、酱油、味精、糖各适量。鲫鱼去鳃、

鳞和内脏，洗净。豆腐切块，共炖汤调味服食。每日1剂，连食数天并时时服食。适于心烦、失眠、心悸、汗多、气短、乏力属心肾阴虚型之甲状腺功能亢进症者。

②成熟鲜柿适量，捣烂，取汁。每日温开水冲服15～30mL，连饮数周。适用于口干、口苦、心悸、心烦属阴虚内热之甲状腺功能亢进症者，也可用于淋巴结肿大及无名肿毒者。不宜用于胸闷苔腻、纳呆颈肿属痰湿凝结之甲状腺功能亢进症者。

③冬瓜100g，薏苡仁50g，川贝粉10g，丹参15g，红糖适量。丹参煎汤，用汤煮冬瓜、薏苡仁成粥，加入川贝粉、红糖服食。每天1剂，连食2～3周。适用于痰湿凝结见有胸闷、纳呆、颈项肿大之甲状腺功能亢进症者。舌光红、口苦咽干、心烦心悸者不宜多食。

2. 食物禁忌

（1）含碘高的食物：甲状腺功能亢进症不是缺碘所致，应忌多吃海鱼、紫菜、海带等含碘量高的食物。如果长期大量摄入，可使病情迁延难愈，也可使已肿大的甲状腺僵硬难消。

（2）强烈刺激性的食物：中医学认为，甲状腺功能亢进症的病机是阴液不足、阳气亢盛，治疗当以滋阴潜阳为主。辣椒、大蒜等性味燥热，易助火伤阴，于病情不利。

（3）肥腻食物：甲状腺功能亢进患儿虽食欲亢进，但消化功能差，营养吸收不良，以致消瘦无力，故应忌食羊肉、母鸡、狗肉及油腻、煎炒、熏烤之品，以免生痰动火，产生痰热。

（4）致甲状腺肿的食物：大豆、豌豆、芦笋、卷心菜、菠菜等绿色蔬菜中含有致甲状腺肿的物质，过量食用可使病情加重。

【药物宜忌】

1. 西医治疗

（1）一般疗法：患儿应减少活动，重症患儿应卧床休息。避免外界刺激，使情绪平稳。由于消耗过多，应增加富含蛋白质、糖类及维生素食物的摄入。对心悸严重的患儿，可口服心得安，1～3mg/（kg·d），分3次口服。

（2）药物治疗：一般认为儿童甲亢首选抗甲状腺药物治疗。常用药物有甲基硫氧嘧啶、丙基硫氧嘧啶、他巴唑、甲亢平等。

①开始量：用抗甲状腺药物治疗的开始量较大。甲基硫氧嘧啶5～10mg/（kg·d），最大量一般为300mg/d。他巴唑、甲亢平0.5～1.0mg/（kg·d），最大量为30mg/d，分3次口服。4～6周后测T_3、T_4，如症状基本控制，T_3、T_4仍高于正常，可增加原药量的25%～50%。T_3、T_4正常后加用甲状腺素或甲状腺片，前者用量为0.05μg/（kg·d），后者为0.05mg/（kg·d），每日1次，口服。

②维持量：用药1～3个月后如T_3、T_4降至正常，心率降至80～90次/分钟，病情稳定，可逐步减量至起始量的50%～70%维持治疗，用2～3年或更长；如T_3、T_4低于正常，可继续减量至维持量，丙基硫氧嘧啶50mg/d，他巴唑每日5mg/d；如T_3、T_4正常或低于正常，而甲状腺继续增大，可加服甲状腺素，用量同前。

③停药方法：如果治疗顺利，减药后病情平稳，可于治疗 2 年后及早停药。如病情不稳定，用药时间宜长。停药后 3 个月应复查血 T_3、T_4、TSH 水平，如复发应改变治疗方案。

（3）药物未能控制或经常复发者：考虑甲状腺部分切除或 ^{131}I 治疗。

（4）新生儿甲亢：可用复方碘溶液，每次 1 滴，每日 3 次。甲巯咪唑 0.5～1.0mg/（kg·d），或丙硫氧嘧啶 5～10mg/（kg·d），普萘洛尔 1～2mg/（kg·d），如有心力衰竭用洋地黄及镇静剂。

（5）甲亢危象：多在感染、手术、疲劳等应激情况下发生，临床表现为持续性高热、烦躁、心动过速、吐泻或休克等。治疗：①抗甲状腺药物，首次剂量为每日总量的1/2，以后每6小时1次。②复方碘溶液5～10滴，每6小时1次。③普萘洛尔1～2mg/kg，分3次口服。④氢化可的松5～10mg/kg，加入葡萄糖溶液中静脉滴注。⑤控制感染，联用抗生素或针对病原选择抗生素。⑥吸氧、降温、调整水和电解质平衡等支持疗法。

2. 中医治疗

（1）辨证治疗

①气郁痰凝

主症：颈前瘿肿，质软不痛，颈部发胀，目突，胸闷喜太息，急躁易怒，舌苔薄白，脉弦。

治法：理气疏肝，化痰消瘿。

方药：四海舒郁丸加减。海藻、昆布、海螵蛸、海蛤壳各 12g，柴胡、郁金、陈皮、香附各 10g，丹皮、木香各 6g。目突明显加青葙子、菊花；咽部不适加桔梗、牛蒡子、射干。

②肝火旺盛

主症：颈前瘿肿，眼球突出，烦躁易怒，怕热多汗，多食消瘦，口渴多饮，手指颤抖，舌质红，苔薄黄，脉弦数。

治法：清泻肝火，软坚散结。

方药：栀子清肝汤加减。茯苓、白芍、生地黄各 12g，栀子、玄参、当归各 10g，柴胡、丹皮、川芎各 6g。烦躁易怒加龙胆草、夏枯草；手指颤抖加石决明、钩藤、白蒺藜。

③心肝阴虚

主症：瘿肿或大或小，质软，心悸心烦，少寐，易出汗，眼干目眩，手指颤抖，倦怠乏力，舌质红，舌体颤动，脉弦细数。

治法：养心柔肝，滋阴降火。

方药：天王补心丹加减。生地黄、太子参、茯苓各 12g，玄参、柏子仁、远志各 10g，当归、丹参、五味子各 6g。胁痛隐隐加枸杞、川楝子；手指及舌体颤抖加钩藤、白蒺藜。

（2）验方

①煅龙骨 159，煅牡蛎 15g，山药 10g，旱莲草 10g，夏枯草 15g，紫丹参 12g。水

煎，每日 1 剂，分 2 次服。

②黄芪、党参、麦冬、白芍、夏枯草各 15g，生地黄、丹参、生牡蛎各 30g，苏子、五味子、制香附各 10g，白芥子 6g。制成膏剂。每次服 5g，每日 3 次。3 个月为 1 疗程。

③辽沙参 15g，天冬 15g，麦冬 15g，生地黄 15g，花粉 15g，昆布 15g，海藻 15g，五味子 10g，大贝母 10g。水煎，每日 1 剂，分 2 次服。

④生牡蛎、海藻、昆布、蒺藜、杭芍、生地黄、玄参、枸杞、茺蔚子各等分，研为末，制成蜜丸，每丸重 6g。每次 1 丸，每日 2～3 次。

3. 药物禁忌

（1）高碘食物：含碘食物会影响甲状腺对碘的摄取，故服药期间及服药前 2～4 周应避免食用含碘丰富的食物，如海带、紫菜、海鱼等。

（2）抗甲状腺药物与抗凝血药相克：抗甲状腺药物可使口服抗凝血药的抗凝作用降低，故二者不宜合用。

（3）丙硫氧嘧啶与碘剂：丙硫氧嘧啶能干扰甲状腺对碘的吸收，故在应用^{131}I 前后应停服丙硫氧嘧啶。

（4）含碘药物：本病不是缺碘所致，故各类补碘药物（如碘化钾等）不宜应用。

（5）补气助阳之品：中医学认为，甲状腺功能亢进症的病机是阴液不足、阳气亢盛，治疗当以滋阴潜阳为主。本病患儿不宜使用补气助阳之品，如红参、人参、黄芪、附子、肉桂、鹿茸等，以免补气助火，使内热更盛。

（6）致甲状腺肿的药物：磺胺类、对氨基水杨酸钠、保泰松、巴比妥类、酚妥拉明、妥拉苏林、维生素 B_{12}、碘酰脲类等，都有抑制甲状腺功能和引起甲状腺肿大的作用，应用时须注意。

二十五、风湿热

【概述】

风湿热是在 A 组 B 型溶血性链球菌感染后，由于抗原抗体反应，人体产生的累及全身结缔组织的一种无菌性炎症性疾病。6～15 岁为风湿热的好发年龄，冬季较多见。近年来本病的发病率逐渐下降。

1. 病因

风湿热的病因尚未十分清楚。目前认为风湿热与链球菌感染有关，因为风湿热发病前常有链球菌感染的病史；链球菌感染流行后常继以风湿热的发病率增高；风湿热患者血清中链球菌外毒素的抗体增加；抗链球菌的预防和治疗使复发率降低。但风湿热的病变并非由链球菌直接侵犯所致，而是人体对链球菌感染引起的自身免疫的结果。

2. 临床表现

大多起病前有链球菌感染史（如猩红热、咽峡炎），临床表现差异较大，视累及部位而定。

（1）心脏炎症：急性风湿热小儿约 40% ~ 50% 有心脏炎症表现（包括心内膜、心肌及心包的炎症）。轻者可表现为心率增快，与体温升高不成比例，第一心音低钝，在心尖区闻及吹风样、柔软的收缩期杂音（瓣膜水肿引起左房室瓣关闭不全）及短的舒张期杂音，心电图示 P－R、QT 间期延长。病情严重者可出现心脏进行性扩大，并有奔马律、肝脏增大等充血性心力衰竭表现。X 线示心影扩大。心电图有左、右心室扩大及 T 波变化。伴有心包炎的患儿可出现心包摩擦音及心包积液。6 岁以内的小儿及初次发病时已累及心脏者，复发时易发生心力衰竭。风湿热继续发展，瓣膜逐渐形成疤痕变形。

（2）多发性关节炎：是年长儿风湿热最常见的临床表现。影响四肢大关节，有明显疼痛及活动障碍，典型者有红、热、肿。一个关节的症状多在 1 ~ 5 日后消退，然后又累及其他关节，如此不间断游走共持续约 2 ~ 4 周，不遗留关节变形。偶见小关节如脊椎或颞颌关节受累。

（3）小舞蹈病：以 7 ~ 14 岁女孩为多见。症状多在链球菌感染后数月方出现，常不伴关节或心脏炎症。

（4）环形红斑：较少见，多在复发患儿中出现，见于躯干及四肢近端内侧。为红色斑疹，稍高出皮面，形态不一，可为环状或环形交错成地图状，时隐时现，不痒。

（5）皮下结节：较少见，见于复发患儿，多伴有严重的心脏炎症。出现在肘、膝、踝等关节伸面或头皮、棘突处，直径 0.11 ~ 1cm，硬而压痛，与皮肤不粘连，皮色正常。

（6）发热：除小舞蹈病者外，多数有发热，绝大多数同时伴有其他症状。体温在 38℃ ~ 40℃ 之间，1 ~ 2 周转为低热。

3. 辅助检查

（1）常有轻度贫血，白细胞轻度增高及核左移，血沉明显增快。

（2）抗链球菌溶血素 "O"、抗链激酶、抗透明质酸酶升高。

（3）反应蛋白阳性，可作为判断炎症反应、在治疗过程中观察活动程度的指标。

（4）蛋白结合糖增高，蛋白电泳示 γ 球蛋白增高。

（5）心电图常见改变为 P－R 间期延长，或可见 Ⅱ 度、偶见 Ⅲ 度房室传导阻滞。其他可见 ST 和 T 波改变，Q－T 间期延长等。心房颤动少见。

（6）X 线检查：示心脏轻至中度扩大，以左室为主。

（7）超声心动图：可显示二尖瓣或主动脉瓣的病变程度、心室扩大的程度及心包积液的多少。并可显示心脏功能，如射血分数 EF 等。

【饮食宜忌】

1. 饮食宜进

（1）饮食原则

①易消化的流质或半流质食物：如牛奶、米汤、藕粉、鸡蛋汤、菜汁、水果汁、面条、馄饨、蒸蛋羹等。

②黄、绿色蔬菜：如小白菜、黄瓜、甘蓝等。

③含钙丰富的食物：如虾皮、发菜、海带、乳类、豆制品、黑木耳、瓜子、芝麻酱、核桃仁、山楂、大枣、柑橘及新鲜蔬菜等。

（2）饮食搭配

①香椿与羊肉：香椿有消炎解毒、涩肠止血、健胃理气、杀虫固精等功效，与羊肉搭配，有治疗风湿性关节炎的作用。

②猪肝与淫羊藿：淫羊藿具有补肝肾、祛风湿等功效，若配以补肝养血的猪肝，其功能更显著，适用于风湿性关节炎。

2. 饮食禁忌

（1）生冷食物及糖：生冷食物特别是酸味水果、清凉饮料、醋拌凉菜及冰糕等，这些食物可成为风湿热的诱因。白糖是酸性食物，吃后可加重病情。

（2）营养不足：患儿由于发热、厌食，使各种营养物质消耗多而摄入少，导致机体抵抗力下降。此时，如不加强营养物质的补充，就会使抵抗力进一步减弱，反复出现上呼吸道感染，病情反复不愈或加重。

（3）辛辣肥腻之品：辛辣厚味之品可助湿生热，不利于身体康复。

【药物宜忌】

1. 西医治疗

（1）休息：急性期均应绝对卧床休息至急性活动症状消失。一般无心脏受累者休息1个月后，心脏受累者休息2~3个月后，心脏扩大者休息3~6个月后，可逐渐恢复活动。

（2）控制链球菌感染：防止免疫过程进一步引起心脏等病变，确诊后均宜给青霉素80万~120万U，肌内注射，疗程10~14日。青霉素过敏者可口服红霉素，每次0.125~0.25g，每日4次，疗程10~14日。

（3）抗风湿治疗

①阿司匹林：剂量为80~100mg/（kg·d），分3~4次口服，疗程8~12周。适用于以关节炎症或发热为主的患儿。

②泼尼松：剂量为1~2mg/（kg·d），分3次口服，疗程2~4周，之后逐渐减量至停药，在减量过程中宜加用阿司匹林，疗程6~8周。适用于中度至重度心脏炎症患儿。

③亦可用地塞米松0.15~0.3mg/（kg·d），分3~4次口服。病情严重者可先用氢化可的松5~10mg/（kg·d），或ACTH 25mg/d，或地塞米松5mg/d，静脉滴注，用7~14日以后继续口服泼尼松。

④关节酸痛、发热、血沉增快甚至心脏炎症症状可在停药后1~2周重新出现（回跳现象），一般2~3日到1周以上能恢复，多数无需治疗。应用阿司匹林治疗发生回跳现象者较少。

⑤应用激素治疗待急性症状控制后，开始减量时加用阿司匹林，停激素再用4周

可减少回跳现象。

⑥部分患儿治疗效果不好，可做血浓度测定，应维持有效血浓度（200～250mg/L）。用药过程中要注意不良反应如出血倾向、恶心、呕吐、酸中毒等。饭后服药可减少胃刺激，呕吐可加用氢氧化铝，严重者停药。

（4）心力衰竭的治疗：心肌炎症者对洋地黄敏感，剂量宜减少。早期给予肾上腺皮质激素控制心肌急性炎症。

（5）小舞蹈病的治疗：可用苯巴比妥、安定等药物，如有其他风湿热的表现可应用阿司匹林治疗。

2. 中医治疗

（1）辨证治疗

①热痹湿盛

主症：发热或身热不扬，头身酸重，全身肌肉关节疼痛，纳呆，便溏，舌苔黄腻，脉濡滑数。

治法：利湿宣痹。

方药：二妙丸加味。苍术、黄柏、海桐皮各15g，防己、滑石、地龙各10g，丝瓜络、晚蚕砂各6g。便溏加木香、黄连；纳呆加焦三仙、薏苡仁。

②热痹热盛

主症：关节红肿疼痛，皮肤环形红斑，心悸乏力，发热恶风，口干喜饮，便秘溲赤，舌质红，苔黄腻，脉滑数。

治法：清热利湿。

方药：白虎加桂枝汤加减。生石膏、薏苡仁各20g，知母、黄柏、防己各12g，桑枝、滑石各10g，黄连6g。口干烦闷加藿香、佩兰；口干多饮加花粉、葛根、石斛；关节痛甚加赤芍、丹皮。

③热痹阴虚

主症：关节疼痛，常伴有低热，五心烦热，形体消瘦，口干咽燥，大便干结，舌红少苔，脉细数，或见心悸虚烦，脉结代。

治法：养阴清热，利湿宣痹。

方药：生脉饮加味。生地黄、麦冬、党参各15g，石斛、黄柏、桑枝各10g，五味子、晚蚕砂各6g。心悸甚加酸枣仁、丹参；气虚加黄芪、茯苓；低热不退加青蒿、丹皮。

（2）验方

①忍冬藤15g，青风藤12g，络石藤12g，败酱草10g，老鹳草10g，土茯苓10g，丹参10g。水煎服，每日1剂。适用于风湿热关节肿痛较甚者。

②苍术10g，黄柏10g，知母10g，生石膏30g，茯苓12g，泽泻10g，白术6g，桂枝10g，防己12g，生地黄12g。水煎服，每日1剂。适用于小儿急性风湿热。

③虎杖15g，茜草12g，桑寄生10g，蕲蛇6g。水煎服，每日1剂，分3次服。或共研细末，每服2～3g，日服3次。适用于风湿热以关节肿痛为主症者。

④独活 12g，秦艽 10g，秦皮 10g，豨莶草 10g，青风藤 10g，石楠藤 10g，鸡血藤 12g，忍冬藤 15g。水煎服，每日 1 剂。适用于风湿热关节肿痛者。

3. 药物禁忌

（1）阿司匹林

①饭前服用阿司匹林：阿司匹林对胃黏膜有刺激作用，如饭前空腹服用，药物直接与胃黏膜接触，可引起恶心、呕吐、胃痛，甚至胃出血。若加服氢氧化铝则可减少刺激。

②用茶水服用阿司匹林：茶叶含有鞣酸、咖啡因及茶碱等成分，而咖啡因有促进胃酸分泌的作用，可加重阿司匹林对胃的损害。

③果汁冲服阿司匹林：果汁中的果酸易导致药物提前分解或溶化，不利于药物在小肠内的吸收，而大大降低药效，并且阿司匹林对胃有刺激性，而果酸则可加剧本品对胃的刺激，甚至可造成胃黏膜出血。

④过食酸性食物：阿司匹林与酸性食物（醋、酸菜、咸肉、鱼、山楂、杨梅等）同服可增加对胃的刺激。

⑤风湿热有出血倾向者禁用阿司匹林：阿司匹林可抑制凝血酶原合成，并阻断前列腺素代谢，降低血小板黏附性。

⑥体质虚弱者不宜大剂量服用阿司匹林：体弱或体温 40℃ 以上者，解热时宜用小剂量阿司匹林，以避免大量出汗而引起虚脱。此时宜多喝水，以助排汗和降温。

⑦与消炎痛相克：消炎痛是非甾体镇痛药，可增强阿司匹林致溃疡的作用，故两药不宜合用，胃溃疡病者更严禁合用。还有报道认为，阿司匹林在肠内可抑制消炎痛的吸收，降低消炎痛的疗效。

⑧与糖皮质激素相克：阿司匹林能加速糖皮质激素（如泼尼松）的代谢，降低其在血浆中的浓度，使糖皮质激素的作用减弱或消失。

⑨与活性炭相克：活性炭有吸附作用，可减少阿司匹林的吸收，降低其疗效。

⑩与含有硼砂的中成药相克：痧气散、红灵散、行军散、通窍散等含硼砂中成药中含碱性成分，可减少阿司匹林的吸收，使其疗效降低。

⑪与噻嗪类利尿药相克：阿司匹林与噻嗪类利尿药（如氢氯噻嗪等）都能升高血清尿酸，如若合用应注意其用量。

⑫与氨茶碱相克：氨茶碱能碱化尿液，使阿司匹林排泄加快，疗效降低。

⑬与氯化铵相克：阿司匹林对胃黏膜有直接刺激作用，与酸性药物氯化铵合用，可增加对胃的刺激，又可促进胃肠道及肾小管对其吸收，增加毒性。

⑭与乐得胃相克：乐得胃属碱性药物，可使胃肠道 pH 值升高，减少阿司匹林的吸收。另外，乐得胃尚能碱化尿液，使阿司匹林在肾小管的重吸收减少，排泄加快，疗效降低。

（2）水杨酸类药物

①与苯巴比妥相克：苯巴比妥有酶促作用，可降低水杨酸类药物（如水杨酸钠、阿司匹林）的药效。

②与甲氨蝶呤相克：甲氨蝶呤能被水杨酸类药物置换出来，同时又竞争性地从肾脏析出，使水杨酸类药物在肾脏的排泄率下降，从而导致肝脏功能障碍、骨髓抑制、胃肠道不适等毒性反应。

③与汞制剂及麻醉药相克：本品能增加汞制剂及麻醉药（阿片制剂）的毒性，服用剂量过大时，有中毒的危险。

④与呋塞米相克：呋塞米可竞争性抑制水杨酸盐从肾分泌性排泄，故二者合用时可导致水杨酸钠蓄积中毒。

⑤与氯化铵相克：氯化铵使尿液酸化，可减少水杨酸钠的排泄，增加水杨酸钠中毒的危险。

⑥与碳酸氢钠相克：碳酸氢钠能降低水杨酸钠在肠道的吸收，使血中水杨酸钠的浓度较单用时为低，同时碳酸氢钠可增加肾脏对水杨酸钠的排泄，二者合用时血中水杨酸钠的浓度迅速降低，疗效下降。

⑦与抗凝血药相克：本类药与抗凝血药（如肝素、双香豆素等）合用，可使后者的抗凝血作用增强，易引起出血。

⑧与对氨基水杨酸相克：水杨酸类药物可从血浆蛋白结合部置换出对氨基水杨酸，导致其毒性增加，同时后者可置换前者，导致水杨酸类药物的毒性增加。

⑨与丙磺舒、保泰松相克：水杨酸类药物能竞争性抑制尿酸的排泄，阻碍保泰松的抗炎作用，并使丙磺舒的作用减弱。

⑩与苯妥英钠相克：本药的水解产物可竞争性地从血浆蛋白的结合部位置换出苯妥英钠，从而增强后者的作用和毒性。

⑪与含有机酸的中药相克：含有机酸的中药，如山楂、蒲公英、五味子、乌梅等，可增加水杨酸类药物在肾脏中的重吸收，从而增强作用，同时也加重毒性反应。

（3）布洛芬

①与华法林相克：本品可使华法林的抗凝作用增强，易引起出血。

②与阿司匹林相克：与阿司匹林或其他水杨酸类药物同用时，不仅不能增加疗效，反而使胃肠道不良反应及出血倾向发生率增高。

③与甲氨蝶呤相克：本品可降低甲氨蝶呤的排泄，增高其血浓度，甚至引起中毒。

（4）地塞米松、泼尼松：参考"溃疡性结肠炎"相关内容。

二十六、系统性红斑狼疮

【概述】

系统性红斑狼疮（SLE）是一种与自身免疫有关的疾病，可累及多系统。本病以女性学龄儿童多见。

1. 病因

本病的确切病因尚不清楚。但目前认为它是一种自身免疫性疾病，患儿可测出多种自身抗体阳性。自身抗体与相应抗原结合，形成免疫复合物，激活补体引起组织损害。另外，遗传因素、内分泌因素以及感染、药物等因素在发病中也起到一定的作用。

2. 临床表现

（1）全身症状：不规则发热，体温可呈高热或低热，抗生素治疗无效。

（2）皮疹：典型的皮疹位于面部，呈蝴蝶状。皮疹对日光很敏感，常与发热等其他症状伴随发生。

（3）关节症状：多数表现有关节痛，少数患儿出现关节炎，但不发生关节畸形。

（4）心血管病变：最常见的是心包炎，可出现发热、胸痛、心动过速及心包摩擦音等。也可发生心肌炎及心内膜炎。

（5）肾脏病变：肾脏是本病最常侵犯且病变最严重的器官。临床可表现为肾炎或肾病综合征，尿改变以蛋白尿多见，也可有血尿，后期可出现氮质血症、尿毒症及高血压。

（6）血液系统病变：常见贫血、血小板减少、白细胞数减少、肝脾及淋巴结肿大。

（7）肺部病变：可见胸腔积液、胸膜肥厚，有时可出现肺出血。

（8）神经系统病变：多见于重症患儿，可出现头痛、惊厥、偏瘫及颅内压增高等。

3. 辅助检查

（1）血常规示全血细胞减少。

（2）血沉明显增快。

（3）α_2 及 γ 球蛋白增高，补体 C3 下降。

（4）抗核抗体阳性，抗 DNA 抗体、抗 ENA 抗体阳性。

（5）红斑狼疮细胞阳性。

（6）尿常规检查可发现蛋白、红细胞及管型。

（7）肝脏及肾脏功能异常，心肌酶谱异常。

【饮食宜忌】

1. 饮食宜进

（1）饮食原则

①清淡饮食：红斑狼疮患者中约有四分之三的人继发"狼疮肾"的肾脏损害，因而饮食应以清淡为宜。

②富含维生素的食物：豆类、新鲜蔬菜、水果及蛋黄中含有丰富的维生素及微量元素锌、锡、铜等，应多食。

③香油、鱼油：这些油不仅对动脉硬化和继发淀粉样变有良好疗效，而且还含有大量的维生素 E，对红斑狼疮的治疗有良好的辅助作用。

④清补的食物有甘蔗、百合、银耳、西瓜、生梨、香椿；平补的食物有大米、小米、山药、毛豆、白扁豆、白果、莲子、花生、芝麻；温补的食物有猪肝、羊肝、猪肾、羊肾、鸡、鹅、紫河车、枸杞、龙眼肉、韭菜、桃、栗子。

（2）药膳食疗方

①补气活血粥：党参 15g，黄芪 15g，当归 10g，酸枣仁 10g，丹参 12g，桂枝 5g，

甘草 10g，麦片 60g，龙眼肉 20g，大枣 5 枚。先将党参、黄芪、当归、酸枣仁、丹参、桂枝、甘草以清水浸泡 1 小时，捞出加水 1000mL，煎汁去渣，加入麦片、龙眼肉、大枣，共煮为粥。每次 1 小碗，每日 2 次。此方具有益心通阳、活血益气之功，适用于系统性红斑狼疮病邪侵及心肾两脏者。

②枸杞菊花粥：枸杞 120g，菊花 30g，粳米 180g，食醋少许。将枸杞、菊花、粳米分别洗净。先将菊花加入适量水，置武火上煎开，以文火略熬，滤去渣，然后放入粳米、枸杞共入菊花汤里熬制，待成软粥后，加入少许食醋，即可食用。本品有滋肝补肾、明目之功，适用于系统性红斑狼疮出现眼部病变者。

③糖大枣：大枣 50g，花生米 100g，红砂糖 50g。将洗净的大枣用温水浸泡，将花生米加水略煮，待凉取其红皮。将大枣和花生红皮放入煮花生的水中，再加清水 500mL，用文火煎煮 30 分钟，捞取花生米的红皮，加入红砂糖，搅拌溶化，浓缩收汁即可。本方具有补脾生血之功，用于系统性红斑狼疮出现邪犯营血之证者。

⑤蜜饯双仁饮：杏仁 250g，胡桃仁 250g，蜂蜜 500g。将杏仁洗净，放入锅内，加水适量，先用武火烧沸，后用文火煎熬 1 小时。将胡桃仁切碎，倒入盛白糖的锅中，待稠黏时，加入蜂蜜，搅匀，再烧沸即可。最后将蜜饯双仁放入汤罐内备用。每次 3g，每日 2 次。本方具有补肾益肺之功，适用于系统性红斑狼疮出现肺部病变者。

2. 饮食禁忌

（1）直接促发红斑狼疮的食物：本病患儿应限制含有高苯丙氨酸和酪氨酸类食物的摄入量，如牛奶、乳制品、豆腐皮、鱼干等，还应避免进食含有 L–刀豆氨酸的食物，如蚕豆、豌豆、大豆等豆类食物。

（2）肥腻、厚味食物：红斑狼疮患儿易继发血管病变，若过多摄入高脂肪及含糖过高的食物，如动物内脏、脑、脊髓及软体动物、贝壳类、淀粉等，则会使体内热能增多，加重动脉硬化和高血压。

（3）油炸食物：红斑狼疮患儿由于消化、吸收功能降低，若食用油炸或不易消化的食物，就会刺激胃肠黏膜，导致消化不良和腹泻、腹痛。

（4）食盐过多：若盐摄入过量，就会增加体内水钠潴留，加重肾脏负担，严重者还会引起急性尿毒症。食盐日摄入量以不超过 5g 为宜。

（5）菠菜：中医学认为，菠菜发疮。菠菜能加重狼疮性肾炎蛋白尿，还能引起尿混浊和结石。

（6）香菇、芹菜：香菇能加重光敏感，芹菜能加重红斑狼疮患儿脱发。

【药物宜忌】

1. 西医治疗

（1）一般治疗

①适当休息，注意营养，预防感染。

②避免日光照射。

③避免应用易引起过敏的药物，可暂不作预防注射。

（2）泼尼松：一般控制发热、皮损等症状，可应用低剂量，0.5mg/（kg·d）已足够。如症状较明显者可应用 1~2mg/（kg·d）或 60mg/d，直至症状缓解，之后逐渐减量，以最小维持剂量用数年，不应过早停药，以免复发。

如症状严重危及生命，可使用甲泼尼松进行静脉注射冲击疗法，20~30mg/（kg·d），连续 3 日为 1 疗程，间隔 4 日做第 2 个疗程，共用 2~3 个疗程。也可应用环磷酰胺（CTX）冲击，每次 0.5~1g/m²，每月 1 次，共 3~4 次。

应用大剂量肾上腺皮质激素前应先排除活动性结核的存在。长期应用后，要定期做眼科检查，以便及早发现激素引起的白内障。

（3）对激素有耐药现象时可改用免疫抑制剂，常用环磷酰胺，一般多采用静脉冲击疗法。剂量为每次 8~12mg/kg，加至 100mL 生理盐水中，1~1.5 小时匀速静脉滴注，连用 2 次为 1 疗程。每间隔 2 周用 1 疗程，累积用量为 150~200mg/kg。亦可口服环磷酰胺，每日 2~3mg/kg，或苯丁酸氮芥每日 0.2mg/kg，或硫唑嘌呤每日 2mg/kg。

（4）血浆置换疗法：除去血浆中抗原、抗体及免疫复合物并改善单核巨噬细胞系统的吞噬功能。

（5）透析疗法及肾移植：适用于晚期肾损害伴肾功能衰竭者。

2. 中医治疗

（1）辨证治疗

①热毒炽盛

主症：皮肤紫斑，斑色鲜红，伴高热，烦渴，便结溲赤，或见鼻衄，舌红绛，苔黄糙而干，脉弦滑或洪数。

治法：清热解毒，凉血消斑。

方药：犀角地黄汤加减。水牛角 30g，生地黄、丹皮各 12g，白芍、紫草、金银花各 10g，黄连 6g。紫斑严重加侧柏叶；热盛惊厥加钩藤；神昏加安宫牛黄丸。

②阴虚火旺

主症：斑疹暗红，低热起伏，口干唇燥，头昏乏力，耳鸣目眩，关节疼痛，头发稀疏脱落，舌质红，苔少而干，脉细数。

治法：滋阴降火，补肝益肾。

方药：六味地黄丸加减。生地黄、山药、茯苓各 12g，丹皮、黄柏、知母各 10g，鳖甲、龟甲各 15g。低热不退加青蒿、地骨皮；盗汗加生牡蛎、浮小麦。

③气滞血瘀

主症：红斑暗滞，皮肤萎缩，伴胁部胀痛，癥瘕可及，压之疼痛，腹胀纳呆，舌暗红，苔白，脉细数。

治法：疏肝解郁，理气活血。

方药：逍遥散加血府逐瘀汤加减。茯苓、白芍、当归各 12g，柴胡、丹皮、陈皮各 10g，桃仁、红花各 6g。胁肋胀痛加青皮、郁金；癥瘕内生者加川芎、赤芍。

④脾肾阳虚

主症：红斑不显，面色无华，眼睑及下肢浮肿，胸胁胀满，腰膝酸软，关节疼痛，口干不渴，尿少，心悸，畏寒肢冷，舌质淡，苔少，脉沉细。

治法：温肾壮阳，健脾利水。

方药：真武汤加减。茯苓、白芍、泽泻各 12g，仙灵脾、熟地黄各 10g，炮附子 3g。腰酸乏力加黄芪、桑寄生；水肿重加车前子、大腹皮。

（2）验方

①玄参 10g，生地黄 10g，丹皮 10g，知母 10g，石斛 10g，白茅根 10g，金银花 10g，天花粉 10g，黄柏 6g，生玳瑁 10g。水煎服，每日 1 剂。适用于本病属毒热炽盛者。

②生地黄 10g，生石膏 20g，寒水石 15g，滑石 10g，知母 10g，生薏仁 10g，生甘草 5g。水煎服，每日 1 剂。适用于本病急性期属实热证者。

③生玳瑁 10g，生地黄炭 10g，金银花炭 15g，板蓝根 15g，白茅根 12g，草河车 6g，天花粉 9g，丹皮 10g，赤芍 6g，玄参 10g，石斛 10g，白花蛇舌草 15g。水煎服，每日 1 剂。适用于本病属热毒炽盛者。

④北沙参 15g，石斛 10g，玉竹 10g，黄精 12g，丹参 15g，党参 10g，鸡血藤 12g，草河车 10g，秦艽 6g，川连 3g，白花蛇舌草 15g。水煎服，每日 1 剂。适用于本病属气阴两伤者。

⑤丹参 15g，连翘 15g，白鲜皮 15g，防风 10g，桃仁 10g，红花 10g。共研细末装入胶囊中。每服 2～3 粒，日服 2 次，适用于本病各型。

3. 药物禁忌

（1）能诱发或加重红斑狼疮的药物：如普鲁卡因酰胺、苯妥英钠、肼苯哒嗪、异烟肼和保泰松等可引起狼疮综合征；青霉胺、磺胺类药物可使本病病情加剧。

（2）突然停用激素：糖皮质激素仍是目前治疗红斑狼疮的主药，适用于急性或暴发性狼疮或有主要脏器受累者。突然停药，易出现反跳现象，使原有病情加重或恶化。

（3）雌激素：系统性红斑狼疮发病与雌激素有一定关系，雌激素水平越高，发病率越高，故应避免服用含雌激素的药物或食用含雌激素的瓜果蔬菜。

（4）泼尼松、环磷酰胺：参考"溃疡性结肠炎"相关内容。

二十七、厌食症

【概述】

厌食症是指较长时间的食欲减退或丧失，是儿科较常见的病症。

1. 病因

引起本症的病因很多，包括饮食习惯不良、精神行为异常、胃肠道疾病、全身性疾病以及药物等。不良的饮食习惯常是小儿厌食症的主要原因，吃饭不规律或零食过多也常影响食欲。消化道疾病如溃疡病、慢性腹泻、肝炎等，以及结核病、慢性感染、尿毒症、肾小管酸中毒等疾病均可引起厌食症。引起本症的药物主要有大环内酯类抗生素及磺胺类药物等，维生素 A、D 中毒也可表现为厌食。某些营养缺乏症，如锌缺乏症，也以厌食为主要表现。

2. 临床表现

（1）食欲减退，甚至不思饮食。

（2）伴随表现：严重者伴有营养不良、消瘦、乏力、生长发育障碍、精神行为异常等。

（3）原发病的表现：引起厌食症的病因不同，可伴有相应的表现。如消化道疾病常出现腹痛、腹泻、黑便、呕吐；结核病常出现低热、盗汗；锌缺乏症可伴有生长发育迟缓、异食癖及免疫力低下；维生素 A、D 中毒伴有惊厥或颅内压增高；神经性厌食常有明显诱因，女孩常伴有闭经及体重减轻，或有低血压、心率慢及便秘等症状。

3. 辅助检查

根据引起本症的可能原因，选做相应的实验室检查，如胃肠道 X 线检查、微量元素测定、血沉、结核菌素试验等。

【饮食宜忌】

1. 饮食宜进

（1）饮食原则

①养成良好的进餐习惯：宜定时定量，不偏食，孩子在进餐时要多鼓励，给他们讲述食物的营养及吃各种食物的好处。

②一日三餐合理搭配食物：小儿的食物不可千篇一律，从营养的角度合理搭配，用食物的外观吸引孩子，可使食物的外观经常发生变化，色泽要鲜艳，才易引起孩子的进食兴趣。要注意孩子胃口的改变，合理调整食物的味道，才能使孩子吃得开心，健康成长。

③适量补充微量元素和食用富含微量元素的新鲜水果：如橘子、枣、香蕉等。

④给予易消化、保证营养需求的食物：烹调食物宜切细、煮烂，以利于消化。可给予山楂、新鲜萝卜、扁豆、党参、鸡内金、白术、薏苡仁、粟米、山药、莲子、八宝粥等药食相兼的食物。

⑤滋养胃阴，促进食欲：可用梨、荸荠、藕煮水喝，也可给酸梅、藕加少许糖煮后饮汁，食藕；还可用山楂与绿豆芽共炒佐餐。

⑥补充富含锌的食物：坚果如栗子、核桃等，含锌丰富，可从食物中补充。

⑦当据证给予不同的饮食：如脘痛拒按、嗳吐酸腐伤于饮食者给予消食导滞之品，如山楂、鸡内金等；苔腻、便溏、口淡不渴属痰湿积滞者给予燥湿化痰之品，如砂仁、陈皮等；消瘦乏力、便溏属脾胃虚弱者给予健脾益胃之品，如山药、大枣等。

（2）药膳食疗方

①山楂 30g，粳米 50g，白糖 15g。山楂煎汁，去渣，与粳米熬粥，白糖调味，分次服食。每日 1 剂，连食 1～2 周。适用于恶心、吐食、腹胀、苔腻属伤于饮食之小儿厌食症。消瘦、乏力属脾胃虚弱者不宜多食。

②西瓜适量，番茄适量。西瓜去皮取瓤，绞取汁。番茄去皮，绞取汁。随意混合，

时时饮服。适用于面黄、形瘦、口渴、纳呆、恶心呕吐属脾胃失调之小儿厌食症。口淡、腹痛、泄泻者不宜饮服。

③鲫鱼1条，生姜30g，橘皮10g，胡椒1g，葱、盐少许。鲫鱼去鳞、鳃及内脏，洗净。生姜切片，与橘皮、花椒用纱布包好，放入鱼肚内，加水适量，炖熟，加葱、盐调味，饮汤吃鱼。每日1剂，连食数天，或时时服食。适用于面黄肌瘦、疲乏、便溏、苔腻属脾虚湿阻之小儿厌食症。

④锅巴500g，山楂50g，莲子50g，鸡内金5g，米粉、白糖适量。锅巴、山楂（去籽）、莲子（去心）、鸡内金（炙），同研细末，加水煮熟，调入米粉、白糖，做成羹状，分次服食。时时服食。适用于食积腹痛、口渴喜饮、颧红、形瘦、食滞积热之小儿厌食症。

⑤牛肚250g，粳米50g。牛肚用盐擦净，切小块，与粳米煮粥，加盐调味服食。每日分数次食，时时服食。适于病后虚弱、消瘦、疲乏属脾胃虚弱之小儿厌食症。腹痛拒按、苔腻、便溏者不宜多食。

⑥白萝卜500g，切块，捣烂，绞取汁，加糖调味，分多次饮服，时时服食。适于食物积滞见脘腹作胀、便艰、口渴之小儿厌食症。便溏、畏寒、腹痛者不宜多服。

2. 饮食禁忌

（1）不洁食物：不洁食物往往带有虫卵或细菌，食后会引起多种疾病。

（2）高糖食物：高糖食物，如巧克力、糖块、葡萄糖、麦芽糖、蜂蜜、水果罐头等，食后会使血糖增高，食欲下降，饮食无味，食不下咽，久而久之就会出现营养不良。

（3）不易消化的食物：如葵花子、花生、蚕豆、炒瓜子、橘子及未煮烂的肉类、油炸食品等易导致消化不良，出现腹胀，更加重厌食。

（4）高脂肪食物：高脂肪食物，如肥肉、奶油等会增加胃肠道负担，加重消化不良。

（5）生冷食物：雪糕、冰镇饮料等会造成胃纳呆滞，加重消化不良。

【药物宜忌】

1. 西医治疗

（1）病因治疗：对于厌食症患儿首先应明确厌食病因，积极治疗原发病，例如积极控制慢性感染、补充所缺乏的营养素等。

（2）一般治疗：注意改善饮食习惯，建立规律的生活习惯，避免对患儿的不良刺激，使其心情舒畅，有助于厌食症的恢复。

（3）药物治疗

①助消化药：可给予多酶片每次1~2片，每日3次，或胃液素每次5~10mL，每日3次。

②对症治疗：如严重厌食，出现明显消耗症状或酸中毒，可给予静脉补液；有继发感染者给予相应治疗。

2. 中医治疗

（1）辨证治疗

①脾胃不和

主症：厌食或拒食，面色少华，精神尚可，食后恶心呕吐，脘腹作胀，舌苔薄腻，脉尚有力。

治法：调和脾胃，扶助运化。

方药：曲麦枳术丸加减。白术、神曲、麦曲、陈皮、鸡内金各10g，枳实、苍术各6g，甘草3g。腹胀嗳气加莱菔子、木香；暑令湿困、脘痞呕恶加藿香、佩兰、白豆蔻。

②脾胃气虚

主症：厌食或拒食，面色萎黄，精神稍差，肌肉松软，或形体消瘦，大便多不成形，或夹有不消化的食物，舌质淡，苔薄白，脉无力。

治法：健脾益气和中。

方治：参苓白术散加减。党参、茯苓、白术、山药、薏苡仁各10g，扁豆、陈皮、桔梗各6g，砂仁3g。舌苔腻者易白术为苍术；大便稀溏加煨姜、肉豆蔻；饮食不化加焦山楂、神曲。

③脾胃阴虚

主症：厌食或拒食，面色萎黄，形体消瘦，口干，食少饮多，甚则每食必饮，烦热不安，便干，舌质红，苔净或花剥，脉细无力。

治法：养胃育阴。

方药：养胃增液汤加减。石斛、乌梅、北沙参各10g，玉竹、白芍各6g，甘草3g。饮食不化加麦芽、谷芽；口渴引饮加芦根、天花粉；大便秘结加郁李仁、火麻仁；烦热不安加胡黄连、丹皮。

④肝旺脾虚

主症：厌食或拒食，性躁易怒，好动多啼，咬齿磨牙，便溏溲少，舌光苔净，脉细弦。

治法：抑肝扶脾助运。

方药：枳术丸加减。焦白术、钩藤、茯苓各10g，枳壳、荷叶边、香附各6g，山楂、神曲各15g。气逆上行加代赭石；性情急躁加莲子心。

（2）验方

①苍术、焦山楂、陈皮、鸡内金各10g。水煎服。每日1剂，适用于厌食属脾运失健者。

②神曲、炒麦芽、焦山楂各15g，槟榔9g，陈皮6g，木香6g，炙甘草4.5g。水煎服，每日1剂。适用于小儿厌食属脾虚不运者。

③明党参9g，乌梅肉5g，生甘草3g，白茯苓6g，炒白术6g，怀山药9g，橘皮5g。水煎服，每日1剂。适用于厌食属脾阴不足、脾气虚弱者。

④炙鳖甲、炙龟甲、炙穿山甲、鸡内金、炒槟榔各30g，砂仁12g，番泻叶3g。共研细粉，2岁每服2g，3岁每服2.5g，每增1岁递增0.5g，1日2次，开水冲服。适用

于小儿厌食属食滞者。

⑤焦白术、茯苓各 4.5g，枳壳、砂仁各 1.5g。共研细末，每日 1 剂，包煎，分 3 次服。适用于小儿厌食属虚中夹实者。

⑥藿香 10g，苏梗 6g，竹茹 10g，佛手 10g，天花粉 10g，砂仁 1.5g，荷叶 10g，焦山楂 3g，神曲 6g。水煎服，每日 1 剂。适用于小儿厌食、偏食。

3. 药物禁忌

（1）乳酶生

①不宜与乐得胃合用：因乐得胃含有次硝酸铋，次硝酸铋的收敛性可影响乳酸杆菌的活性，使之作用降低。如必须合用，可在服乳酶生 2～3 小时后，再服乐得胃。

②不宜与含鞣质的中成药合用：本品与四季青片、虎杖浸膏片、感冒宁片、复方千日红片、肠风槐角丸、肠连丸、紫金粉、舒痔丸、七厘散等含有鞣质的中成药同服，可使疗效降低或失效。

③不宜与抗菌药物合用：乳酶生是活的乳酸杆菌，能被抗菌药物抑制或杀灭，如与红霉素、氯霉素、磺胺类、黄连素、痢特灵等合用，会影响乳酸杆菌生长和繁殖，降低疗效。如必须合用，应间隔 2～4 小时服药。

④乳酶生不能与碳酸铋、硝酸铋、鞣酸蛋白、鞣酸、药用炭、白陶土等吸附剂合用：因为活的乳酸杆菌被吸附剂所吸附，将妨碍乳酸杆菌的生长和繁殖，降低乳酶生的疗效，同时也影响吸附剂的吸附能力。

（2）干酵母

①不宜与单胺氧化酶抑制剂合用：酵母浸出液中含有大量酪胺，正常情况下，酪胺由肠黏膜细胞内的单胺氧化酶分解灭活，因而不进入血液循环。如使用单胺氧化酶抑制剂如优降宁、痢特灵、异烟肼等，则酪胺吸收后可产生各种效应，引起血压升高等不良反应。

②不宜与磺胺类药物合用：因磺胺类药物通过与对氨基苯甲酸竞争二氢叶酸合成酶而抑制细菌的生长繁殖，而干酵母中含有对氨基苯甲酸，能对抗磺胺类药物的作用，所以不宜合用。

（3）碳酸氢钠、碳酸钙、氢氧化铝

①不宜与含酸性成分的中药使用：含有酸性成分的中药如山楂、五味子、乌梅、山茱萸等，含丰富的缬草酸、枸橼酸、苹果酸、酒石酸，这些有机酸的酸性均比醋酸强，其煎液制剂经体内代谢后都能使尿液酸性增加。治疗消化性溃疡的制酸药如氢氧化铝等均呈碱性，与含有酸性成分的中药合用会发生酸碱中和反应而影响其疗效。

②碳酸氢钠不宜与含鞣质的中药及其制剂合用：因碳酸氢钠与含鞣质的中药及其制剂如五倍子、虎杖片、四季青片、紫金锭等同服，会引起碳酸氢钠分解而失效。

③不宜与四环素合用：四环素能使碳酸氢钠的 pH 值增高，解离度下降，吸收率降低。

④不宜与胃蛋白酶、维生素 C 合用：胃蛋白酶、维生素 C 为酸性药，碱性药物碳酸氢钠、碳酸钙、氢氧化铝与之合用会因发生中和反应而彼此降低疗效。

⑤碳酸氢钠不宜与苯丙胺合用：碳酸氢钠可碱化尿液，当其 pH 值从 5 升高到 8 时，苯丙胺的半衰期可延长 2 倍，因而肾小管的重吸收增多，而苯丙胺有兴奋作用，会出现白天用药晚上难以入睡的现象。

（4）吗丁啉：因吗丁啉能阻断外周多巴胺与其受体结合，从而发挥止吐作用，而这一作用可被抗胆碱酯酶药（如新斯的明）所抑制。

（5）多酶片

①不宜与乳酶生合用：因多酶片遇酸则疗效降低，而乳酶生在肠道内可使糖分解，生成乳酸，使肠道内酸度提高，不利于多酶片发挥作用。

②不宜与酸性药物合用：多酶片在中性或弱碱性环境中活性较强，遇酸可使其失去活力。因此服多酶片应忌服中药山楂片、山楂丸等酸性药物，同时也应忌食醋。

③不宜与含鞣质的中成药合用：多酶片是复方制剂，含有淀粉酶、胰酶和胃蛋白酶。这些酶均属于蛋白质，若与四季青片、虎杖浸膏片、感冒宁片、复方千日红片、肠风槐角丸、肠连丸、紫金粉、舒痔丸、七厘散等含鞣质的中成药同服，则结合为鞣酸蛋白，而失去酶的活力，因而也就降低了药效。

④不宜与含大黄的中成药合用：本品与清宁片、解暑片、麻仁丸、牛黄解毒丸等含大黄的中成药同服，不同炮制方法的大黄对多酶片中胰酶的活性均有明显的抑制作用，故不宜合用。

（6）胃蛋白酶

①不宜与含大黄的中成药合用：本品与清宁片、解暑片、麻仁丸、牛黄解毒丸等含大黄的中成药同服，大黄粉可通过吸附或结合的方式抑制胃蛋白酶的消化作用。

②不宜与硫糖铝合用：胃蛋白酶与硫糖铝的药理作用相拮抗，合用可彼此降低疗效。

③不宜与含鞣质的中成药合用：本品与含有鞣质的中成药四季青片、虎杖浸膏片、感冒宁片、复方千日红片、肠风槐角丸、肠连丸、紫金粉、舒痔丸、七厘散等同服，含有鞣质的中成药可使胃蛋白酶灭活而影响其吸收，降低胃蛋白酶的疗效。

④不宜与碱性药物合用：本品与碳酸氢钠、健胃片等碱性药物合用时可使胃内 pH 值升高，当其 pH > 5 时可导致胃蛋白酶失效。

⑤不宜与胃舒平合用：因胃蛋白酶在 pH 值为 1.5 ~ 2.5 时活性最强，在 pH > 5 时全部失效，而胃舒平能明显提高胃内 pH 值，故不宜合用。

⑥因为胰酶片在 pH 值为 6.8 ~ 7.5 时活性强，淀粉酶片在 pH 值为 6.8 时作用最强，而胃蛋白酶在 pH 值为 1.5 ~ 2.5 时活性强，因此服胰酶片及淀粉酶片应配以碳酸氢钠，提高 pH 值以提高疗效，若与胃蛋白酶同服将使疗效明显降低。

二十八、营养不良

【概述】

营养不良主要是由于摄食不足或消化、吸收、利用障碍，使人体长期处于半饥饿或饥饿状态，不能维持正常代谢的营养性疾病。目前发病年龄以 3 岁以下为主。本病按其性质可分为能量营养不良和蛋白质营养不良，但临床上两者不易完全分开。

1. 病因

本病是因为长期饮食不当引起热量不足；也可因消化系统疾病引起摄入的食物不能充分消化、吸收、利用；或由于慢性消耗性疾病导致消耗增多。由于体液免疫和细胞免疫低下，易出现细菌性感染等。同时可伴有维生素 A、B、C、D 及钙、铁、锌等微量元素的缺乏。

2. 临床表现

（1）婴幼儿营养不良：初期多表现为体重不增以至减轻，皮下脂肪减少，皮下脂肪层消减的顺序首先是腹部，然后为胸、背、腰、上肢、下肢、臀部，最后为额、颈、颏及面颊部。随病情发展出现皮肤干燥松弛、肌张力低下、运动功能及智力发育落后、精神烦躁、睡眠不佳、食欲低下，伴有呕吐、腹泻和各种感染。体重低于同龄儿正常平均体重的 15% 以上，皮下脂肪减少，腹部皮褶厚度少于 0.8cm。

（2）3 岁以上小儿营养不良：早期表现为倦怠无力，烦躁不安，消化系统功能紊乱，食欲不振，可有便秘，如过量给予脂肪则发生呕吐、腹泻。伴有睡眠不安、夜惊，严重者有遗尿、咬指甲、颜面抽搐等。皮肤异常干燥，也可有多汗。伴贫血的患儿口唇及皮肤苍白，手脚冰冷，肌肉松弛而耐力差。虽体格发育低下，但身高一般无明显低下。体重低于同龄儿平均体重的 15% 以上，腹部皮下脂肪减少或消失。

3. 辅助检查

（1）血常规：合并贫血者血红蛋白及红细胞减少，白细胞正常或减少。

（2）血浆蛋白：血浆白蛋白 <35g/L，血浆总蛋白亦下降，运铁蛋白降低。

（3）血清氨基酸：水肿型患儿有明显改变，必需氨基酸下降，非必需氨基酸不变或升高。

（4）电解质：血钙、铁、锌常降低。

4. 分度

（1）Ⅰ度营养不良：体重比正常平均体重减少 15%～25%。面色正常或稍苍白，腹部及躯干部皮下脂肪减少，厚度为 0.8～0.4cm，肌肉松弛，但身高、体温及一般状态尚无变化。

（2）Ⅱ度营养不良：体重比正常平均体重减少 26%～40%。抑郁不安，面色苍白，食欲减退。腹部皮下脂肪近于消失，厚度在 0.4cm 以下，皮肤弹性差，肌肉松弛。

（3）Ⅲ度营养不良：体重低于正常平均值的 40% 以上。烦躁不安，精神萎靡，反应低下，拒食，并有体温降低，易腹泻，腹部皮下脂肪消失，肌肉消瘦或萎缩。如同时有营养不良性水肿则肌肤紧张发亮。

【饮食宜忌】

1. 饮食宜进

（1）饮食原则

①补充蛋白质及热能：根据小儿的病情轻重程度及其消化代谢功能的情况，予以

补充足量的蛋白质和热能，也要顾及各类营养素的平衡。

②供应的食物应循序渐进：特别是中度营养不良患儿，食物突然增多或品种变换过快，都会引起消化功能紊乱，加重病情，要逐步增加摄入量和改换新食物，使其慢慢适应，从少量简单食物，以流质到半流质开始，根据其消化功能的适应和恢复情况逐渐增加食物品种。

③补充足够的维生素：补充维生素 A 和维生素 C，同时也要注意水和无机盐的补充，特别是有发热和脱水的小儿，最好口服含有适量钾和低钠的溶液，但饮食中盐分不宜过多。

④健脾助消化的食物：可将山楂、麦芽、鸡内金等烘干、炒黄、研粉，加糖制成点心食用。

⑤益气养胃的食物：如猪肉、牛肉、鸡、鸭、猪肝、鸡蛋、鹌鹑蛋、山药、大枣、粳米、薏苡仁、芡实等，可炖汤或煮粥食用。

⑥富含微量元素的食物：新鲜水果、蔬菜，可做成菜泥、果酱食用，鱼、虾等炖汤食用。

⑦应依发展阶段选食清湿热、消虫积、开胃消食、调养脾胃、补养气血之食品，如依次给予大麦、山楂、甘蔗、菠菜、胡萝卜、大枣、百合、莲子、扁豆、牛奶、鸡肉、猪肝、羊肝等。

⑧当建立规律的饮食习惯，按时定量，以先稀后干、先素后荤、先少后多为原则。

（2）药膳食疗方

①胡萝卜100g，粳米30g。胡萝卜洗净，切丁。粳米淘净，加水适量，煮至米粒开花时放入胡萝卜丁，再煮至粥成，加红糖适量调味服食。每日分 3 次食。乳儿可将胡萝卜捣汁，调入稀粥中喝稀粥汤。适用于各种婴幼儿营养不良。

②山楂15g，淮山药15g，白糖20g。山楂、山药同煎汤，去渣，白糖调味。每日分 2 ~ 3 次饮服，连服 1 周。适用于脾气虚弱、内有积滞见面黄、形瘦、纳呆之婴幼儿营养不良。

③炒芡实、炒扁豆、炒黄豆、炒玉米、焙鸡内金各等分。共研极细末，调匀。每日 3 次，每次 15 ~ 30g，温开水送服或调服，连服 1 ~ 2 个月。适用于纳呆、便溏、形瘦、神萎之脾胃虚弱型婴幼儿营养不良。口渴、便艰、心烦、不寐者不宜服食。

④鸡肝适量，粳米30g。共煮粥，调味服食。每日 1 剂，连食 2 周。适用于软弱无力、面色㿠白属气血两虚型婴幼儿营养不良。羊肝、猪肝亦可。

⑤丁香2 粒，姜汁20mL，牛奶250g，白糖适量。丁香、姜汁加入牛奶中，煮沸，去丁香，调入白糖。每天 1 剂，连饮 1 ~ 2 周。适于面白、形瘦、纳呆、呕恶属气血两虚型婴幼儿营养不良。口渴、溲赤、便艰者不宜饮服。

2. 饮食禁忌

（1）高糖食物：高糖食物，如巧克力、葡萄糖、麦芽糖、糖块、甜饮料等食物，可助湿生痰，使脾胃运化功能失调，造成小儿纳谷不香，饮食无味。

（2）高营养食物：给予小儿大量的高营养食物，如肉类、动物内脏、蛋黄等，会导致小儿的脾胃功能失调，而造成营养不良。

（3）高脂肪食物：小儿在营养不良时消化功能较差，进食过多脂肪食物会加重消化不良。因此，油炸食品、肥肉、全脂牛奶、蛋黄、动物内脏等不宜多食。如果小儿有贫血，更应注意限制饮食中的脂肪量，以免脂肪抑制造血功能。

（4）不易消化的食物：蜜饯、葵花子、花生、蚕豆、松子，以及未煮烂的肉、油豆腐等，因其最容易伤害脾胃而导致消化不良，应忌食。

（5）含长纤维的食物：长纤维食物，如芹菜、韭菜、蒜苗、菠菜等可增加胃肠道的消化负担，加重腹泻。如果需要食用，应切细或做成菜泥食用。

（6）冷饮：冰淇淋、雪糕、各种冰镇饮料会造成胃纳呆滞，出现消化不良。

（7）不洁食物：营养不良的患儿一部分是由肠道寄生虫引起，黄瓜、白菜、菠菜等必须煮熟，带皮的苹果、梨等要洗净，最好去皮后食用。

【药物宜忌】

1. 西医治疗

（1）病因治疗

①婴幼儿发病多由于喂养不当及饮食习惯不良造成，学龄儿童则多由于生活安排不当造成，应进行必要的调整。

②部分营养不良是由于急性、慢性疾病造成，如先天性畸形、肝炎、结核病、慢性胃肠或心肾疾病。对这些疾病需进行相应的处理，并同时配合饮食疗法。

（2）支持疗法

①重症患儿可少量多次静脉输血，一般患儿应加用多种维生素。

②蛋白同化激素：必要时可试用苯丙酸诺龙，每次 1～2mg/kg，最大剂量 25mg，间日 1 次，肌内注射。可促进机体蛋白合成，但可引起第二性征的异常发育，不宜长期应用。

③对完全没有食欲、喂养极度困难的患儿可试用胰岛素，每日 2 次，每次 2～3U。注射前需口服糖，以防发生低血糖。

（3）并发症治疗

①感染：由于营养不良患儿免疫力低下，易发生感染，且表现多不典型，进展较快，应及时予以有效的抗感染治疗。

②营养性疾患：如伴有营养性贫血、各种维生素及微量元素缺乏，需给予相应的治疗。

③营养不良性水肿：治疗除增加饮食中蛋白质的摄入量外，还可加水解蛋白或氨基酸制剂，必要时可少量多次静脉输血浆或氨基酸液，并加用利尿剂，限制食盐。

2. 中医治疗

（1）辨证治疗

①积滞伤脾

主症：形体略见消瘦，面色稍黄，食欲不振，或食多便多，大便干稀不调，脘腹胀满，烦躁易怒，舌苔腻，脉细滑。本证多见于Ⅰ度营养不良。

治法：调和脾胃，益气助运。

方药：资生健脾丸加减。党参、白术、茯苓各12g，薏苡仁、神曲、麦芽各10g，枳壳、厚朴、焦山楂各6g，黄连2g。能食善饥加胡黄连、丹皮；性情烦急加钩藤；腹胀嗳气加鸡内金。

②脾虚气弱

主症：形体消瘦明显，脘腹胀大，甚则青筋暴露，面色萎黄，毛发稀疏易落，或揉眉挖鼻、吮指磨牙、食欲减退，或善食易饥、大便下虫，或嗜食生米、泥土等异物。舌质偏淡，苔薄黄而腻，脉濡细而滑。本证多见于Ⅱ度营养不良。

治法：消积理脾，和中清热。

方药：疳积散加减。党参、白术、茯苓各15g，青皮、陈皮各10g，胡黄连、使君子各6g，砂仁30g。腹胀膨起加大腹皮、木香、枳实；大便下虫加槟榔、芜荑；烦躁性急加钩藤、牡蛎、石决明。

③气血两虚

主症：极度消瘦，呈老人貌，皮肤干枯有皱纹，精神萎靡，啼哭无力，或可见肢体浮肿，或见紫癜、鼻衄、齿衄等。舌淡或光红少津，脉弱。本证多见于Ⅲ度营养良。

治法：补益气血，健脾温阳。

方药：八珍汤加减。党参、熟地黄、白术、茯苓各15g，当归、白芍、神曲各10g，麦芽、川芎、炙甘草各6g。口干欲饮加乌梅、麦冬、石斛；肢冷、大便稀溏者，去熟地黄、白芍，加炮姜、附片。

（2）验方

①鸡内金30g，生谷芽30g，焦麦芽30g，生黄芪25g，胡黄连12g，五谷虫30g，蜣螂30g。共研细面。每晚服3～6g，以红糖水调服。适用于营养不良属脾虚食积者。

②制鳖甲15g，制龟甲15g，炮山甲15g，鸡内金15g，炒大白15g，砂仁6g，番泻叶1.5g。共研细面。1岁以内每服0.5～1g，1～3岁每服1.5～2g，3～6岁每服2.5g，日服2次。适用于营养不良属积滞伤脾者。

③鸡内金9g，焦山楂9g，神曲9g，麦芽9g，怀山药9g，芡实9g，薏苡仁9g，莲子肉9g。焙干共研细面，与面粉500g、芝麻100g、红糖50g，烙焦饼食用，量不限。适用于营养不良属脾胃气虚、食滞内停者。

④鲜羊肝500g，白术、海螵蛸各150g，茯苓、淮山药、鸡内金各100g，甘草30g。羊肝蒸熟、晒干、炒黄，海螵蛸去硬皮切成蚕豆大炒黄，余药均以文火炒黄，共为细末。1～2岁每服2～3g，3～4岁每服4～5g，5～6岁每服6g，日服2～3次。适用于小儿重度营养不良。

⑤人参10g，制附子6g，僵蚕6g，鸡内金10g，槟榔10g，神曲10g，麦芽10g，山楂15g，甘草6g。共研细末。1～3岁每次0.15～0.3g，3～6岁每次0.3～0.5g，6～9岁每次0.5～1.0g，9～12岁每次1.0～1.5g，每日3次。适用于营养不良属气血两虚者。

3. 药物禁忌

（1）胃蛋白酶

①服用胃蛋白酶时不宜过食碱性食物：菠菜、胡萝卜、黄瓜、苏打饼干等碱性食物会降低该药的疗效。

②胃蛋白酶不宜用茶水服用：茶水中的鞣酸可与蛋白质发生化学反应，使其活性减弱而影响疗效。

③胃蛋白酶不宜与动物肝脏同时应用：肝脏中所含的铜元素与胃蛋白酶中的酶蛋白、氨基酸分子结构上的酸性基团结合，形成不溶性沉淀物，降低药物的疗效。

④与鞣酸、鞣酸蛋白、没食子酸、重金属类药物相克：胃蛋白酶与鞣酸、鞣酸蛋白、没食子酸、重金属类药物合用，会发生沉淀而降低疗效。

⑤与次碳酸铋、次硝酸铋、药用炭片、利福平、硫酸亚铁相克：胃蛋白酶与其合用会影响蛋白酶的疗效。

⑥与硫糖铝相克：胃蛋白酶与硫糖铝的药理作用相拮抗，合用可相互降低疗效。

⑦与胰酶片、淀粉酶片相克：胰酶片、淀粉酶片和胃蛋白酶同服将降低疗效。

⑧与碱性药物相克：碱性药物可使胃内 pH 值升高，当 pH 值 >5 时，可导致胃蛋白酶失效。

⑨与颠茄合剂相克：颠茄合剂可抑制消化道腺体分泌，并可中和胃酸，破坏胃蛋白酶的活性。

（2）乳酶生

①乳酶生不宜与蜂蜜同用：蜂蜜味甘甜，可壅遏气机，影响脾胃的消化和吸收，降低药物的疗效。

②与抗菌药物相克：乳酶生及其他微生态菌（如金双歧、源首、妈咪爱等）是活性的乳酸杆菌或肠道的正常寄生菌群，能被抗菌药物抑制或灭活，如与红霉素、氯霉素、磺胺类、黄连素、痢特灵、头孢菌素等合用，会影响乳酸杆菌的生长和繁殖，降低疗效。如必须合用，应间隔 2~4 小时用药。

③与吸附剂相克：乳酶生及其他微生态菌与碳酸铋、硝酸铋、鞣酸蛋白、鞣酸、药用炭、白陶土等吸附剂合用，可使这些菌群被吸附剂吸附，妨碍正常菌群的生长和繁殖，降低其药物疗效，同时也影响吸附剂的吸附能力。

（3）多酶片

①多酶片不宜与含鞣酸多的食物同用：多酶片若与含鞣酸的食物（如茶、咖啡、柿子、苹果、核桃仁等）相遇，则结合成鞣酸蛋白，而失去酶的活力，药效也就降低。

②多酶片不宜与酸性食物同服：多酶片在碱性环境中作用较强，如在服药期间过食酸性食物（醋、酸菜、咸肉、山楂、杨梅、果汁等）会降低疗效。

③胰酶片与酸性药：胰酶片在中性或弱碱性环境中活性较强，遇酸可使其失去活力。服胰酶片时应忌服山楂片、山楂丸等酸性药物，同时也应忌食醋。

④吗丁啉与抗胆碱酯酶药物相克：吗丁啉能阻断外周多巴胺与其受体结合，而使胃平滑肌收缩，促进胃的排空，而这一作用可被抗胆碱酯酶药物（如新斯的明）所

抑制。

⑤影响消化功能的药物：大环内酯类抗生素（红霉素、罗红霉素、阿奇霉素等）药物，应用后可出现恶心、呕吐、腹痛等症状，这样就影响了小儿的食欲，长时间食欲不佳，会加重营养不良。

⑥抑制肠道蠕动的药物：东莨菪碱、山莨菪碱、颠茄合剂都可抑制肠道蠕动，可使食物在胃肠道滞留时间过长，影响食欲。

二十九、佝偻病

【概述】

佝偻病又名软骨病、维生素 D 缺乏性手足搐搦症、维生素 D 缺乏性佝偻病，是由维生素 D 缺乏导致的全身性慢性营养缺乏症。本病多发于 3 岁以内婴幼儿，6 个月至 1 岁婴儿更为多见。

1. 病因

往往是日光照射不足，含维生素 D 的食物摄入不足，生长速度快、需求量增多，以及胃肠或肝胆疾病影响维生素 D 及钙、磷的吸收和利用，肝、肾损害使维生素 D 的羟化作用发生障碍等导致佝偻病的发生。另外长期应用抗癫痫药物如苯妥英钠或苯巴比妥，可使维生素 D_3 和 25 - (OH)D_3 加速分解为无活性的代谢产物。

2. 临床表现

（1）佝偻病的临床分度

①轻度：颅骨软化、囟门增大、轻度方颅、肋串珠等。

②中度：可见典型的肋串珠、手镯、肋软骨沟、轻度或中度的鸡胸、漏斗胸、O型或 X 型腿，也可有囟门闭合延迟及出牙延迟等。

③重度：有严重的骨骼畸形，如鸡胸、下肢重度变形和脊柱弯曲，也可见病理性骨折等。

（2）佝偻病的临床分期：按活动程度可分为初期、激期、恢复期及后遗症期。

①初期：常有非特异性的神经精神症状，如夜惊、多汗、烦躁不安、易激惹等。枕秃亦较常见，并有轻度骨骼改变的体征。血钙、磷正常或稍低，碱性磷酸酶正常或稍高，血清 25 - (OH)D_3（正常值为 25 ~ 125nmol/L）和 1，25 - (OH)$_2D_3$（正常值为 50 ~ 150pmol/L）明显降低。X 线检查骨骼可示无异常或见长骨临时钙化带稍模糊。

②激期：常见于 3 个月至 2 岁的小儿。上述神经精神症状明显，同时有中度的骨骼改变的体征。全身肌肉松弛，肌张力降低，腹部膨出，平卧时如蛙腹。发育延迟，大脑皮层功能障碍，条件反射形成慢，表情淡漠。X 线检查可见临时钙化带模糊、消失，干骺端增宽，边缘呈云絮状、毛刷状或杯口状；骨骺软骨加宽。血钙、血磷均降低，碱性磷酸酶增高。

③恢复期：经处理后，症状改善，体征逐渐减轻。血钙、磷、碱性磷酸酶恢复正常。X 线检查可见长骨骨骺端临时钙化带重新出现，密度加深。

④后遗症期：多见于 3 岁以后的小儿。症状消失，骨骼改变不再进展。X 线及血生化检查正常，仅留下不同程度的骨骼畸形。

（3）先天性佝偻病：又称胎儿佝偻病，较少见，在极北地区（如黑龙江省）有时可见。大多发生在多产妇和少见阳光的孕妇，或怀孕期间食物中维生素 D 明显不足者，孕妇妊娠期常伴腰酸、手足发麻、小腿抽筋等低钙血症。新生儿期即可见囟门特大，前后囟相通，常伴低钙惊厥。X 线检查示长骨干骺端典型的佝偻病病变（尺骨及桡骨下端较明显）。血生化检查结果大多无异常，临床诊断有一定困难。

（4）迟发性佝偻病：临床表现与婴儿期不同，易被忽视。发病年龄多为 9 ~ 16 岁，出现全身无力、膝痛、下肢无力、走路瞬间跛行、易跌倒或跪倒、四肢发麻、小腿抽筋。X 线改变较血生化改变出现晚。

（5）手足搐搦症

①惊厥：多见于婴儿。常为突然发生，多数为全身性，可每日数次至数十次不等，不发热，少数仅有面肌或一个肢体的抽动。

②手足搐搦：以年长儿多见。手腕屈曲，手指伸直，拇指贴近掌心，下肢踝关节伸直，足趾强直下屈，发作时神志清楚。

③喉痉挛：见于婴儿。喉肌痉挛影响呼吸并发出哮鸣声，严重者可窒息而死。

④隐性体征：指不抽搐而体格检查时可发现，包括：a. 低钙击面（Chvostek）征：用指尖轻叩颧弓与口角间的面颊部，出现眼睑及口角抽动即为阳性。正常新生儿因神经兴奋性增高，可出现假阳性。b. 腓反射：用叩诊锤击膝下外侧腓骨小头处的腓神经，阳性者足向外侧收缩。c. 低钙束臂（Trousseau）征：血压计袖带绑在上臂后充气，使上臂血压维持在收缩压与舒张压之间，若在 5 分钟内出现手痉挛者为阳性。

3. 辅助检查

（1）血钙：血总钙低于 1.75 ~ 1.88mmol/L 以下，或钙离子低于 1.0mmol/L。血磷正常或偏低。

（2）血清碱性磷酸酶：多数患儿增高。

【饮食宜忌】

1. 饮食宜进

（1）饮食原则

①加强孕妇与乳母饮食，摄取富含维生素 A、维生素 D、钙的食物。

②提倡母乳喂养；出生后 1 ~ 2 周开始每日给婴儿服用维生素 D 500 ~ 1000U，连续服用至 2 岁；早产儿、体弱儿、多胎儿尤应尽早服用。

③及时添加富含维生素 D 和钙的辅食，如蛋黄、肝泥、鱼肝油制剂、虾皮、菜末、果汁、米汤等。还应多晒太阳以增加维生素 D 和协助体内钙、磷的吸收，尽量使日光直接与皮肤接触，但也要避免暴晒中暑和受凉。

④1 岁以上的幼儿应全面提高饮食质量，每天固定食用牛奶、鸡蛋、豆腐、绿叶蔬菜、主食。

⑤培养定时定量进餐的良好饮食习惯，少吃零食，不偏食、挑食。

⑥治疗其他疾病，如慢性腹泻、消化不良、慢性气管炎和寄生虫病，以防影响机体对维生素D和钙、磷的吸收利用。

⑦脾肾两虚型宜食牛肉、羊肉、鸡肉、虾、鱼、蟹、牡蛎、蚌肉、蛋黄、牛奶、核桃肉、山药、人参、黄芪、白术等。

⑧肾气亏损型宜食黑大豆、栗子、黑木耳、鱼鳔、海参、猪肾、羊肾、泥鳅、鸽蛋、鹌鹑、蛤蜊肉、核桃仁、冬虫夏草、山药、狗脊、益智仁等。

⑨多食富含钙、磷的食品，如骨头汤、炸小鱼、海带、豆腐等。

（2）药膳食疗方

①猪腿骨或脊骨500g，菠菜100g。猪骨打碎，加水煎浓汤。菠菜洗净，用开水焯烫后捞出切段，放入骨头汤中再煮片刻，调味服食，婴儿饮汤，小儿饮汤吃菜。每日1剂，连食数日至数周，或时时服食。适于面㿠神疲、骨软肉松、毛发稀黄、多汗易惊属脾胃虚弱之佝偻病。

②黄豆适量，五香粉适量。黄豆炖熟，加五香粉焖干。可作小儿零食时时服食。适用于各种佝偻病。

2. 饮食禁忌

（1）高盐饮食：饮食过咸，盐的摄入过多，食盐中的某些成分会与钙结合成不溶性化合物，而妨碍钙的吸收。另外吃盐多也会增加钙的流失，促发或加重本病。

（2）高糖饮食：过多食用砂糖、糖果、点心、水果等食品，摄入糖分过多也会影响钙的吸收，使机体缺钙，从而加重本病病情。

（3）过食谷类食物：谷类食物中含维生素D和钙、磷不足，并含大量植物酸，可与肠道中的钙、磷结合形成不溶性的物质，从而影响钙、磷的吸收，加重本病。

【药物宜忌】

1. 西医治疗

（1）一般治疗：坚持母乳喂养，及时添加含维生素D较多的食品（肝、蛋黄等），多到户外活动，增加日光直接照射的机会。激期阶段勿使患儿久坐、久站，防止骨骼畸形。

（2）维生素D：初期每日口服维生素D 125～250μg（5000～10000U），持续1个月后改为预防量。激期250～500μg（10000～20000U），口服，连服1个月后改为预防量。

维生素D大剂量突击疗法：初期肌注维生素D_3 7500μg（30万U），一般注射1次即可，同时停服维生素D制剂，1个月后改预防量口服。激期肌注维生素D_3 7500μg（30万U），根据病情，1个月后可重复注射1次，再隔1个月改为口服预防量。

（3）钙剂：对伴有手足搐搦症或饮食中含钙量不足者，应在维生素D治疗的同时口服葡萄糖酸钙，每日1～3g，或服用其他钙剂。

（4）矫形疗法：轻度骨骼畸形在治疗后或在生长过程中自行矫正。应加强体格锻炼，可做些主动或被动运动的方法矫正。例如俯卧撑或扩胸动作使胸部扩张，纠正轻度鸡胸及肋外翻。严重者，4岁后可考虑手术矫形。

（5）手足搐搦症的治疗

①止痉：对惊厥发作或有喉痉挛的患儿应迅速给予安定0.3mg/kg静注，或苯巴比妥钠5～8mg/kg肌注，也可给10%水合氯醛0.5mL/kg稀释至10～20mL保留灌肠。对喉痉挛应先将舌尖拉出，给氧，必要时行人工呼吸、气管插管。

②补钙：迅速补钙，将10%葡萄糖酸钙5～10mL等量稀释后缓慢静注，每日1～3次，连用2～3日。止痉后改口服钙剂，多选用10%氯化钙，每次5～10mL，每日3次，服用3～5天后改其他钙剂口服。

③补充维生素D：补充钙剂3～4天后，可每日服维生素D 3000～5000U，1个月后改每日400U维持量。

2. 中医治疗

（1）辨证治疗

①气阴不足

主症：面色苍白，神情烦躁，夜寐不安，易惊多惕，发稀枕秃，纳呆盗汗，肌肉松软，囟门迟闭，舌苔薄白，指纹淡紫。本证常见于佝偻病初期。

治法：益气养阴，培补脾肾。

方药：扶元散加减。党参、黄芪、茯苓、熟地黄各10g，白芍、白术、五味子各6g，当归、山药各5g。食少加苍术、焦三仙；烦躁易惊加珍珠母、钩藤；多汗加生龙骨、生牡蛎。

②脾肾亏虚

主症：面色虚浮，多汗肢软，神情呆钝，语言迟发，齿生过缓，立迟行迟，头颅方大，肋骨串珠，甚则鸡胸、龟背、下肢弯曲，舌质淡白，少苔，指纹淡红。本证常见于重症佝偻病。

治法：补肾健脾，强筋壮骨。

方药：补肾地黄丸加减。熟地黄、茯苓、山药各12g，山萸肉、牛膝、杜仲、生龙骨、生牡蛎各10g，鹿茸2g。便溏加白术、砂仁；语迟加益智仁、石菖蒲。

③阴虚风动

主症：全身或四肢抽搐，发作无时，虚烦不安，睡眠不实，多汗易惊，手足瘈疭，五心烦热，舌红少苔，指纹淡紫。本证多见于手足搐搦症。

治法：滋阴养血，柔肝息风。

方药：大定风珠汤加减。白芍、麦冬、生地黄各12g，鳖甲、龟甲、牡蛎、阿胶各10g，全蝎、钩藤、蝉蜕各6g。潮热加地骨皮、青蒿；手足瘈疭加僵蚕、天麻。

（2）验方

①黄芪10g，菟丝子10g，白术10g。水煎，每剂煎至200mL，每服10mL，日服3次。适用于佝偻病初期。

②黄芪20g，菟丝子20g，牡蛎10g，苍术10g，麦芽10g，甘草10g。上药7倍量制

成糖浆 200mL。3～18 个月每服 10mL，18 个月以上每服 15mL，日服 3 次。适用于佝偻病属脾虚夹食者。

③蛤壳、炮山甲片、炮鳖甲片各等份，蜂蜜适量。将前三味药各研极细面，炼蜜为丸，以米汤送服。每服 5～10g，日服 2 次。适用于佝偻病初期。

④龙骨、牡蛎、太子参、淫羊藿各 15g，共研极细面。6 个月以下每服 0.5～1g，1～3 岁每服 1～2g，日服 3 次，于饭前 20 分钟加糖送下。适用于小儿佝偻病属先天不足者。

3. 药物禁忌

（1）忌将钙剂混在牛奶中服用：钙剂与牛奶混合后易形成奶块，既不利于消化，又不利于钙、奶的吸收。

（2）钙剂忌与含草酸高的食物同服：因草酸进入人体后，大部分与钙离子结合，形成难溶性钙盐，不易被吸收，补钙期间长期大量食用含草酸的菠菜、番茄、芦笋、浓茶、油菜、草莓、核桃、豆角等食物，容易形成结石。

（3）钙剂不宜与洋地黄制剂合用：钙剂能增加洋地黄制剂（如地高辛、西地兰）的毒性反应，所以二者合用应慎重，必须合用时应减少洋地黄的剂量。

（4）钙剂不宜与四环素类药物合用：钙剂与四环素类药物（四环素等）会结合成络合物，减少钙的吸收，降低疗效，所以二者不可同服。

三十、遗尿症

【概述】

遗尿症指 5 岁以上儿童不自主排尿，主要在夜间，多属功能性疾病。持续型者（自幼持续未能控制夜尿）多为男孩，乃因功能发育延迟，或沉睡不易觉醒所致；倒退型者（已能在入睡后控制排尿，尔后再发生遗尿者）多为女孩，与情绪紧张（入学、迁居）或病后体弱有关。

本症的患病率为 0.5%～10%，年龄越小，患病率越高。在小年龄组患儿中，女孩稍多于男孩，但随着年龄的增长，女性患儿逐渐减少，至 11 岁左右男女之比约为 2:1。

1. 病因

遗尿症的发病机制尚不清楚。部分患儿系由排尿控制功能不成熟或睡眠觉醒困难所致；另一部分可能与婴幼儿时期排尿训练方法不恰当，或与心理情绪异常有关。遗传因素在本症发病过程中起着一定的作用，研究发现，约 70% 的患儿的一级亲属中有遗尿史，单卵双胎同病率明显高于异卵双胎，遗传因素的作用机制可能与延迟了控制排尿的神经机制的成熟有关。

2. 临床表现

（1）遗尿：常发生于晚上睡着后相对固定的时间，以前半夜为多。有时一夜可遗尿 2～3 次。严重者午睡时也可遗尿。过度兴奋、疲劳或躯体疾病等常导致遗尿次数增多。少数患儿在白天的清醒状态下也可遗尿。

（2）其他：常伴有夜惊、梦游等睡眠障碍，或有明显的情绪和行为异常，如抑郁、自卑、多动、易怒或性格异常。

3. 辅助检查

本症属功能性疾患，实验室检查及辅助检查无特异性改变。可酌情选做尿常规、血糖、骶椎 X 光片、脑电图、脑 CT 等以排除器质性病变所造成的不能自控排尿。

【饮食宜忌】

1. 饮食宜进

（1）饮食原则

①遗尿小儿体质一般多虚，饮食宜营养丰富，容易消化吸收；宜常食水果、黑豆、黑芝麻、白果、红枣、荔枝、芡实、山药等；宜食具有补肾温阳缩尿之功的食物，例如羊肉、山药、核桃、桂圆等。

②肾气不固者宜食乌骨鸡、鸡内金、鱼鳔、核桃仁、白果、金樱子、桑螵蛸、覆盆子、芡实、莲子、益智仁、五味子、糯米、山药、韭菜、黑芝麻、桂圆、乌梅等。

③肺脾气虚者宜食豆浆、牛奶、豆腐、莲子、大枣、人参、党参、黄芪、刺五加、益智仁等。

④肝经湿热者宜食芹菜、苦瓜、蒲公英、马兰头、菊花、荠菜、夏枯草、龙胆草、玉米须、赤豆、绿豆、粳米、薏苡仁、山药、莲子、豆腐、银耳等。

（2）药膳食疗方

①糯米山药桂圆粥：糯米、山药各适量，桂圆肉 5~8 个，煮粥食用。具有健脾补气、固肾摄水之功效。适用于脾胃气虚、肾阴阳两虚的患儿，药性温和，可长期服食。

②韭菜炒鸡蛋：鲜韭菜、鸡蛋各适量，加食盐，搅匀后炒熟即可食用。可补肾壮阳、涩精缩尿。

③巴戟鸡肠煲：鸡肠 2 副，巴戟天 15g，加水 2 碗煲至 1 碗，加食盐调味。喝汤吃鸡肠，每日 1 剂，分 2 次服食。可补肾壮阳。适用于肾虚遗尿的患儿。

④先将莲子肉 30g、芡实 30g 分别洗净，放入大砂锅中，加水适量，大火煮沸后，改用小火煨煮 1 小时，待用。将猪肾 1 只剖开，去臊腺及筋膜，洗净后切成腰花，放入碗中，加料酒、精盐及葱花、姜末、湿淀粉拌和抓芡片刻，放入煮沸的莲肉、芡实砂锅中，改用小火煨煮约 30 分钟，待猪腰花熟烂、汤汁稠时即成。佐餐当汤，随意服食。适用于小儿遗尿证属肺脾气虚者。

⑤先将芡实 100g 洗净，晒干或烘干，研成极细末，备用。将鸡肠 1 副剪开，把肠内壁翻出，用精盐或醋反复搓擦，清洗干净后切成段，放锅中或烘箱中烘干，粉碎成细粉，与芡实粉混合拌匀，加入适量清水及精盐、葱花、姜末、五香粉、植物油等调料，揉成面团，压成薄饼，放平锅中烙熟即成。可当点心随意食用，或随早晚餐食用。适用于小儿遗尿证属肺脾气虚者。

2. 饮食禁忌

（1）牛奶、巧克力和柑橘类水果：这类食物在小儿体内可以产生变态反应，使膀胱壁膨胀，容量减少，并促使平滑肌变粗糙，产生痉挛。同时，这一变态反应会引起小儿睡得过深，在有尿时不能醒来，导致遗尿。

（2）辛辣、刺激性食物：小儿神经系统发育不成熟，易兴奋，若食用这类食物，可使大脑皮质的功能失调，易发生遗尿。

（3）对于小儿遗尿者，白天不要过度限制其饮水量，要求患儿每日至少有 1 次随意保留尿液到有轻度胀满不适感，以锻炼膀胱的功能。下午 4 时以后，督促小儿控制饮水量，忌用流质饮食，晚餐尽量少喝水，以免加重肾脏负担，减少夜间排尿量。可适当给予补肾温阳缩尿之食物，晚餐无菜可适当加重盐量。

（4）多盐、糖和生冷食物：这些食物皆可引起多饮多尿，生冷食物可削弱脾胃功能，对肾无益，故应禁忌。

（5）玉米、薏苡仁、赤小豆、鲤鱼、西瓜，这些食物因味甘淡，利尿作用明显，可加重病情。

【药物宜忌】

1. 西医治疗

（1）鼓励进步，切忌任何形式的责罚。

（2）夜间督促排尿：在通常发生遗尿时刻或午夜前叫醒小儿，令其排尿。

（3）膀胱功能的锻炼：日间让小儿尽量饮水，待有尿意时令其随意地分段排尿，或令其尽可能地推迟排尿，随后给予鼓励。

（4）药物治疗

①三环类抗抑郁药：常用丙咪嗪。作用机制不明，可能与抗抑郁作用及改善睡眠有关。有效治疗剂量为 1~2.5mg/kg，一般体重在 25kg 以下者用 12.5~25mg，25kg 以上者用 25~75mg，每晚睡前 1 小时口服。一般用药 1~2 周后症状即得到控制，巩固治疗数周后逐渐减量至停药，总疗程以不超过 8 周为宜。停药后易复发。

②抗胆碱能药物：可选用阿托品或东莨菪碱，每次 0.1~0.3mg，每晚睡前口服。疗效不如丙咪嗪。

③其他药物：利他林每次 5~10mg，苯丙胺每次 2.5~5mg，或氯酯醒每次 0.1g，睡前口服，对部分患儿有效，可酌情选用。

2. 中医治疗

（1）辨证治疗

①肾气不足

主症：睡中遗尿，醒后方觉，小便频数，色白而清，面色㿠白，肢冷畏寒，腰膝酸软，智力较差，舌质淡，苔白，脉沉弱无力。

治法：温补肾阳，固涩小便。

方药：右归丸加减。山药、益智仁、桑螵蛸各15g，枸杞、补骨脂、菟丝子各10g，杜仲、五味子各6g。命门火衰、面㿠肢冷加附子、肉桂；睡眠较深，不易唤醒加麻黄、石菖蒲。

②肺脾气虚

主症：睡中遗尿，昼间尿频，少气懒言，面色萎黄，纳呆便溏，自汗出，舌质淡，苔薄白，脉虚无力。

治法：益肺健脾，缩泉止溺。

方药：补中益气汤合缩泉丸加减。黄芪15g，党参、益智仁、桑螵蛸各12g，白术、升麻、乌药、陈皮各6g。纳呆便溏加茯苓、薏苡仁；困寐不醒加菖蒲、远志。

③肝经湿热

主症：睡中遗尿，尿色深，尿味臊臭，急躁易怒，或夜间梦语啮齿，舌红苔黄，脉弦数。

治法：泻肝清热，固涩止溺。

方药：龙胆泻肝汤加减。龙胆草、黄芩、覆盆子各12g，车前子（包煎）、当归、金樱子各10g，栀子、柴胡各6g，木通3g。夜热口干加知母、黄柏；梦语啮齿加远志、菖蒲、生牡蛎。

（2）验方

①炙麻黄10g，五味子10g，益智仁10g。水煎服，每日1剂，分2次服。适用于小儿遗尿症属肺肾两虚者。

②黄芪30g，炒山药30g，益智仁100g，桑螵蛸40g，白果仁100g，补骨脂10g。共研细末。3～5岁每服3g，6～10岁每服5g，日服2次。适用于小儿遗尿症属脾肾虚寒者。

③山药120g，补骨脂60g。将补骨脂去除杂质，放锅内炒10～20分钟，发出爆声，取出放冷，研为细末。山药焙干研末，与补骨脂混匀。每服10g，日服2次。适用于脾虚遗尿。

3. 药物禁忌

（1）咖啡因

①不宜饮用咖啡、茶水：咖啡和茶水中含有一定量的咖啡因，与咖啡因同用，可引起药物过量，产生毒性反应。

②不宜用牛奶送服：咖啡因可与牛奶中的蛋白结合，影响咖啡因的吸收速度，降低血液有效药物浓度。

③不宜与含生物碱的中药合用：咖啡因与含生物碱的药物联合应用，可使药物的毒性增加，这些药物包括乌头、黄连、贝母等。

④不宜与天麻片合用：二者合用可产生药理性拮抗而降低疗效。

（2）丙咪嗪

①不宜与能酸化尿液的药物合用：氯化铵、氯化钙、盐酸精氨酸、维生素C等，可使尿液酸化，在尿液酸化的环境下，丙咪嗪的重吸收减少，血液有效药物浓度降低，作用减弱。

②不宜与拟肾上腺素类药物合用：丙咪嗪与此类药物合用（如麻黄素），可使血液中去甲肾上腺素增加，引起高血压危象。

③不宜与氯丙嗪合用：两者合用可使不良反应增加。

④服用丙咪嗪不宜过食产酸食物：产酸食物进入消化道和吸收到体内时，可以使消化道和体内酸化，从而导致尿液酸化，影响丙咪嗪的吸收和在肾脏的重吸收，降低血液的有效药物浓度，影响疗效。

（3）利尿剂：利尿剂可使患儿尿量增加，加重遗尿症状。

（4）镇静剂：熟睡不醒的遗尿症患儿服用镇静剂（如巴比妥类、地西泮、水合氯醛等），会使患儿更不易醒，加重遗尿症状。

（5）刚燥旺阳的药物：中医学认为，本症多属虚寒，应气血双补、滋阴养阳，忌用刚燥旺阳的药物（如附子、肉桂、红参等），以免造成阴阳失调，加重病情。

（6）溴化钠与含朱砂的中药制剂相克：溴化钠是还原作用比较强的化合物，与朱砂或含有朱砂的中药制剂合用，可在肠道内产生溴化汞，导致药源性肠炎。

第四章　感染性疾病

一、幼儿急疹

【概述】

幼儿急疹，又名婴儿玫瑰疹，是婴幼儿常见的一种出疹性病毒性疾病。好发于哺乳期小儿。病人、隐性感染者以及健康带毒者均可作为传染源，经唾液或血液传播，传染后多数呈亚临床经过，仅 30% 表现为典型幼儿急疹。

1. 临床表现

潜伏期 7~17 日（平均 10 日），起病急，无明显前驱症状。

（1）发热：体温骤升，数小时内高达 39℃~41℃，少数伴高热惊厥，但患儿一般状况良好，玩耍如常，发热一般持续 3~5 日后骤退。有研究表明，在 6~12 个月龄婴儿急性发热性疾病中，人疱疹病毒 6 型（HHV-6）感染所致者约占 21%。

（2）皮疹：热退疹出是幼儿急疹的主要特点。皮疹在热退或热度将退时出现，为玫瑰色散在的斑丘疹，直径 2~3 毫米，周围有浅色红晕，压之褪色，很少融合成片。皮疹像麻疹或风疹，初步见于颈部，迅速波及躯干、四肢近端，而面部、肘膝以下极少。皮疹隐退很快，1~2 日全部退尽，不留色素沉着，无脱屑。也有少数只见皮疹而无发热或只有发热而无皮疹的不典型病例。

（3）其他症状体征：可伴轻咳、流涕、咽部轻度至中度充血，少数发生结合膜炎、扁桃体炎、鼻炎，口腔多无黏膜疹。发热时可伴食欲减退、恶心、呕吐，或有不同程度的腹痛、腹部淋巴结轻度肿大，无压痛，肿大程度不如风疹明显，维持数星期才能完全消退，偶见脾脏轻度肿大。病初高热时可发生惊厥、前囟饱满，极少数惊厥反复发作伴意识障碍。

2. 辅助检查

（1）血常规检查：病初 24~36 小时白细胞总数及中性粒细胞可升高，发热 3~4 日后白细胞总数降至（3~5）×10⁹/L，中性粒细胞减少，淋巴细胞增至 70%~80%，偶有单核细胞增多。

（2）脑脊液检查：当出现惊厥或前囟饱满时，脑脊液检查一般在正常范围，偶见压力轻度升高或蛋白质含量增高。

（3）病毒学检查：①从血液中进行病毒分离。②血清、脑脊液中抗 HHV-6 特异性抗体检测，用间接免疫荧光法或中和试验。③应用 PCR 技术检测血液、脑脊液、咽拭子或组织中的 HHV-6 DNA。对难以确定的病例病毒学检查有重要的诊断意义。

【饮食宜忌】

1. 饮食宜进

（1）饮食原则

①应给小儿营养丰富、易于消化的饮食，如牛奶、豆浆、鸡蛋汤、稀饭、面条及适量的蔬菜和水果等。食欲不振时可少食多餐。

②母乳喂养的婴儿应继续哺母乳。

③适当食用有清热、利尿、凉血作用的食物：黄瓜有清热利水解毒的功效，芹菜清热利湿，茭白清热除烦，丝瓜清热凉血，冬瓜清热利水湿，莲藕凉血生津利尿。还可给予清热食物，如绿豆、赤小豆、苋菜、荠菜、马齿苋、莴笋等。适当补充猪瘦肉、牛肉等。

（2）药膳食疗方

①荷叶粥：粳米 30g，鲜荷叶 1 张，白糖少许。粳米常法煮粥，待粥熟时，取鲜荷叶，洗净，覆盖粥上，再微煮少顷，揭去荷叶，粥成淡绿色，调匀，加糖即可。有清暑热、利水湿、散风解毒的功效。适用于婴儿湿疹和头额、头皮等部位出现的丘疹或疱疹。

②薏苡仁粥：薏苡仁 30g，淀粉、砂糖、桂花各少许。常法煮粥，米熟烂时加入淀粉、砂糖、桂花即可食用。有清热利湿、健脾和中的功效。适用于婴幼儿湿疹、头皮出现皮疹者。

③冬瓜粥：粳米 30g，冬瓜 150g。将冬瓜切成小块，与粳米同煮粥，粥熟即可食用。有清热利湿、解毒生津的功效。适用于婴儿湿疹、疱疹。

④甘蔗 500g，荸荠 10 枚。将甘蔗去皮，榨汁约 200mL。荸荠洗净，去皮，亦榨成汁，两者调匀后代茶饮。有疏风清热的功效。适用于高热期。

⑤梨 1 个，蜂蜜半匙。将梨洗净，去核，加蜂蜜，隔水炖熟，食梨，饮汤，每日 1 次，连吃 3 日。有清热解毒的功效。适用于疹出热退期。

2. 饮食禁忌

（1）致敏食物：如鱼、虾、蟹、牛羊肉、鸡、鸭、鹅、鸡蛋等。

（2）辛辣刺激的食物：如辣椒、葱、姜、蒜、花椒等，对湿疹有刺激性，应避免食用。

（3）助湿、动血、动气的食物：中医学认为，皮疹应忌食助湿之食物，如竹笋、芋头、牛肉、葱、姜、蒜、韭菜等；动血之品，如山慈菇、胡椒等；动气之品，如羊肉、莲子、芡实等。

（4）食糖多：高血糖是葡萄球菌生长繁殖的条件之一，可造成皮肤感染、溃烂，而且易复发，久治不愈，故有皮疹时应减少糖的摄入。

【药物宜忌】

1. 西医治疗

无特殊药物，主要给予对症治疗。

（1）退热：高热时给予对症治疗如物理降温，必要时酌情给小量退热药物。

（2）镇静止咳：高热伴烦躁不安的患儿尽早使用镇静剂，如出现惊厥，立即应用足量的止惊药物。苯巴比妥可致药物疹，应避免使用。

（3）加强护理：让患儿多休息，多饮水，喂以容易消化的食物。

2. 中医治疗

（1）辨证治疗

①发热期

主症：突发高热，胃纳差，小便黄短，常伴呕吐，腹痛，泄泻，咽部红肿赤，但精神如常，舌红苔薄黄，脉浮数，指纹青紫。

治法：疏风清热。

方药：桑菊饮加减。桑叶、菊花、连翘、竹茹、牛蒡子各9g，桔梗6g，薄荷（后下）、甘草各5g。伴有腹痛者加枳实；腹泻者加葛根、生扁豆。

②出疹期

主症：热退身凉，全身出现如麻粒样大小的玫瑰红色丘疹，常先见于颈部，很快延及全身，以躯干部最明显，压之褪色，无痒感，1～2日后消退，不留瘢痕，不脱屑，或伴有颈周围淋巴结肿大，舌红苔薄黄，脉浮数，指纹紫淡。

治法：凉血解毒。

方药：化斑解毒汤加减。玄参、知母、连翘、牛蒡子、淡竹叶、赤芍、生地黄各9g，石膏15g，淡竹叶、甘草各6g。大便干结者加大黄或玄明粉；口渴明显者加天花粉。

总之，中医学对本病的治疗以疏风、清热、解毒为主，出疹期兼以凉血。临床上虽分为疹前期和出疹期，但疾病的发生、发展是一个复杂的矛盾过程，临床各期症候多有兼夹，乃至患儿本身又有个体差异，临床用药当以辨证为准。

（2）验方

①一点红、九里光、金钱草各10g，水煎服，每日1剂，对治疗幼儿急疹有效。

②金银花藤、白鲜皮、朴硝各50g，煎水外洗，可用于出疹期的患儿。

③银翘散加减：金银花、连翘各9g，豆豉、牛蒡子、荆芥各6g，薄荷1.5g（后下），桔梗、甘草、竹叶各3g。水煎服，每日1剂。可辛凉解表，适用于肺胃蕴热期。

④连翘生地汤加减：连翘、牡丹皮、赤芍各9g，鲜生地黄、紫花地丁各12g，甘草3g。水煎服，每日1剂。可清热凉血，适用于疹出热退期。

⑤解毒防风汤：防风25g，地骨皮12g，黄芩、芍药各10g，荆芥、枳壳、牛蒡子各6g。共为粗末，每服5～10g，水煎去渣温服，日服2～3次。适用于幼儿急疹出疹期。

3. 药物禁忌

（1）服维生素C

①不宜吃动物肝脏：动物肝脏中含铜丰富，能催化维生素C氧化，使其失去生物功能，降低药效。

②不宜过食碱性食物：维生素 C 属于酸性药物，如在服用维生素 C 期间过食碱性食物（菠菜、胡萝卜、黄瓜、苏打饼干等）可引起酸碱中和，从而降低维生素 C 的药效。

③不宜食富含维生素 B_2 的食物：在服用维生素 C 时，若多食富含维生素 B_2 的食物，如猪肝、羊肝、牛奶、乳酪、酸制酵母、蛋黄等，则使维生素 C 被氧化，两者同时失去药物效应，达不到补充维生素的目的。

（2）抗组胺药

①与中枢抑制药相克：抗组胺药（如异丙嗪、苯海拉明）能加强中枢抑制药（如地西泮、巴比妥类）的作用，同时也易加重不良反应。

②与阿托品、三环类抗抑郁药相克：本类药能加强阿托品和三环类抗抑郁药（如丙咪嗪等）的抗胆碱作用并加重不良反应。

③与平肝息风中成药相克：平肝息风中成药（如密环片、天麻片、止痉散、五虎追风散等）与抗组胺药物合用，可产生药理性拮抗，从而降低治疗效果。

④与单胺氧化酶抑制剂相克：单胺氧化酶抑制剂（如痢特灵、优降灵、苯乙肼、异唑肼）与抗组胺药（如扑尔敏、异丙嗪）合用，可加重抗组胺药的不良反应。

⑤与成瘾性镇痛药相克：抗组胺药（如异丙嗪等）能增强成瘾性镇痛药（如吗啡、哌替啶）的呼吸抑制作用。

（3）异丙嗪

①与活性炭或白陶土相克：由于白陶土、活性炭具有吸附作用，合用会妨碍异丙嗪的吸收，降低其疗效。

②与防己碱相克：有实验证明，合用虽可产生协同镇痛作用，但有蓄积现象，可加重不良反应。

（4）苯海拉明

①不宜过多食用酸化尿液的食物：服苯海拉明时若过食酸化尿液的食物，如肉、鱼、蛋类、乳制品等，可使离子重吸收减少，排泄增加，以至疗效降低。

②与酸化尿液的药物相克：苯海拉明与酸化尿液的药物（如氯化铵、枸橼酸等）合用，由于离子的重吸收减少，排泄增加，可使疗效降低。

（5）葡萄糖酸钙

①与洋地黄类药物相克：钙剂可加强洋地黄类药物的毒性，出现心律失常。

②其他：葡萄糖酸钙不可与两性霉素、硫酸镁、头孢菌素类药物、新生霉素、妥布霉素、林克霉素、泼尼松龙、肾上腺素、脂肪乳及叶酸等合用。

二、人禽流行性感冒

【概述】

人禽流行性感冒（以下称人禽流感）是由禽甲型流感病毒某些亚型中的一些毒株引起的急性呼吸道传染病。早在 1981 年，美国即有禽流感病毒 H7N7 感染人类引起结膜炎的报道。1997 年，我国香港特别行政区发生 H5N1 型人禽流感，导致 6 人死亡，在世界范围内引起了广泛关注。

1. 病因

禽流感病毒属甲型流感病毒。感染人的禽流感病毒亚型主要为 H5N1、H9N2、H7N9、H7N7，其中感染 H5N1、H7N9 的患者病情重，病死率高。该病的传染源主要为患禽流感或携带禽流感病毒的鸡、鸭、鹅等禽类。主要经呼吸道传播，也可通过密切接触感染的家禽分泌物和排泄物、受病毒污染的物品和水等被感染，直接接触病毒毒株也可被感染。一般认为，人类对禽流感病毒并不易感。目前尚无人与人之间传播的确切证据。

2. 临床表现

发病前 1 周内曾到过禽流感爆发的疫区，或与被感染的禽类及其分泌物、排泄物等有密切接触者，或于禽流感病毒实验室工作的人员。目前不排除与禽流感患者有密切接触的人有患病的可能。

（1）潜伏期：一般为 1~3 天，通常在 7 天以内。

（2）临床症状：急性起病，早期表现类似普通型流感。主要为发热，体温大多在 39℃ 以上，热程 1~7 天，一般为 3~4 天，可伴有流涕、鼻塞、咳嗽、咽痛、头痛和全身不适。部分患者可有恶心、腹痛、腹泻、稀水样便等消化道症状。重症患者病情发展迅速，可出现肺炎、急性呼吸窘迫综合征、肺出血、胸腔积液、全血细胞减少、肾功能衰竭、败血症、休克及 Reye 综合征等多种并发症。

（3）体征：重症患者可有肺部实变体征等。

3. 辅助检查

（1）血常规检查：白细胞总数一般不高或降低，重症患者多有白细胞总数及淋巴细胞下降。

（2）病毒抗原及基因检测：取患者呼吸道标本（如鼻咽分泌物、口腔含漱液、气管吸出物或呼吸道上皮细胞），采用免疫荧光法或酶联免疫法检测甲型流感病毒核蛋白抗原（NP）及禽流感病毒 H 亚型抗原。还可用 RT－PCR 法检测禽流感病毒亚型特异性 H 抗原基因。

（3）病毒分离：从患者呼吸道标本中分离禽流感病毒。

（4）血清学检查：发病初期和恢复期双份血清抗禽流感病毒抗体滴度有 4 倍或以上升高，有助于回顾性诊断。

（5）X 线检查：重症患者胸部 X 线检查可显示单侧或双侧肺炎，少数可伴有胸腔积液。

【饮食宜忌】

1. 饮食宜进

（1）饮食原则

人禽流感病人的饮食，一般宜食清淡及促进发汗的食品，且宜多饮温开水或芥菜汤、白菜汤、木耳汤、果汁、甘蔗汁及浓米汤等。这些饮食既可促进毒素排泄，又可补充因出汗、高烧丢失的水分及维生素。此外，茶叶在体内或体外都具有抑制流感病毒的作用，亦宜饮茶。发热时，可吃易消化的豆浆、粥类，也可食碎猪肉、碎菜煮面。有发热、头痛鼻塞、胃寒呕吐等症状者，可食生姜粥（鲜生姜9g，粳米120g）。因姜含姜辣素，既有刺激消化道黏膜、增加食欲、促进消化的作用，又有兴奋血管运动中枢和呼吸中枢、升高血压、促进发汗的作用。葱白有发表、通阳、解毒的功用，对无汗出的风寒感冒，还可用适量葱白与粳米煮成粥，吃后盖被发汗。此外，用白菜根配葱白或姜，或萝卜煎服，也是常用的治感冒妙方。发热时可少吃多餐，每3~4小时1次为宜。热退后可恢复普通饮食。不宜食油腻及黏滞食物，如煎炸炒的食物、糯米饭、甜食等。

（2）药膳食疗方

①胡萝卜1根，白茅根15g，竹蔗1节，生薏苡仁15g。每日1剂，煎水代茶。

②灯心草5扎、蝉蜕3g、木棉花1朵、鸡骨草10g、瘦猪肉50g，煲汤饮用。

③荷叶粥：鲜荷叶2张，粳米50g。将荷叶切碎，煮粥吃。

以上均为3~6岁儿童1人份剂量，可根据年龄大小酌情增减剂量。

2. 饮食禁忌

（1）风热者忌食桂圆、大枣、荔枝、樱桃、狗肉、羊肉、牛肉、胡椒、花椒、砂仁、丁香、鸡蛋、海参、鸡肉、甲鱼、生姜、肉桂、辣椒、荜茇、吴茱萸、荜澄茄、大茴香、小茴香、阿胶、人参、黄芪、胎盘等。

（2）风寒者忌食螺蛳、田螺、蛤蜊、蚌肉、蚬肉、螃蟹、鸭肉、鸡肉、猪肉、柑橘、乌梅、芡实、百合、银耳、葡萄、生萝卜、柿子、柿饼、生藕、生菜瓜、生冷荸荠、金银花、金樱子、香蕉、西瓜、绿豆芽、蕺菜、莼菜等。

（3）忌食荤腥、麻辣、油腻、酸腻之物。

（4）忌随意滥用补品：本病患儿消化功能较低，但切不可因为患儿食欲低下，而给予大鱼大肉及各种补品。因这些食物可加重患儿呕吐、腹泻等消化不良的症状。

【药物宜忌】

1. 西医治疗

（1）隔离患者：对疑似和确诊患者应进行隔离治疗。

（2）对症治疗：可应用解热药、缓解鼻黏膜充血药、止咳祛痰药等。儿童忌用阿司匹林或含阿司匹林以及其他水杨酸制剂的药物，避免引起儿童 Reye 综合征。

（3）抗流感病毒的治疗：应在发病48小时内试用抗流感病毒药物。

①奥司他韦：为神经氨酸酶抑制剂，是新型抗流感病毒药物，试验研究表明对禽流感病毒 H5N1 和 H9N2 有抑制作用，儿童剂量每日3mg/kg，分2次口服，疗程5天。

②金刚烷胺和金刚乙胺：金刚烷胺和金刚乙胺可抑制禽流感病毒株的复制，早期应用可阻滞病情发展，减轻症状，改善预后。金刚烷胺儿童每日5mg/kg，分2次口服，疗程5天。治疗过程中应注意中枢神经系统和胃肠道的不良反应。肾功能受损者酌减

剂量，有癫痫病史者忌用。

（4）加强支持治疗和预防并发症：注意休息，多饮水，增加营养，给易于消化的饮食。密切观察、监测并预防并发症。抗菌药物应在明确或有充分证据提示继发细菌感染时使用。

（5）重症患者的治疗：重症或发生肺炎的患者应入院治疗，对出现呼吸功能障碍者给予吸氧及其他呼吸支持，发生其他并发症的患者应积极采取相应的治疗。

2. 中医治疗

（1）辨证治疗

①邪犯肺表

主症：初起发热，恶风或有恶寒，流涕，鼻塞，咳嗽，咽痛，头痛，全身不适，口干，舌苔白或黄，脉浮数。

治法：清热解毒，宣肺解表。

方药：桑叶30g，荆芥15g，菊花15g，杏仁10g，连翘15g，石膏30g（先煎），知母15g，大青叶10g，薄荷6g（后下）。

②邪犯胃肠

主症：发热，恶风或者恶寒，恶心，或有呕吐，腹痛，腹泻，稀水样便，舌苔白腻或黄脉滑数。

治疗：清热解毒，化湿和中。

方药：葛根15g，黄芩15g，黄连10g，木香6g，砂仁3g（后下），制半夏9g，藿香10g，柴胡15g，苍术10g，茯苓10g，马齿苋30g。

上述两种证候，若患者出现胸闷、气短、口干甚者，可加党参、沙参；若咳嗽不利，加天竺黄；若肺实变，加丹参、薏苡仁、葶苈子；若出现喘憋气促、神昏谵语、汗出肢冷、口唇紫绀、舌暗红少津、脉细微欲绝，去制半夏，加用人参、炮附子、麦冬、五味子，亦可选用生脉注射液、参附注射液、清开灵注射液、醒脑静注射液。

（2）验方

①桑叶30g（先煎），菊花15g，连翘15g，荆芥15g，知母15g，石膏（炒）30g，大青叶10g，杏仁10g，薄荷6g（后下）。水煎服，每日1剂。

②马齿苋30g，葛根15g，黄芩15g，柴胡15g，黄连10g，藿香10g，苍术10g，茯苓10g，制半夏9g，木香6g，砂仁3g（后下）。水煎服，每日1剂。

上述两种处方药味随症加减。

3. 药物禁忌

（1）金刚乙胺

①与中枢神经系统药相克：金刚乙胺与中枢神经系统药物，如抗组胺药（苯海拉明、异丙嗪）、酚噻嗪类（氯丙嗪、奋乃静）、抗抑郁药（丙咪嗪、阿米替林）及地西泮等药合用时，可使中枢神经系统不良反应增强。

②与糖皮质激素相克：金刚乙胺具有显著的抑制病毒脱壳的作用，但无杀灭病毒

的作用；糖皮质激素抑制机体免疫反应，虽可减轻病毒感染的中毒症状，但不利于消除病毒。故两者合用应慎重。

（2）对乙酰氨基酚不宜与速效伤风胶囊合用：中成药速效伤风胶囊系由牛黄、咖啡因、扑尔敏和对乙酰氨基酚等中西药物组成，其中对乙酰氨基酚影响机体免疫系统，抑制骨髓。如果与西药对乙酰氨基酚合用，就会增强对骨髓的抑制，导致再生障碍性贫血的发生。

三、水痘

【概述】

水痘是水痘－带状疱疹病毒的原发感染，多见于6个月以上的婴幼儿及学龄前儿童，有接触史的易感儿约90%发病。水痘和带状疱疹病人均为传染源，以前者为主，从水痘发病前1~2天至疱疹结痂为止，都有很强的传染性。传播途径主要为空气、飞沫传染，直接接触疱疹的疱浆也可感染。冬、春二季多见。

1. 病因

水痘－带状疱疹病毒属疱疹病毒科，经眼结膜和上呼吸道黏膜侵入人体，在局部淋巴结内繁殖，然后入血，发生第一次病毒血症。感染后4~6天，到达肝、脾和其他脏器中繁殖并再次入血，为第二次病毒血症，此时侵入皮肤产生皮疹。

2. 临床表观

（1）前驱期：出疹前24小时可有轻微发热、不适、食欲差。有时发热与皮疹同时出现，也可不伴发热。

（2）出疹期：皮疹形态初为细小、红色斑疹或斑丘疹，24小时内转变为椭圆形、表浅、有薄膜包围的"露珠"状疱疹，周围红晕，大小不等，然后疱液从清亮转为云雾状，之后干燥结痂。皮疹分布呈向心性，以躯干、头、腰部多见。皮疹分批出现，斑疹、丘疹、疱疹及结痂等各期皮疹同时存在。口腔、咽部和结膜可见小红丘疹，继之形成疱疹，破溃后形成小溃疡。经1~3周结痂脱落，无色素沉着及疤痕，但如继发感染可留下永久性小疤痕。

3. 辅助检查

（1）血常规检查：多数患儿白细胞计数正常，并发细菌感染时升高。

（2）病毒分离：出疹后3~4天内从疱疹液中可分离出病毒。

【饮食宜忌】

1. 饮食宜进

（1）饮食原则

①初起当进具有疏风利湿、清热解毒作用的食物，如薏苡仁、绿豆等。高热、口渴、舌红赤、气营热盛时，应予清气凉营之品，如赤豆、蕹菜、黄瓜等。

②宜清淡饮食：宜以容易消化、少油少渣的流质或半流质食物为主，例如米汤、豆浆、米粥等。宜少量多餐。婴儿宜继续吃母乳。膳食宜营养丰富，但食物制作上要

细些、软些。宜给予充足的水分，可多喝温开水、温果汁、温菜汤、荸荠水等，易呕吐的患儿宜少量多饮。

③宜食绿豆、赤小豆、胡萝卜、荸荠、甘蔗、芦根、梨、丝瓜、酒酿、甜菜、竹笋、冬瓜、橄榄、金银花露、白菜、蕹菜、苋菜、荠菜、莴笋、菱瓜、马兰头、枸杞头、黄瓜、西瓜、豆腐、豆浆、木耳、菠菜、菊花脑、茼蒿、番茄等。

（2）药膳食疗方

①粳米煮成粥，于粥将煮熟时，取荷叶 1 张覆盖粥上，再稍煮即可食用。有清热解毒之效，有利于水痘的消退。

②百合、赤小豆、杏仁、粳米各适量，共同煮粥食用。有清热解毒的功效，有利于水痘的消退。

③竹笋和鲫鱼煨汤，对小儿麻疹、风疹、水痘初起有透发早愈之效。

④竹笋与粳米、肉末三者搭配制成竹笋肉粥，有解毒祛热、清肺化痰、利膈爽胃的功效，对小儿麻疹、水痘有一定疗效。

⑤腊梅花 15g，绿豆 30g。腊梅花煎取汁，绿豆加水煮酥，加入腊梅花汁，调味服食。每日分 2 次食，连食 2 ~ 3 天。适用于水痘早期躯干见有丘疹、红色小斑疹，或表浅有薄膜包围的露珠状疱疹者；不宜用于疱疹已逐渐变干或已结痂脱落的水痘后期。

⑥荸荠 250g，甘蔗 500g。荸荠去皮，切片。甘蔗去皮，切段。共煮 1 小时，饮汤吃荸荠片。每日 1 剂，连食 2 ~ 3 天。适用于水痘身热已退、疱疹逐渐变干、结痂脱落之结痂期，不宜用于高热、皮疹初起及疱疹布发之水痘早期及出疹期。

⑦赤豆 50g，冰糖 50g。赤豆洗净，加水煮酥后加入冰糖，再煮 3 分钟，饮汤食豆。每日 1 剂，连食 2 ~ 3 天。适用于水痘高热不退、面目红赤、烦躁不安、口渴欲饮、红晕显著、苔黄腻属气营热盛兼夹湿热之出疹期；不宜于皮疹初起、身热微轻之水痘初期及疱疹已结痂脱落之水痘结痂期。

⑧白果仁 15g，薏苡仁 30g。共加水煮熟透，加适量白糖或冰糖调味服食。每日 1 剂，连食 2 ~ 3 天。适用于身热起伏、口渴欲饮、疱疹布发、舌苔黄腻属湿热内盛之水痘出疹期；不宜用于水痘逐渐变干、结痂之水痘结痂期，及身热炽盛、口渴引饮、舌光红之热盛湿微之水痘各期。

⑨猪瘦肉 50g，粳米 50g。瘦肉切细末，与粳米共煮粥，加适量白糖服食。每日 1 剂，分 2 次食，连食 3 ~ 5 天。适用于水痘身热等症状已除、皮疹已脱落而精神不振、体质虚弱之恢复期。

2. 饮食禁忌

（1）忌食辛辣油腻之物：辛辣食物如辣椒、姜、葱、蒜等，油腻之物如肥肉、油炸食品等易损伤脾胃，使其受纳、运化功能失常而加重病情，故当禁用。

（2）忌发物：因食用热性的发物，可使水痘增加、增大，从而延长病程，故患病期间禁用发物，如羊肉、狗肉、鹿肉、鲫鱼、鸡肉、鸡蛋、肉桂、南瓜、香菜、韭菜、蒜苗、生姜、大蒜、鳗鱼等。

【药物宜忌】

1. 西医治疗

（1）一般治疗

①注意休息，宜清淡、易消化饮食，多饮水。

②避免抓破疱疹，剪短指甲，勤换内衣，保持皮肤清洁，防止继发感染。

③止痒：局部皮肤涂以炉甘石洗剂或 5% 碳酸氢钠。0.2% 苯海拉明糖浆，每日 0.5 ~ 1mL/kg，分 2 次口服，或扑尔敏每日 0.35mg/kg，分 2 ~ 3 次口服。

④疱疹破裂时可给 5% 磺胺软膏局部涂擦。

（2）抗病毒药物：重症患儿必要时可选用。

①阿糖腺苷：每日 10 ~ 15mg/kg 静脉点滴，连用 5 ~ 7 天。

②无环鸟苷：每日 30mg/kg，分 3 次静脉点滴，每次静点时间 >30 分钟，疗程 5 ~ 7 天。

③其他：干扰素每次 10^6 ~ 10^8U，每周 1 ~ 3 次，肌内注射；转移因子每次 2mL，每周 1 ~ 2 次，肌内注射。

（3）维生素 B_{12} 的应用：维生素 B_{12} 能促进细胞内核蛋白的形成，抑制水痘病毒对核蛋白代谢的障碍作用，使疱疹结痂增快，减轻临床症状。用法为 500μg/次，肌内注射，1 次或数次。

（4）合并症的治疗：继发细菌感染时，应及早选用敏感的抗生素。合并中枢神经系统损害如水痘脑炎等，给予对症治疗，并将抗病毒药物疗程延长至 10 ~ 15 天。

2. 中医治疗

（1）辨证治疗

①风热犯表

主症：发热轻微或不伴发热，初见鼻塞，流涕，喷嚏，咳嗽，1 ~ 2 日后出疹，皮疹稀疏，疹色红润，疱顶皮薄，疱浆清亮，此起彼伏，躯干较多，舌苔薄白，脉浮数。

治法：疏风解表，清热解毒。

方药：银翘散加减。金银花、连翘、竹叶、滑石、芦根各 10g，薄荷、牛蒡子、蝉蜕、甘草各 6g。发热加生石膏；咳嗽加桑白皮、杏仁。

②热毒炽盛

主症：壮热不退，烦躁不安，面红目赤，水痘密集，疹色深红或紫暗，疱浆混浊，根盘红晕，常伴齿龈肿痛，口舌生疮，大便秘结，小便黄赤，舌红，苔黄糙而干，脉洪数。

治法：清热凉营，解毒利湿。

方药：黄连解毒汤加减。生石膏 20g，丹皮、生地黄、黄芩、知母各 12g，紫草、大青叶、栀子各 10g，黄连、甘草各 5g。便秘加大黄、枳实；口干唇燥加麦冬、芦根；口舌生疮加竹叶。

（2）验方

①蝉衣 3g，金银花 9g，连翘 9g，川黄连 3g，地丁草 9g，牛蒡子 6g，赤芍 6g，土

茯苓 10g，生薏苡仁 15g，刺蒺藜 9g，鸡苏散 15g。水煎服，每日 1 剂。适用于水痘各型。

②金银花 30g，生石膏 30g，紫草 15g，玄参 15g，泽泻 15g，荆芥 6g，薄荷 9g。水煎服，每日 1 剂。适用于水痘属湿热盛者。

③连翘 12g，金银花 12g，粉前胡 6g，白菊花 6g，紫花地丁 6g，淡竹叶 6g，薄荷 2g，生甘草 3g。水煎服，每日 1 剂，分 3 次服。适用于各型小儿水痘。

④贯众 15g，射干 9g，板蓝根 30g，鸭跖草 30g，黄芩 15g。水煎服，每日 1 剂。适用于小儿水痘初起。

3. 药物禁忌

（1）糖皮质激素：糖皮质激素可抑制机体网状内皮系统合成干扰素，并使人体参与吞噬作用的白细胞下降，以致使静止的水痘病毒重新被激活，并在体内繁殖、扩散，从而加重病情，甚至造成血性疱疹。

（2）盲目用药：出疹早期较难诊断，应在医生诊断后方可用药，特别是不典型的病例，未经诊断明确就盲目口服药物或涂抹外用药，常可使病情加重。

（3）滋阴的药物：水痘治疗时不宜用滋阴之品，以免使湿热难除，不易痊愈。

（4）燥热的药物：水痘以毒热为主，切不可用燥热或温阳之品（如桂枝、附子、干姜、鹿茸），以免造成热毒亢盛而伤阴。

（5）抗组胺药（异丙嗪、苯海拉明）

①与酸化尿液的药物相克：苯海拉明与酸化尿液的药物（如氯化铵、枸橼酸）合用，由于离子的重吸收减少，排泄增加，可使疗效降低。

②与防己碱相克：实验证明，两者合用虽可产生协同镇静作用，但有蓄积现象，可加重不良反应。

③与活性炭、白陶土相克：活性炭、白陶土具有吸附作用，合用会妨碍抗组胺药的吸收，降低其疗效。

（6）赛庚啶与苯丙胺相克：苯丙胺为中枢兴奋药，可减弱赛庚啶的作用，故二者应避免合用。

四、麻疹

【概述】

麻疹是由麻疹病毒引起的急性呼吸道传染病。麻疹病毒属副黏液病毒科，急性患者为唯一传染源，患者从潜伏期末 1~2 日至出疹后 5 日内都具有传染性，出疹后传染性即很快降低，疹退时一般无传染性。

本病主要经呼吸道、飞沫传播。传染期患者的口、鼻、咽、眼结膜的分泌物和痰、尿液、血液中，特别是白细胞内，都有麻疹病毒。在密切接触的儿童之间，也可经污染病毒的手传播。间接传播的机会极少。患者的年龄以 6 个月~5 岁为多（90%），10 岁以下达 99%。

1. 临床表现

（1）典型麻疹：潜伏期一般 10 日（6～18 日）左右，曾接受过自动或被动免疫者可延长至 3～4 周。典型的麻疹病程可为分前驱期（初期）、出疹期和恢复期三个阶段。

①前驱期：持续约 3～5 日，体弱者及重症可延至 7～8 日。主要表现为：急起高热，可达 39℃ 或更高，伴咳嗽、流涕、流泪、畏光、眼睑浮肿、结膜充血及全身不适、乏力嗜睡等。婴幼儿可伴呕吐、腹泻。口腔及咽部黏膜充血明显。发病 2～3 日可在双侧颊黏膜近第一臼齿处出现直径为 0.5～1 毫米的白色小点数个，周围有红晕，很快增多，且可融合扩展至整个颊黏膜，称为麻疹黏膜斑（Koplik 斑），为麻疹前驱期的特征性表现。该斑一般 2～3 日消失。

②出疹期：起病 3～5 日后出现皮疹，常在黏膜斑出现后 2 日出疹。出疹顺序为：先由耳后发际开始，渐及额、面、颈，自上而下至胸、腹、背部、四肢，最后达手掌和足底，约 2～3 日布及全身。皮疹初起为淡红色斑丘疹，压之褪色，疹间皮肤正常。皮疹大小不等，直径约 2～5 毫米，稀疏分明。严重者可为出血性皮疹，可密集成片，更甚者皮疹颜色转暗或突然隐退。出疹达高峰时全身中毒症状加重，体温升高可达 40℃。患者神萎倦怠，或烦躁不安，甚至昏睡终日，咳甚有痰，舌干，咽红，眼睑浮肿，颈部淋巴结肿大，肝脾可增大，肺部常闻及干湿啰音。X 线检查可见肺纹理增粗。

③恢复期：出疹 3～5 日后发热和全身症状迅速减轻，皮疹按出疹顺序依次消退，疹退后有浅棕色色素沉着斑，伴糠麸样细小脱屑，以躯干为多，2～3 周内退尽。若无并发症者病程共约 10～14 日。

（2）非典型麻疹：根据麻疹病毒的毒性强弱、进入人体的数量多少、患者的年龄大小、健康状况、营养优劣、免疫力高低等，麻疹的临床发展过程有轻型、重型之分，重型中可见中毒型、出血型、休克型等。

①轻型麻疹：大多因体内有少量麻疹抗体所致。表现为：潜伏期可长至 3～4 周，发病轻，前驱期短而不明显，呼吸道症状不严重，黏膜斑不典型或不出现，全身症状轻微，皮疹稀疏色淡，热度低，病程短，较少有并发症，但病后所获的免疫力与典型麻疹者相同。

②重型麻疹：多由于免疫力低下或继发细菌感染等而使麻疹病情加重。

a. 中毒性麻疹：起病不久即见高热，通常 40℃ 以上，神志不清，反复抽搐，呼吸急促，唇指紫绀。

b. 出血性麻疹：脉搏细速，皮疹密集呈暗红色，融合成片，呈出血性，形成紫斑，伴内脏出血。有时皮疹呈疱疹样，融成大疱者，称疱疹性麻疹。

c. 休克性麻疹：多见于体弱患儿，皮疹疏淡，未能出透，或皮疹突然隐没，体温下降，面色苍白或青灰（中医称白面痧），心率快，脉细弱，四肢厥冷，呼吸困难。

d. 并发重症细菌性或其他病毒性肺炎者也属重型，常发生心衰，病死率高。

（3）并发症

①支气管肺炎：皮疹出齐后发热持续不退，气急，缺氧症状加重，肺部湿啰音增

多，中毒症状严重，可伴吐泻、脱水、酸中毒，甚至昏迷、惊厥、心衰等症状，为引起麻疹患者死亡的最主要原因。X 线检查可见两肺大片融合病灶。

②喉炎：可见声嘶、哮吼、频咳、呼吸困难、缺氧等症状。喉梗阻严重时可因窒息而死亡。

③心肌炎：多见于 2 岁以下的重型麻疹，表现为心力衰竭，肝脏可急剧增大，心电图可见低电压、T 波改变、传导异常等。

④神经系统并发症：麻疹并发脑炎的发病率在 0.01% ~ 0.5%。临床常有高热、头痛、呕吐、嗜睡、神志不清、惊厥及强直性瘫痪等症状。脑脊液检查有单核细胞增多，蛋白增加，糖低，也可完全正常。大多可痊愈，亦可留后遗症，如智力障碍、瘫痪、癫痫、失明、耳聋等。

⑤亚急性硬化性全脑炎：是麻疹病毒所致远期并发症，属亚急性进行性脑炎，少见，发病率在 1/100 万 ~ 4/100 万。病理变化主要为脑组织退行性病变。患者多患过麻疹，其潜伏期约 2 ~ 17 年。临床表现为进行性智力减退，性格改变，肌痉挛，视听障碍，脑脊液麻疹抗体持续强阳性。病情发展至最后可因昏迷、强直性瘫痪而死亡。

此外，免疫功能低下者可于麻疹后期数星期至数月发生脑炎症状，称为免疫抑制性麻疹脑病。其麻疹经过呈现为轻或不典型，麻疹恢复后经过 2 ~ 5 个月无症状期后，出现急性脑病症状，表现为精神错乱、嗜睡、昏迷、局部或全身痉挛、偏瘫等症状，脑电图呈局限或广泛异常改变。病程数星期至数月，最终死亡。

⑥肝损害：成人较为多见，有肝功能异常，ALT、AST 和 LDH 等酶活性轻、中度增高。极少数患者还可出现黄疸、消化道症状和肝脾大。肝功能大多于 2 星期内恢复正常，个别患者可持续半年左右。

⑦其他并发症：婴幼儿患麻疹因养护不当，可发生维生素 A 缺乏症、口腔炎、走马疳等，也可有其他继发感染等。

2. 辅助检查

（1）血常规检查：白细胞总数减低，淋巴细胞相对增多。

（2）快速诊断：出疹前 2 日至出疹后 1 日取患者鼻咽腔分泌物和痰标本进行瑞特染色涂片，可查见多核巨细胞，对麻疹有重要参考价值；也可用直接素标记抗体染色，在剥脱的细胞中查麻疹病毒抗原。

（3）血清抗体检测：血清特异性 IgM 抗体，是目前普遍采用的特异性诊断方法，仅需单份血清标本，在发病后 3 日左右即可检出（发病后 5 ~ 20 日检出阳性率最高），且不受类风湿因子的干扰。如果近 1 个月内未接种过麻疹疫苗，而血清麻疹 IgM 抗体阳性，即可确诊。留取病程急性期和恢复期（病后 2 ~ 4 星期）双份血清，以血凝抑制试验检测总抗体，或以 ELISA、IFA 检测麻疹 IgG 抗体，则恢复期血清抗体滴度≥4 倍增长，方有诊断价值，可作为回顾性诊断依据。

（4）病毒分离：早期在患者鼻咽部分泌物、血液和尿液中分离出麻疹病毒，可确定诊断。

【饮食宜忌】

1. 饮食宜进

（1）饮食原则

①发热或出疹期间，饮食宜清淡、少油腻　可进食流质饮食，如稀粥、藕粉、新鲜果汁、菜汁及赤小豆汤、绿豆汤、萝卜汤。根据病程发展情况，给予食疗方。

a. 发热期：可给予芫荽葱豉汤：芫荽15g，葱头3个，豆豉10粒。三物共煮汤，加入香油、盐调味，每日1剂，连服3日。或黄豆金针菜：黄豆50g，金针菜25g。黄豆浸一昼夜，金针菜洗净，共煮至熟，取汁代茶饮，每日1剂，3次服完，连服3日。

b. 出疹期：可给予五汁饮：甘蔗汁、西瓜汁各60mL，荸荠汁、萝卜汁、梨汁各30mL。隔水共蒸熟，凉后代茶饮，每日1~2剂。或二皮饮：梨皮20g、西瓜皮30g，洗净切碎后共煎，去渣入冰糖代茶饮，每日1剂，连饮5~7日。

②退热或恢复期：给予容易消化吸收且营养价值高的食物，如牛奶、豆浆、豆腐、猪肝泥、清蒸鱼、瘦肉、余丸子、番茄、胡萝卜、菠菜、金针菜、红苋菜、西瓜、黄瓜、梨、酒酿等。恢复期食疗给予怀山药百合粥：怀山药、薏苡仁各20g，百合30g，粳米100g。洗净共煮，粥熟分3次食完，连食7~10日。或莲子冰糖羹：莲子、百合各30g，冰糖15g。莲子去心，与百合、冰糖文火慢炖，待莲子、百合熟烂即可。每日1剂，连服食7~10日。

③有合并症时，可用高热能流质及半流质饮食，如牛奶、豆浆和含维生素C丰富的果汁、水果等。

（2）药膳食疗方

①芫荽连须3株，马蹄3个，紫草茸2.5g。加水大半碗，煎15分钟后滤汁，分2次服，隔4小时服1次。在将要出疹时服，可防止并发症。

②芫荽适量，煮汁服，每天2~3次，适用于麻疹初期疹发不畅。

③芫荽15~30g，马蹄250~500g，煎水代茶饮，用于麻疹的辅助治疗，也可作为清凉饮料。

④黄豆50g、葛根粉100g，煮糊，弃豆食糊。每天2次。适用于麻疹初期疹发不畅。

2. 饮食禁忌

（1）狗肉：麻疹期间宜清淡饮食，忌吃温补食物。狗肉性温，食之易"发热动火，生痰发渴"，火热之证不宜服食。麻疹患儿必有发热，《本草纲目》里记载，狗肉"热病后食之，杀人。"所以，无论在麻疹期或麻疹恢复期皆不宜食。

（2）羊肉：性同狗肉，皆为温补之物，性热助火，故当忌食。

（3）鸡蛋：《随息居饮食谱》中记载，鸡蛋"多食动风阻气"。《饮食须知》亦云："小儿患痘疹者，不惟忌食，禁嗅。"故小儿麻疹期间，不宜吃鸡蛋。

（4）桂皮：辛甘大热助火，有燥烈耗阴动血之弊。所以，小儿麻疹发热期间，切勿服用桂皮之类的调料食品。

（5）丁香：有助热上火之弊，故小儿麻疹发热期不宜食用含有丁香的五香调味品。

（6）吃生冷食物：生冷食物会使周身毛细血管收缩，影响麻疹的透发。另一方面，生冷食物会伤脾损胃，导致消化不良，甚至出现腹泻。

（7）有酸涩收敛作用的食物：如酸石榴、李子、梅子等酸性食物，皆不利于麻疹透发。

（8）辛辣刺激性食物：如辣椒、茴香、胡椒、花椒、大蒜、韭菜、洋葱等食物。

（9）油腻、煎炸、熏烤的食物：如煎牛排、肥肉、猪油、烤鸭、烤鹅、油条等。

（10）芫荽：芫荽有较好的透疹发表作用，适于风寒郁闭、麻疹未透或透发不畅者食用。但麻疹已透、病邪散在者不宜食用，食用后则会损伤正气。

（11）荆芥：荆芥辛温，助热伤正，疹已发透后不宜食用。

（12）香菇：香菇有促进痘疹透发的作用，但痘疹透发后邪去正伤，故痘疹发后不应再食用。

（13）其他：麻疹患儿还不宜食糍粑、糯米饭、年糕、炒花生、炒瓜子、炒黄豆。

【药物宜忌】

1. 西医治疗

（1）一般治疗和护理：呼吸道隔离至出疹后 5 日。保持室内空气流通，注意湿度和温度。保持眼、鼻、口腔和耳的清洁，一般以温热水洗净。如结膜炎明显，可用 4% 硼酸溶液或 9% 氯化钠溶液清洗后涂以红霉素或四环素眼膏，防止继发感染。注意角膜炎的发生，如因 HSV-1 继发感染引起疱疹性结膜（角膜）炎，应采用无环鸟苷溶液和 α 干扰素溶液点眼。注意清除鼻腔内分泌物及其干痂，保持鼻腔通畅。每天多次用 0.9% 氯化钠溶液或 3% 碳酸氢钠溶液清洁口腔，防止口腔炎、溃疡及鹅口疮的发生。供给充足的水分，给予易消化的流质或半流质饮食，注意营养和热量的补充。供给多种维生素，尤其要注意维生素 A 的补充，以促进呼吸道黏膜上皮细胞的修复。

（2）麻疹肺炎的治疗：麻疹病毒肺炎，轻者采取对症支持治疗；重者应予以利巴韦林 $10 \sim 15 mg/(kg \cdot d)$，分 2 次静脉滴注，疗程 5 天左右。疑有细菌性肺炎者，酌情选用抗生素，且在用药前及时留取痰液或咽拭子培养或血培养及药敏试验，以便尽早明确病原，选用有效的药物。并发细菌性肺炎的情况较少发生，故一般情况下无常规预防性应用抗生素的必要。疑为腺病毒或其他病毒引起者，治疗应着重于支持疗法，提高机体免疫力，试用 α 干扰素（雾化吸入或肌内注射）、利巴韦林（静脉滴注）。并发心功能不全者予以强心剂治疗。

（3）麻疹喉炎的治疗：刺激性咳嗽较重、烦躁不安时，可适当应用镇静剂。雾化吸入治疗（每 100mL 0.9% 氯化钠溶液中加入氢化可的松 10mg、麻黄素 1mg），$1 \sim 3$ 小时 1 次。合并细菌性喉炎应选用抗生素。喉炎症状严重者可应用皮质激素，如地塞米松 $5 \sim 10 mg/$次，2 次/日，静脉滴注，以控制炎症，减轻喉部水肿，待症状缓解后立即停用，一般连用 $2 \sim 3$ 天。有 Ⅱ 度、Ⅲ 度喉梗阻，经上述积极处理仍未缓解者应考虑气管切开。

（4）急性麻疹脑炎的治疗：除对症治疗外，应尽早以利巴韦林静脉滴注及 α 干扰素肌内注射等抗病毒治疗。应用肾上腺皮质激，对减轻早期脑水肿和针对脱髓鞘改变的自身免疫机制，可能是有益的。但全身性用药时间一般 3 ~ 5 天，急性期过后可采用地塞米松鞘内注射，每次 2 ~ 5mg，腰穿时以脑脊液多次稀释缓慢注入，每星期 1 ~ 2 次。

2. 中医治疗

（1）辨证治疗

①顺证

a. 初热期：从发热开始到出疹止，约 3 ~ 4 天。

主症：发热恶风，咳嗽，流涕，目赤，眼睑浮肿，泪水汪汪，神倦纳呆，或伴呕吐、泄泻、咽痛，热甚时伴有惊厥，口腔颊部近白齿处可见麻疹黏膜斑。舌苔薄白或微黄，脉浮数，指纹紫。

治法：辛凉透表。

方药：银翘散、宣毒发表汤加减。金银花、连翘、葛根各 6g，牛蒡子 8g，升麻、薄荷、桔梗、前胡、荆芥、甘草各 5g，浮萍 3g。热甚惊惕者，加蝉蜕、僵蚕；咽痛甚者加射干、板蓝根；体虚者加人参、黄芪。

b. 见形期：从皮疹开始出现至消退止，约 3 ~ 4 天。

主症：壮热不退，肌肤灼热，烦渴引饮，咳嗽加剧，神倦懒动，目赤唇红，或见惊跳抽风等，皮肤见玫瑰样丘疹，从耳后、颈、头面、胸背、四肢依次出现，初起鲜红，渐转暗红，分布均匀。舌质红，苔黄，脉洪数，指纹紫。

治法：清热解毒透疹。

方药：清解透表汤加减。金银花、桑叶、连翘各 10g，赤芍、葛根、西河柳、知母、麦冬、紫草各 8g，升麻、甘草各 5g，蝉蜕 3g。高热烦渴者加生地黄、天花粉、芦根、生石膏；抽搐者加地龙；疹色紫暗者加红花、丹参。

c. 疹没期：又称恢复期，自疹点透齐至依次收没止，约 3 ~ 4 天。

主症：皮疹依次消退，热退身凉，咳嗽轻微，胃纳日增。舌红少津，脉细数，指纹淡红。

治法：养阴益气，清解余邪。

方药：沙参麦冬汤加减。沙参、麦冬、生地黄、天花粉、竹叶、知母、生扁豆各 10g，桑叶、丹皮、甘草各 8g。胃纳呆滞者加麦芽、神曲、山楂；低热不退者加地骨皮。

②逆证

a. 麻毒闭肺

主症：高热不退，咳嗽剧烈，气促鼻煽，喉间痰鸣，疹出不透，甚则烦躁不安，口唇发绀，四肢不温。舌红绛，苔黄厚，脉浮数，指纹青紫。

治法：清热解毒，宣肺化痰。

方药：麻杏石甘汤加味。麻黄 5g，杏仁 9g，生石膏 15g（先煎），升麻、葶苈子各

8g，葛根、金银花、连翘、鱼腥草、紫草、板蓝根各 10g。痰多者加天竺黄、鲜竹沥；口唇发绀、四肢不温者合用生脉散。

b. 麻毒内陷心包

主症：高热不退，神志模糊，或神昏谵语，狂躁不安，呕吐，抽风，甚则呼吸微弱，面色苍白，四肢欠温。舌红绛，苔黄干，脉滑数。

治法：清热解毒，平肝息风。

方药：犀角地黄汤加减。水牛角 30g（吞服），丹皮、知母、赤芍、玄参、板蓝根各 10g，地龙 8g。或同时吞服紫雪丹或安宫牛黄丸。

c. 麻毒攻喉

主症：咽喉肿痛，吞咽不利，呛咳呕吐，声嘶，心烦不宁，甚则呼吸困难，抬肩张口。舌红，苔黄，脉浮数。

治法：清热解毒，利咽消肿。

方药：轻咽下痰汤加减。玄参、牛蒡子、贝母、板蓝根、紫草各 10g，桔梗、瓜蒌皮、射干各 8g，甘草 6g。另吞服六神丸。

（2）验方

①鲜芫荽、浮萍各 30g，水煎服，适用于麻疹初热和见形期，可帮助透疹

②鲜柚子叶 30~60g，煎水外洗，适用于麻疹见形期，可帮助出疹。

③野菊花、一点红各 12g，青蒿 9g。水煎服，适用于麻疹见形期。

3. 药物禁忌

（1）初热期用峻补的药物：因峻补的药物（如红参、仙茅、淫羊藿）有留邪之弊，不利于麻疹外透。

（2）猛攻之剂：患麻疹后，由于患儿持续发热，进食少而消耗多，使机体的抵抗力减弱，猛攻之药（如大黄、巴豆、番泻叶等）损伤机体的正气，使机体抵抗力进一步减弱，易致麻疹内陷，病情加重。

（3）过量应用退热发汗剂：如果过量应用退热发汗剂，患儿出汗过多，不仅损伤阴津，还会使体温降低而影响皮疹的透发。如麻疹炽盛，患儿体温持续在 39℃ 以上，可短时给予适量的解热药物。中药治疗应以辛凉透疹为主。

（4）接种麻疹疫苗期间用糖皮质激素：糖皮质激素可抑制机体的免疫反应，导致抗体产生障碍，使疫苗效价降低，严重者可导致疫苗的过度反应。同理，儿童患麻疹期间应忌用糖皮质激素。

五、流行性腮腺炎

【概述】

流行性腮腺炎是由腮腺炎病毒引起的急性呼吸道传染病。早期患者及隐性感染者均为传染源。患者腮腺肿大前 7 日至肿大后 9 日，能从唾液中分离出病毒。有脑膜炎表现者能从脑脊液中分离出病毒。无腮腺肿大的其他器官感染者亦能从唾液和尿中排

出病毒。本病主要通过飞沫传播。

本病为世界性疾病，全年均可发病，但以冬、春两季为主。患者主要是学龄儿童，无免疫力的成人亦可发病。感染后一般可获得较持久的免疫力。

1. 临床表现

潜伏期14～25天，平均18天。部分患者有发热、头痛、无力、食欲不振等前驱症状。发病1～2天后出现颧弓或耳部疼痛，之后出现唾液腺肿大，体温可上升至40℃。腮腺最常受累，通常一侧腮腺肿大后2～4天又累及对侧，双侧腮腺肿大者约占75%。腮腺肿大是以耳垂为中心，向前、后、下发展，使下颌骨边缘不清楚。由于覆盖于腮腺上的皮下软组织水肿，局部皮肤发亮，疼痛明显。因唾液腺管阻塞，当进食酸性食物促使唾液腺分泌时疼痛加剧。腮腺肿大2～3天达高峰，持续4～5天后逐渐消退。腮腺管口早期常有红肿。颌下腺或舌下腺可以同时受累，有时是单独受累。颌下腺肿大时颈前、下颌明显肿胀，可触及椭圆形腺体。舌下腺肿大时，可见舌下及颈前、下颌肿胀，并出现吞咽困难。

约有15%的患者发生有症状的脑膜炎，患者出现头痛、嗜睡和脑膜刺激征。一般发生在腮腺炎后4～5天，有的患者脑膜炎先于腮腺炎出现。一般症状在1周内消失。脑脊液主要是淋巴细胞增高，白细胞计数在$25×10^6$/L左右。少数患者脑脊液中糖含量降低。预后一般良好。脑膜脑炎或脑炎患者，常有高热、谵妄、抽搐、昏迷，重症者可致死亡。可遗留耳聋、视力障碍等后遗症。

睾丸炎常见于腮腺肿大开始消退时，患者又出现发热，睾丸明显肿胀和疼痛，可并发附睾炎、鞘膜积液和阴囊水肿。睾丸炎多为单侧，约1/3的患者为双侧受累。急性症状持续3～5天，10天内逐渐好转。部分患者睾丸炎后发生不同程度的睾丸萎缩，这是腮腺炎病毒引起睾丸细胞破坏所致，但很少引起不育症。

胰腺炎常于腮腺肿大数日后发生，可有恶心、呕吐和中上腹疼痛和压痛。由于单纯腮腺炎即可引起血、尿淀粉酶增高，因此需作脂肪酶检查，若升高则有助于胰腺炎的诊断。腮腺炎合并胰腺炎的发病率低于10%。

其他如心肌炎、乳腺炎和甲状腺炎等亦可在腮腺炎发生前后发生。

2. 辅助检查

（1）常规检查：白细胞计数和尿常规检查一般正常，有睾丸炎者白细胞可以增高，有肾损害时尿中可出现蛋白和管型。

（2）血清和尿液中淀粉酶的测定：90%患者发病早期有血清和尿淀粉酶增高。无腮腺肿大伴脑膜炎的患者，血和尿中淀粉酶也可升高。故测定淀粉酶可与其他原因的腮腺肿大或其他病毒性脑膜炎相鉴别。血脂肪酶增高，有助于胰腺炎的诊断。

（3）脑脊液检查：有腮腺炎而无脑膜炎症状和体征的患者，约半数脑脊液中白细胞计数轻度升高，且能从脑脊液中分离出腮腺炎病毒。

（4）血清学检查

①抗体检查：ELISA法检测血清中NP的IgM抗体可作为近期感染的诊断依据。有报告认为用患者唾液检查，阳性率亦很高。

②抗原检查：近年来应用特异性抗体或单克隆抗体来检测腮腺炎病毒抗原，可作为早期诊断的依据。应用 PCR 技术检测腮腺炎病毒 RNA，可大大提高可疑患者的诊断。

（5）病毒分离：应用早期患者的唾液、尿液或脑膜炎患者的脑脊液，接种于原代猴肾细胞、Vero 细胞或 Hela 细胞分离腮腺炎病毒，3～6 天内组织培养细胞可出现细胞病变形成多核巨细胞。

【饮食宜忌】

1. 饮食宜进

（1）饮食原则

①保持口腔清洁：婴幼儿一般不会漱口，所以家长要多给孩子喝温开水，特别是饭后，以防止继发细菌感染。

②流质或半流质食物：如稀粥、软饭、软面条、水果泥或水果汁等。

③进食具有清热解毒功效的食物

a. 绿豆：是一味最为理想的清热解毒、泻火消暑的药食兼用之品，对痄腮的风温热毒尤为有效。用生绿豆 100g，置小锅内煮至将熟时，加入白菜心 2～3 个，再煮约 20 分钟，取汁顿服，每日 1～2 次。此法效果较好，若在发病初期使用则疗效会更好。绿豆的皮也能解热毒，至于绿豆芽、绿豆粉，性皆属凉，都有清热解毒的作用，患有痄腮的小儿，同样适宜服用。

b. 赤小豆：能消肿解毒、和血排脓。凡小儿患痄腮肿痛时，宜用赤小豆煨汤频饮，如用赤小豆外敷，其效亦佳。取赤小豆 50～70 粒研成细粉，和入温水、鸡蛋清或蜜调成稀糊状，摊在布上，敷于痄腮肿胀处，一般一次即能消肿。

c. 丝瓜：有清热、凉血、解毒的作用。凡小儿热毒之症，如痄腮肿痛、麻疹水痘、无名肿毒等，均宜服食。

d. 冬瓜：能清热、解毒、消痰。患痄腮期间，多吃些冬瓜最为适宜。

e. 马兰头：有凉血清热、利湿解毒的功效，是野生佳蔬，可常做凉拌菜食用。《本草正义》说马兰"最解热毒，能专入血分，止血凉血，尤其特长。凡温热之邪，深入营分，及痈疡血热、腐溃等证，允为专药，内服外敷，其用甚广，亦清热解毒之要品。"痄腮以风温热毒为患，服食马兰头最宜。

f. 枸杞头：是春夏之季的时令野菜，有清热泻火的作用。患腮腺炎时，用枸杞头凉拌或炒食、煎汤服均宜。

g. 菊花脑：为江苏南京地区的独特蔬菜，春季摘其嫩苗炒炸作菜，有清热凉血解毒的功用。对小儿伴发热、腮腺肿胀者，用菊花脑煎汤食最宜。

h. 菠菜：唐代《食疗本草》中记载，菠菜"利五脏，通肠胃热，解酒毒。"元代《日用本草》认为菠菜还有"解热毒"的作用。清代名医黄宫绣指出，菠菜"能解热毒、酒毒，盖因寒则疗热。菠气味既冷，凡因痈肿毒发，并因酒湿成毒者，须宜用此以服。"腮腺炎患儿系感受风温热毒，宜食之。

i. 海藻：能泄热、软坚、散结，尤其适宜患儿发热腮肿、合并睾丸肿痛时食用。可用海藻15~30g，水煎代茶，分次饮服。

j. 裙带菜：适宜腮腺炎合并睾丸肿痛者食之。

k. 甜菜：能清热、凉血、解毒。患有腮腺炎的小儿，宜用鲜甜菜100~200g煎汤服或捣汁饮。

l. 荸荠：具有清热、生津、化痰的作用。适宜痄腮患儿发热腮肿、口干烦渴者食用。可生食，或煎汤饮、捣汁服均宜。

m. 萝卜：能化痰热、解热毒。患有痄腮的小儿，宜用生萝卜洗净后捣汁饮用，也适宜用鲜萝卜煎汤服。

n. 黄瓜：有清热、解毒、生津的功用。痄腮患儿发热、腮部红肿胀痛、口渴烦躁者食之尤宜。可洗净后嚼食，也可洗净后切片凉拌食用。

o. 苦瓜：能清暑涤热、泻火散结、止渴解毒，尤其适宜夏天患有痄腮的儿童食用。

p. 香蕉：有清热、解毒、润肠的作用。《本草纲目》中记载，香蕉能"除小儿发热"。对痄腮患儿发热腮肿、口干烦渴者，食之尤宜。

q. 金银花：有清热解毒之功效。民间常用金银花煎水服或制成金银花露，治疗流行性腮腺炎、麻疹、痱子等小儿疾病。凡患有本病的儿童，宜用金银花15~30g煎水代茶频饮。

④其他：除上述食品之外，还宜食用青菜、黄芽菜、茼蒿、荠菜、水芹菜、蕹菜、莼菜、菜瓜、番茄、山慈姑、梨、甘蔗汁、草莓、西瓜、地耳、芦根、薄荷、菊花等。

（2）药膳食疗方

①三豆粥：绿豆、赤小豆、黄豆、粳米、红糖各适量。将绿豆、赤小豆、黄豆浸泡24小时，与粳米同煮，豆熟烂粥成，加红糖食之。每日1剂，分1~3次服完。

②牛蒡根粥：牛蒡根30g，粳米50g，冰糖适量。先将牛蒡根煎汁弃渣，加水后同粳米煮成粥，食用前加冰糖。具有散结消肿、清热解毒的功效。

③马齿苋粥：新鲜马齿苋1把，粳米50g。先将粳米煮成粥，临熟加入切细的马齿苋，再煮沸即可食用。具有清热解毒、消退疮痈的功效。

④生地黄50g，粳米50g，冰糖适量。先煮生地黄，取汁弃渣，加适量水，放入粳米煮成粥，加冰糖即可食用。具有养阴清热的作用，适用于本病后期。

⑤马齿苋汁：鲜马齿苋150g。洗净，切碎，捣汁，去渣，开水调服。每日1剂，连饮3~5天。适用于腮部肿胀疼痛、表面灼热、有轻度压痛的腮腺炎早、中期。腮肿已逐渐消退者不必应用。

⑥赤小豆蛋清糊：赤小豆50g，鸡蛋2个。赤小豆洗净，捣成碎末。鸡蛋打碎，去蛋黄，取蛋清。用蛋清调赤豆末成糊，敷于患处。每日调敷3~4次，连续应用，直至肿消。适用于腮腺炎腮肿期。初起腮未肿胀而恶寒发热者不宜用此方。

2. 饮食禁忌

（1）酸辣等刺激性的食物：如樱桃、大枣、荔枝、杏子、李子、山楂、梅子、石榴、葡萄、桃等为酸性食物，易刺激唾液腺分泌增加，由于腺体排泄不畅，导致局部疼痛加剧。

（2）发物

①螃蟹：为发物，可诱发病气，加重病情。宋代医家在《本草衍义》中指出："此物极动风，体有风疾人，不可食。"儿童患有痄腮期间，不宜服食。

②虾：清代医家王孟英在《随息居饮食谱》中早有告诫，虾，"多食发风动疾，生食尤甚，病人忌之"。

③鲢鱼：有温中补气之功。但患有痄腮的儿童，热毒为患，概不宜补。况且鲢鱼也为发物，《随息居饮食谱》中即有记载，"多食热中、动风、发疥"。

④带鱼：属海腥发物，诸病忌之。《随息居饮食谱》中记载，带鱼"发疥，动风，病人忌食。"

⑤鲤鱼：民间及古今医家均视之为发物。《食疗本草》中记载，"天行病后不可食，再发即死。"《随息居饮食谱》中也有记载，"多食热中，热则生风，变生诸病。天行病后及有宿证者，均忌，醉者尤甚"。流行性腮腺炎，实属中医"天行病"之列，故当忌之。

⑥黄鱼：又称石首鱼，属于发物，有发动病气、促发疮毒之害。《本草汇言》中说：石首鱼，"动风发气，起痰助毒。"《随息居饮食谱》中记载，"多食发疮助热，病人忌之。"

⑦鲚鱼：属于海鲜发物，有发疮、动痰、助火之弊。《食疗本草》中记载，鲚鱼"发疥，不可多食。"儿童患有流行性腮腺炎时，当忌之。

⑧鲥鱼：属于发物。如《食疗本草》中记载，鲥鱼"稍发疳痼。"近代也有学者认为，"多食动火发脓"，患有流行性腮腺炎的儿童切勿食用，否则容易引起腮腺化脓，加重病情。

⑨鲳鱼：属于海鲜发物。《随息居饮食谱》中记载，"多食发疥、动风"。患有流行性腮腺炎的儿童不宜食之，以防加速腮腺化脓之害。

⑩鹅肉：为发物。《食疗本草》中记载，"亦发痼疾"。明·李时珍亦云："鹅气味俱浓，发风发疮，莫此为甚，火熏者尤毒。"可谓是大发毒物。鹅蛋亦为发物，痄腮患儿同样不可食用。

（3）温补食物

①狗肉：性温，凡患感染性疾病者，皆不宜食。在发病期间和病后恢复期皆忌食狗肉。

②羊肉：羊肉温热助火，当忌食。

③鸡肉：《随息居饮食谱》中记载，鸡肉"多食生热动风"。《饮食须知》中也记载，鸡肉"善发风助肝火"。故痄腮之人切勿食之。

④桂圆肉：《药品化义》中就指出，桂圆"甘甜助火，亦能作痛，若心肺火盛……皆宜忌用"。《随息居饮食谱》也说："外感未清、内有郁火、饮停气滞、胀满不饥诸候均忌。"痄腮乃火毒为患，当忌之。

（4）辛辣食物

①胡椒：《随息居饮食谱》中记载，"多食动火烁液，耗气伤阴"。李时珍亦云：

"胡椒，大辛热，纯阳之物……热病患食之，动火伤气，阴受其害……盖辛走气，热助火……病咽喉口齿者亦宜忌之。"痄腮亦属火热实证，切勿服食动火助热的胡椒。

②小茴香：有温热助火之弊。《得配本草》中早有告诫，"肺胃有热及热毒盛者禁用"。痄腮为温热病毒所致，当忌食。

③丁香：易助热上火。患有痄腮的患儿，腮腺肿痛发热，理当忌食。

（5）坚硬、粗糙的食物：患有流行性腮腺炎时，腮腺及颌下淋巴结肿大，用力咀嚼时会引起疼痛，故应忌食坚硬、粗糙的食物，如炸花生、炒米花、爆米花，以及富含粗纤维时蔬菜，如芹菜、竹笋、韭菜、生胡萝卜等。

（6）生冷食物：流行性腮腺炎虽然常有高热的表现，但不宜食用生冷瓜果、冰镇食物、寒性食物，以免导致消化不良。

（7）醋：食醋会引起腮腺大量分泌唾液，加重水肿和疼痛。

【药物宜忌】

1. 西医治疗

本病向无特效疗法。

（1）一般治疗：发热急性期应卧床休息，以防止及降低睾丸炎的发生。进易消化、清淡、低脂肪饮食，避免饮食过饱及辛辣食物，以防发生胰腺炎。若已发生胰腺炎者则按胰腺炎处理。根据患儿的个人情况可吃些乳制品及蔬菜水果，应注意口腔卫生。

（2）抗病毒治疗：病情重、高热，伴发脑膜炎、睾丸炎者可用利巴韦林 10 ~ 15mg/（kg·d），加入 200 ~ 300mL 的 10% 葡萄糖溶液内，缓慢静脉滴注，1 日 1 次，疗程 2 ~ 3 天。

2. 中医治疗

（1）辨证治疗

①温毒在表

主症：畏寒发热，头痛微咳、耳下腮部酸痛，咀嚼不利，继之一侧或两侧腮腺部肿胀疼痛，边缘不清。舌苔薄白微黄，脉浮数。

治法：疏风清热，消肿散结。

方药：银翘散加减。金银花 15g，连翘 15g，桔梗 10g，牛蒡子 15g，薄荷 8g，黄芩 10g，板蓝根 10g，夏枯草 20g。

②热毒蕴结

主症：高热头痛，烦躁口渴，食欲不振，或伴呕吐，精神倦怠，腮部漫肿，灼热疼痛，咽喉红肿，吞咽咀嚼不利，大便干结，小便短赤。舌苔薄黄或腻，脉滑数。

治法：清热解毒，软坚消肿。

方药：普济消毒饮加减。黄连 6g，黄芩 10g，薄荷 5g（后下），僵蚕 10g，牛蒡子 10g，连翘 12g，板蓝根 15g，升麻 9g，柴胡 10g。初起表邪较重而里热尚未盛大者，去黄芩、黄连；若兼腑实者，加生大黄；腮部肿硬者，加昆布、海藻；并发睾丸肿痛者，加龙胆草、荔枝核、延胡索、木通；若并发脑膜脑炎、神昏惊厥者，加僵蚕、地龙合紫雪丹；伴呕吐频繁者，可用玉枢丹。

（2）验方

①夏枯草15g，板蓝根15g。水煎服，每日1剂，连服2~4日，对于预防和治疗轻证病例有效。

②紫花地丁15g，水煎服，每日1~2剂。

③鲜海金沙草30g，或干根15g，水煎服，每日1剂。

④酸浆草30g，水煎内服，另外用50g煎水熏洗患部，适用于腮腺炎并发睾丸炎者。

⑤板蓝根10g，金银花10g。水煎服，每日1剂，连服3日，在本病流行期间有预防作用。

⑥青黛35g、紫金锭1片（研末），加醋调成稀糊状涂于患处，干后再涂，每日6~8次，涂至疼痛减轻，共4~5日。

⑦嫩柳叶膏敷局部，每日1~2次，敷至消肿。

3. 药物禁忌

（1）初期不宜用升提与辛温之品：如升麻、羌活、细辛、荆芥、防风等，易助火升热，不适宜用于初期。

（2）不宜滋补药物：流行性腮腺炎初期忌使用滋补性的药物，以免邪气滞留，如人参、党参、黄芪、太子参、生地黄、熟地黄等。

（3）不宜热性药物：中医认为本病以热毒为主，应避免使用热性药物如干姜、桂枝等。

（4）不宜酸性药物：酸性药物可刺激腮腺分泌，维生素C在使用时应静脉应用，不宜口服。

（5）阿托品不宜饭后服用：阿托品对腺体分泌有抑制作用，饭后服用会影响食物的消化。

（6）东莨菪碱与拟胆碱药相克：拟胆碱药（如毛果芸香碱、毒扁豆碱、新斯的明等）可拮抗东莨菪碱的抗胆碱作用。

六、肺结核病

肺结核病是由于结核菌侵入人体肺脏引起肺部炎症反应及全身中毒症状的传染性疾病。可分为原发性、血行播散性及继发性肺结核三类。原发性肺结核是结核菌初次侵入体内引起的原发感染，是儿童结核的主要类型，以婴幼儿发病为主。血行播散性肺结核又称粟粒型肺结核，婴幼儿发病者占多数。继发性肺结核以浸润型为主，是在已感染结核的儿童痊愈后又发生的活动性肺结核，其临床经过与成人相同，多发生于年长儿。

1. 病因

本病主要传播途径为呼吸道，也可经消化道或皮肤等侵入。结核菌侵入人体后在肺组织中引起特异性和非特异性的组织反应，发生变性、渗出、增殖，并引起全身的变态反应。

2. 临床表现

（1）原发性肺结核

①全身中毒症状：早期多无中毒症状，随病情发展出现午后低热、乏力、盗汗、食欲不振等症状。

②呼吸系统症状：可出现咳嗽、咯痰、气促等症状，如果淋巴结肿大压迫支气管可引起阵发性咳嗽、喘鸣，甚至呼吸困难。

③变态反应性症状：部分患儿可有疱疹性结膜炎、结节性红斑、结核性风湿病等表现。

④体征：全身浅表淋巴结及肝、脾可有轻到中度肿大，肺部一般无阳性体征。

（2）血行播散性肺结核

①症状：起病多较急骤，有高热（稽留热或弛张热），并伴有全身中毒症状。多数病人有咳嗽、气促等呼吸道症状。

②体征：往往缺少明显体征，有些患儿可有全身浅表淋巴结及肝、脾肿大，晚期肺部偶可闻及细小水泡音。

（3）继发性肺结核

①症状：多数病人起病缓慢，易疲劳，食欲不振，体重减轻，或长期低热，持续一个月以上的轻微咳嗽，易被忽视。少数病人可出现高热、盗汗、消瘦等症状，或伴有植物神经功能紊乱。

②体征：病变范围较大时肺部叩诊呈浊音，可闻及呼吸音粗糙、减低及中小水泡音。

3. 辅助检查

（1）结核菌素试验：目前有旧结核菌素（OT）和结核菌纯蛋白衍生物（PDD）两种试剂。OT 的 lU 即 0.01mg，约等于 PDD 0.00002mg。OT 试剂有 1：10000、1：2000 及 1：100 三种浓度。由 1：10000 做起，如阴性可再做 1：2000 及 1：100。取 0.1mL 皮内注射，48~72 小时后观察结果。无硬结或轻度发红为阴性，硬结直径小于 5mm，为可疑阳性，硬结直径在 5~9mm，为（＋），硬结直径在 10~19mm 为（＋＋），硬结直径在 20mm 以上，为（＋＋＋），如有水泡、坏死或淋巴管炎者为（＋＋＋＋）。结核菌素反应强弱不能反映感染轻重和病灶的性质及范围。在患有严重结核、感染早期（4~8 周以内）、身体极弱或急性病毒性传染病后、先天性免疫缺陷或长期服用免疫抑制剂者可出现假阴性。

（2）化验检查：痰液、胃液涂片找抗酸杆菌或结核杆菌培养阳性是确定诊断的重要依据。多数病人血沉增快，白细胞增多，或有贫血的表现。

（3）胸部 X 线检查：原发性肺结核表现是肺内原发灶、淋巴管炎和肿大淋巴结所组成的哑铃状双极阴影。不典型者可见三者融合的大片状阴影，或肺门部呈团块状的肿大淋巴结阴影。血行播散性肺结核在症状出现后 1~2 周胸片可见多数大小、密度、分布均匀的粟粒状阴影，周围渗出融合呈雪花状。继发性肺结核多在肺上部显示圆形、絮状或团块状阴影，密度不均匀。

【饮食宜忌】

1. 饮食宜进

（1）饮食原则

①宜食富含优质蛋白质的食物：蛋白质摄入不足，可降低机体的抵抗力，不利于肺结核的恢复，肺结核的患儿宜食蛋、奶、瘦肉、鱼类及豆类，不仅蛋白质含量高，而且生物效价也高，易于机体吸收。

②宜食维生素及无机盐丰富的食物：谷类、豆类及新鲜蔬菜含有丰富的维生素 E、维生素 C、B 族维生素及微量元素锌、锡、铜等，有利于肺结核的恢复。

③宜食适量的糖类：因为机体靠葡萄糖供给能量，过分限制糖类的摄取，不利于肺结核的恢复。但糖类摄入过多，又会使机体血糖升高，不利于肺结核的控制。

④宜食低脂肪的饮食：肺结核患儿消化功能低下，食欲也较差，胃酸分泌减少，胃排空时间延长，使得高脂肪食物不易消化、吸收。因此，肺结核患儿宜选择低脂肪、易消化的清淡膳食，如新鲜蔬菜、水果、米汤、稀粥、豆浆等。

⑤当据不同证型辨证施膳：如见干咳无痰、颧红、盗汗等症状之肺阴虚者宜食银耳、生梨、荸荠等，见神疲乏力、体重减轻、食欲减退等症状之肺脾气虚者宜选百合、山药、白果等。另外，宜适当多食培补肺、脾、肾和补养精、气、血之食物，如燕窝、海参、鹌鹑、黄豆、燕麦、魔芋、桑椹等。

（2）药膳食疗方

①冬虫夏草与乌鸡：将冬虫夏草 3g、乌骨鸡 100g，加调料煮烂，然后打成匀浆，加适量淀粉或米汤，使之成薄糊状，煮沸，每日分多次食。有补虚强身、润肺清热、补益肝肾之功效。适用于肺结核证属阴虚肺热者。

②白木耳与鸡蛋：将白木耳 30g，加鸡蛋 2 个与适量清水，隔水炖 30～60 分钟食用。有滋阴、润肺、止咳之功效。适用于肺结核证属阴虚火旺者。

③将李子洗净后切碎，用布包后挤汁，每次服 15mL，每日 3 次。有生津利水、滋阴清热的功效。适用于肺结核。

④将紫皮大蒜头 2 个去外衣，洗净后切片。糯米 100g 淘洗干净，加水 1000mL 及大蒜片，共煮成粥后再加入白糖 100g 调服，每日 1 次。有杀菌消炎、止咳祛痰、止痢降压的功效。适用于小儿肺结核以及百日咳、结核性胸膜炎、急性肠炎、痢疾等。

⑤将雪梨 60 个清洗干净，切碎后捣汁，取汁约 20 匙，再与白茅根、生地黄、藕各取汁 10 杯，白萝卜、麦冬各取汁 5 杯，对合后同煎片刻，然后加入蜂蜜 500mL、饴糖 250g 熬成蜜膏。每次 1～2 匙，白开水送服，每日 2 次。适用于咯血、吐血，以及肺痨咳嗽，日久不愈。

⑥干白及、干百合、黄精、何首乌、三七适量研为极细末后和匀，猪肺 1 具洗净后将以上药末填入其中，加水煮至猪肺烂熟为度，把猪肺取出后切成小块蘸佐料食之，并饮汤，连食数日即可获效。适用于小儿肺结核病程日久，症见咳嗽、咳血、盗汗、

乏力等。

⑦将枸杞100g（干品用量减半）入水中煎煮片刻，去渣取汁，再入粳米60g于汁中熬粥，粥成后佐以咸豆豉，代作早餐或晚餐，经常食之。有滋补肝肾、宣泄郁热的功效。适用于肺结核之虚劳低热。

2. 饮食禁忌

（1）忌食辛辣食物：中医认为，本病是由于患者抵抗力低，感染瘵虫，致人体阴虚火旺而发生。辛辣食物（辣椒、姜、葱等）食之易助火伤阴，加重病情。

（2）忌营养不足：结核病是一种对人体消耗很强的疾病，患病之后体重迅速减轻，营养状况下降，同时在治疗过程中结核病灶的恢复又有赖于蛋白质作原料，因此必须供给高蛋白饮食，并辅以适量脂肪。同时应注意照顾患儿的胃肠功能情况，饮食应营养丰富，易于消化，要少量多餐，不要过饱。咯血多者可给予半流质饮食，待病情好转后改为软食或普通饮食。切忌因精神有压力而减少或拒绝进食，这样会导致营养不良，不利于身体康复。

（3）忌食过甜、过咸的食物：肺结核患儿多食糖后，体内白细胞的杀菌作用会受到抑制，吃糖越多，其抑制就越明显，这会加重病情，同时还使气管黏液增多。

（4）忌食生冷食物：例如雪糕、冰镇食物。另外西瓜汁、黄瓜、苦瓜、丝瓜等过分寒凉，有碍脾胃的运化，而不利于其他营养成分的吸收，这一方面使病人食欲降低，另一方面也影响身体的康复，故应不食或少食。

（5）忌肥腻、油炸、热性的食物：肺结核患儿消化功能低下，食欲也较差，若过多食用动物油、羊肉、狗肉、火烤食物及油炸食品，更会影响消化功能，使必需的营养得不到补充，以致抗病能力低下。

（6）忌吃腥发食物：肺结核伴咯血者，黄鱼、带鱼、鹅肉、菠菜、毛笋、公鸡、鸭等发物少吃或不吃，以免加重咯血症状。

（7）滋补的食物：核桃仁、羊肉、狗肉、鹿肉、麻雀肉、虾、枣等补阳类食物，食用后加重阳虚症状，对疾病不利。其他补阴、补气、补血的食物，可作为肺结核患儿的基本滋补品而交替食用，但过多的滋补食物会引起胃肠道不适。若过分强调高营养食物，患儿往往难以耐受。

【药物宜忌】

1. 西药治疗

（1）休息：对高热及有明显中毒症状的患儿可短期卧床休息。急性期后患儿可以进行适当的户外活动，并保证室内空气新鲜。

（2）原发性肺结核

①异烟肼单用：用于轻症患儿，每日10~15mg/kg，顿服，疗程为1年到1年半。

②异烟肼加链霉素联用：用于症状较重的患儿，链霉素每日20~30mg/kg，1次肌注，每日最大剂量不超过0.75g，疗程1~3个月。停链霉素后继续单用异烟肼1年。

③异烟肼加利福平联用：用于耐药结核治疗。利福平每日10mg/kg，晨起空腹顿

服。异烟肼每日 10mg/kg，顿服。联合用药 6 ~ 9 个月后，单用异烟肼 1 年。也可用乙硫异烟胺或乙胺丁醇替代利福平，乙硫异烟胺每日 10mg/kg，分 2 ~ 3 次口服，乙胺丁醇每日 15mg/kg，分 2 ~ 3 次口服。

（3）血行播散性肺结核

①强化治疗：异烟肼、利福平及链霉素联合应用 3 个月，用量同前。链霉素每日肌注 1 次，4 周后改隔日 1 次。轻症可用乙胺丁醇替代利福平，联合用药 3 个月。乙胺丁醇每日 15 ~ 25mg/kg。

②巩固治疗：停链霉素后两药联合服用 3 ~ 6 个月，最后单用异烟肼，疗程共 1 年半。

（4）继发性肺结核

①异烟肼加链霉素二联，或加对氨基水杨酸钠三联治疗，2 ~ 3 个月后单用异烟肼，疗程至少 1 年到 1 年半。对氨基水杨酸钠每日 200 ~ 300mg/kg，最大量每日不超过 8g，分 3 次饭后半小时口服。

②疑有耐药菌感染者应用异烟肼、利福平及乙胺丁醇三联治疗，或以吡嗪酰胺替代利福平，用 6 ~ 12 个月后单用异烟肼，疗程为 1 年半。吡嗪酰胺每日 20 ~ 30mg/kg，最大量不超过 1.5g，分 3 ~ 4 次口服。

（5）激素疗法：肾上腺皮质激素可以减轻中毒症状，加快病灶吸收，但可促进结核菌扩散，故必须在强有力的抗痨治疗基础上方能应用。对有广泛渗出性病变者及浸润型肺结核，或有明显中毒症状及呼吸困难的血行播散性肺结核，可以选用泼尼松，用量为每日 1 ~ 2mg/kg，分 3 次口服，对症状轻者不宜使用。

2. 中医治疗

（1）辨证治疗

①肺阴亏虚

主症：干咳，痰少黏白，或带血丝，低热，盗汗，口干咽燥。舌质红，苔薄，脉细数。

治法：滋阴润肺，止咳化痰。

方药：百合固金汤加减。百合、百部、生地黄各 12g，黄芩、麦冬、川贝母各 10g，桔梗、生甘草各 6g。咯血加仙鹤草、白及；咳嗽重加紫菀、款冬花。

②阴虚火旺

主症：咳嗽气急，咯血，痰少黏白或黄，口干咽燥，午后颧红，潮热盗汗，五心烦热。舌红或红绛，苔薄黄或剥，脉弦细数。

治法：滋阴清热，止咳化痰。

方药：秦艽鳖甲汤合沙参麦冬汤加减。桑白皮、地骨皮、百部各 12g，秦艽、鳖甲、银柴胡各 10g，北沙参、黄芩各 6g。咳嗽痰少加川贝母、紫菀；咯血加侧柏叶、三七粉。

③气阴两虚

主症：长期低热，咳嗽气短，偶有咳血，神疲乏力，自汗盗汗，消瘦，食少便溏。

舌质红嫩，苔薄，脉细数。

治法：健脾益肺，培土生金。

方药：异功散合百合固金汤加减。党参、白术、百合各 12g，茯苓、川贝母、白芍各 10g，陈皮、半夏、甘草各 6g。自汗加黄芪、防风；食少便溏加山药、薏苡仁。

④阴阳两虚

主症：咳逆喘息，痰呈泡沫状或夹血，形寒自汗，声嘶音哑，形体消瘦，疲乏无力，低热不退。舌淡少津，苔光剥，脉微数或虚大无力。

治法：益气温阳，固肾纳气。

方法：金匮肾气丸合人参蛤蚧散加减。生地黄、熟地黄、山药、茯苓各 12g，人参、蛤蚧、百部各 10g，川贝母、附子、肉桂各 3g。痰中带血加仙鹤草、白及、生地黄炭；咳嗽、声嘶音哑加射干、前胡。

（2）验方

①黄芪 1500g，百部 1500g，白及 1500g，龟甲 1500g，丹参 1500g，冬虫夏草 200g，蜈蚣 300g，牡蛎 3000g，玄参 1000g，百合 1000g，川贝母 500g，五味子 500g。水煎 3 次，过滤烘干，研细末。加紫河车粉 300g，混匀装胶囊，每粒含生药 0.5g。小于 5 岁每服 0.5g，6～10 岁每服 1g，10～15 岁每服 1.5g，每日 3 次，饭后 1 小时后温开水送服。适用于肺结核。

②南沙参 15g，天冬、麦冬各 10g，炙百部 10g，炙紫菀 3g，桔梗 3g，肥玉竹 15g，茯苓 10g，生甘草 3g，地骨皮 10g，生牡蛎 30g（先煎），十大功劳叶 10g。上药先用水浸泡 30 分钟，文火煎煮 40 分钟，滤取药液，加水再煎 30 分钟过滤。将两次药液混合成两杯，约 400mL。另取 500g 左右的母鸡净身之肉，不放佐料，文火煮浓汁 6 杯。每服中药、鸡汁各 100mL，每日 2 次。适用于肺结核。

③铁包金 30g，穿破石 30g，当归 5g，杏仁 5g，川贝母 5g，瓜蒌仁 5g，薏苡仁 10g，紫菀 5g，白及 5g，阿胶 10g（烊化），半夏 10g。每日 1 剂，水煎服，分 2 次服，1 个月为 1 疗程。适用于肺结核。

3. 药物禁忌

（1）异烟肼

①不宜饭后服：饭后服用，易降低药物在血中的浓度及药物的吸收量，影响药物的疗效。

②不宜睡前服用：异烟肼易使维生素 B_6 缺乏而出现中枢神经兴奋症状，如失眠、头痛、眩晕等，故不宜睡前服用。

③不宜饮咖啡：咖啡因可刺激神经末梢，使去甲肾上腺素大量释放而出现恶心呕吐、腹泻腹痛、头痛头晕、抽搐、心律失常等症状。

④不宜食鱼类：服用异烟肼的患儿如果食用鱼类，容易产生变态反应。轻者出现恶心、头痛、皮肤潮红、眼结膜充血等症状；重者出现心悸、口唇及面部麻木、皮疹、腹痛、腹泻、呼吸困难、血压升高，甚至出现脑出血。因此，服用异烟肼期间不宜食用鱼类，如比目鱼、带鱼、鲫鱼、鲅鱼、鲳鱼等，以免造成组胺在体内蓄积，发生变

态反应。

⑤不宜食乳制品：服用异烟肼后食用乳制品，如牛奶、奶制品、乳酪等，可出现皮肤潮红、冷感、寒战、头痛、心悸、稀便、脉搏异常、血压升高等症状，加重病情。

⑥不宜食含铁、镁、铝、钙等离子的食物：异烟肼易与铁、镁、铝、钙等离子生成螯合物而影响酶的活性，导致疗效降低。所以，服用异烟肼期间不宜食用豆制品、油条、熟制卤肉、咸鱼、海蜇、海带等富含铁、镁、铝、钙等离子的食物。

⑦不宜食富含组胺的食物：服异烟肼若再进食组胺含量高的食物，如海鲜、羊肉，尤其是海鱼，可能使体内组胺浓度进一步增高而引起中毒反应。

⑧不宜食茄子：在抗结核治疗时吃茄子容易过敏。研究发现，吃茄子的结核病患儿在服用抗结核药物40~60分钟后，出现不同程度的变态反应，如颜面潮红、皮肤瘙痒、全身红斑、恶心呕吐，严重者血压下降、胸部憋闷，停吃茄子后则变态反应自愈。

⑨与葡萄糖及苯甲醇相克：葡萄糖或苯甲醇能促进异烟肼分解，降低其疗效。

⑩与安达血平相克：合用可增大异烟肼的毒性反应。

⑪与苯海拉明相克：苯海拉明能使胃肠道蠕动减慢，使异烟肼的吸收减少，血药浓度降低，疗效减弱。

⑫与苯妥英钠相克：异烟肼可使苯妥英钠的代谢受到抑制，从而增加其中毒机会，故二者合用时，应注意减少苯妥英钠的用量。

⑬与肼苯哒嗪相克：异烟肼和肼苯哒嗪均经乙酰化代谢而失活，二者合用时，可使异烟肼血药浓度增高而蓄积中毒。

⑭与复方磺胺甲基异恶唑相克：合用可能引起急性溶血性贫血。

⑮与麻黄素、苯丙胺、抗胆碱药相克：合用可增加不良反应，故异烟肼不宜与麻黄素、苯丙胺及抗胆碱药合用。

⑯与硫酸亚铁、氢氧化铝、三硅酸镁相克：异烟肼易与铁、镁、铝离子生成螯合物，影响酶的活性，导致其疗效降低。若两药必须联用时，应间隔3~4小时。

⑰与双硫醒（戒酒硫）相克：二者都对肾上腺素能神经传导递质的代谢有影响，合用可导致精神改变。

⑱与哌替啶相克：合用可使某些患儿出现严重反应，如低血压、昏迷等。

2. 利福平

①不宜饭后服用：利福平饭后服用，易降低药物在血中的浓度及药物的吸收量，影响药物的疗效。

②不宜饮含酒精的饮料：利福平进入人体后在肝脏和胆汁中的浓度最高，对肝脏有一定的毒性，能使转氨酶升高、肝大、肝功能异常。酒精能抑制肝内的某些酶的活性，降低肝脏的解毒作用，因而增加了利福平对肝脏的毒性。

③与对氨基水杨酸钠相克：对氨基水杨酸制剂含皂土类物质，可延长胃的排空时间，显著减慢和降低利福平的吸收，易使结核杆菌对利福平产生耐药性。如果必须合用，应间隔8小时。

④与巴比妥类（如苯巴比妥）相克：巴比妥类药物能加速利福平的代谢，降低利

福平的血药浓度，削弱其疗效。如果必须合用，应间隔6~8小时。

⑤与酮康唑相克：利福平与酮康唑合用，会使彼此的血药浓度降低，疗效减弱。

⑥与含鞣质的中成药相克：利福平与四季青、虎杖浸膏片、感冒片、复方千日红片、长风槐角丸、肠连丸、紫金粉、舒痔丸、七厘散等含鞣质的中成药合用，可降低利福平的作用。

（3）温热辛燥、伤阴动血的药物：中医认为，肺结核病以阴虚为本，并多伴有咯血，因此在选用补药时，要避免温热辛燥、伤阴动血的药物，如鹿茸、人参、苍术、肉桂、附子等，而应选用既能养阴润肺，又能清虚火的药物，以加速病愈。

（4）糖皮质激素：肺结核患儿在未进行抗结核药物治疗时应用糖皮质激素，易引起结核扩散。另外，糖皮质激素还能掩盖结核病的症状，易使患儿家属丧失警惕而失去及时治愈的机会。

（5）单味抗结核药物：结核病早期，肺部结核炎性病灶以渗出性病变为主，同时结核菌代谢旺盛，药物亦最能发挥其杀灭结核菌的作用。因此，结核病早期应主张联合足量应用抗结核药物，以迅速杀死结核杆菌，使病情好转以至痊愈。

（6）用药半途而废：若症状改善后就停止治疗，或肺部原发病灶消失后就停止用药，当营养不良和机体抵抗力降低时，这些病灶内的结核杆菌就会重新活跃起来，使病情进一步恶化，甚至发生急性粟粒性肺结核或结核性脑膜炎等严重病变。

七、病毒性肝炎

【概述】

病毒性肝炎是肝炎病毒引起的一组传染病，也是世界范围内的常见病和多发病。目前公认的主要有五型，即甲、乙、丙、丁、戊型肝炎。甲、戊型肝炎主要经粪－口途径感染，有季节性，可引起暴发流行，通常在3个月内，恢复健康，一般不转为慢性。丁型肝炎一般只与乙肝同时发生或继发于乙肝感染，故其发病多取决于乙肝的感染状况。乙、丙型肝炎传播途径较为复杂，以血液传播为主，无季节性，常为散发，感染后常转变为慢性肝炎，其中大部分可转变为肝硬化，少数甚至发展为肝癌，对人民健康危害极大。其中丁肝的发病率已有所下降，乙肝、丙肝的发病率居高不下，据统计，全世界有3.5亿人为慢性乙肝病毒携带者，亚洲和非洲人群的乙型肝炎病毒携带率为8%~15%，乙型肝炎病毒携带者中，50%~70%患者的病毒复制活跃，为慢性肝炎患者。全世界有1.7亿人感染丙肝病毒，中国为0.8%~3.2%。

1. 临床表现

甲型肝炎潜伏期为2~6个星期，平均为4个星期。乙型肝炎为6个星期到6个月。丙型肝炎的潜伏期较短，为7~33天。急性丁型肝炎与乙型肝炎同时感染，其潜伏期为6~12个星期；与乙型肝炎重叠感染，潜伏期为3~4个星期。戊型肝炎潜伏期为15~75天，平均为36天。

（1）急性肝炎

①急性黄疸型肝炎：病程2个月左右，以甲型肝炎和戊型肝炎为多见。

a. 黄疸前期：一般起病较急，常有畏寒、发热，体温38℃左右，主要症状为全身乏力、食欲减退、恶心、厌油、腹胀、便秘或溏便、肝区痛等。有些患者病初以上呼吸道感染症状为主要表现，继之尿色加深。本期体征常不显著，一般持续1个星期左右。

b. 黄疸期：热退，巩膜、皮肤出现黄染，尿色进一步加深。多于数日至2个星期内达到高峰。消化道症状如食欲不振、厌油、恶心、呕吐及乏力大多有改善，肝区胀痛，肝大，触之有充实感，有叩痛和压痛，约10%患者有脾大。部分患者在黄疸出现之初消化道症状短期增剧，而后迅速改善。少数患者在短期内可出现肝内梗阻性黄疸的临床表现：黄疸日益加深、皮肤瘙痒、大便颜色变浅甚至呈灰白色。本期病程一般持续2~6个星期。

c. 恢复期：黄疸逐渐消退，症状逐渐消失，肝、脾逐渐回缩至正常，肝功能恢复正常。少数患者有口苦、上腹不适、肝区痛、失眠等症状，迁延时间较长。本期一般持续2~16个星期，平均1个月。

②急性无黄疸型肝炎：本型较黄疸型多见，占急性病毒性肝炎的50%~90%。起病徐缓，症状较轻，表现为食欲不振、上腹不适、肝区不适或隐痛、腹胀、乏力等，部分患者有发热（多为低热）、头昏、头痛、恶心、呕吐等症状。体征以肝大为主，有压痛及叩击痛，偶有脾大，肝功能损害亦较黄疸型轻。本型病程一般为3~6个月，部分患者病情迁延，转为慢性。多见于乙型肝炎和丙型肝炎。

（2）慢性肝炎

①慢性迁延性肝炎：由急性肝炎迁延不愈所致，病程超过半年，少数患者可无明显病史。临床表现多样，如食欲不振、厌油、恶心欲呕或呕吐、腹胀、口苦、低热，肝区隐痛或胀痛，或仅有胀感，或沉闷，常因劳累、情绪改变时发生或加重。可伴有急躁易怒、抑郁焦虑、失眠多梦、记忆力减退等证。体征见肝脏轻度肿大、质地中等偏软，肝功能改变以单项ALT波动为特点，一般无肝外器官表现。以上病情可持续数月至数年。

②慢性活动性肝炎：病程持续1年以上，或有明显反复发作的临床表现：如乏力、厌食、恶心、呕吐、腹胀、腹泻、肝区胀痛或刺痛等症状比较严重，或见反复黄疸，或有出血倾向如齿衄、鼻衄、皮肤紫癜，或头晕、心悸、气短、失眠等。部分患者还可出现肝外多脏器损害的表现，如关节炎、肾炎、结肠炎、甲状腺炎、心肌炎、胸膜炎、脉管炎、皮疹、干燥综合征等，其中以关节炎和慢性肾炎多见。典型的慢性活动性肝炎有明显的体征，如皮肤黝黑、颜面毛细血管扩张、蜘蛛痣、肝掌、肝大且质地中等偏硬、有压痛、有叩击痛，多数脾大。由于慢性活动性肝炎的临床表现与肝脏病理变化的严重程度不一定呈平行关系，有相当一部分患者（7.3%~30%）无明显症状，但经肝穿活检可证实为慢性活动性肝炎。

（3）重型肝炎

①急性重型肝炎：此型又称暴发型肝炎。发病初期与急性黄疸型肝炎相似，先有

数天的黄疸前期症状：发热，极度乏力，明显厌食、厌油，顽固的恶心呕吐，上腹部不适、疼痛。病情在 10 日内迅速恶化并出现：a. 黄疸迅速加深，血清胆红素每天增长 $17\mu mol/L$ 以上。b. 明显出血倾向：如皮肤紫癜、注射部位大片瘀斑、牙龈出血、鼻衄，甚至上消化道大出血。c. 肝脏迅速缩小，肝臭明显。d. 肝性脑病：早期表现为性格改变、反应迟钝、定向力和计算力障碍，继之出现烦躁、谵妄、嗜睡，最后昏迷、抽搐、脑水肿和脑疝等。e. 急性肾功能衰竭：出现少尿、无尿、氮质血症等。患者常在 2 个星期内死于脑水肿或脑疝等并发症。

②亚急性重型肝炎：此型又称亚急性肝坏死。临床症状与急性重型肝炎相似，但病程超过 10 日（2 ~ 12 个星期）。

a. 重度黄疸腹水型：以重度黄疸（血清胆红素 ≥$171\mu mol/L$）、腹水和明显出血倾向为特点。可无肝性脑病，或晚期才出现。主要死因是肝肾综合征、上消化道大出血（多在 20 日左右发生）、严重继发感染及颅内出血等。此型占大多数。

b. 亚暴发肝衰竭型：除病程超过 10 日外，临床表现酷似急性重型肝炎，以肝性脑病为首发突出特点，主要死于脑水肿或脑疝。此型抢救存活后，常演变成坏死后肝硬化。

③慢性重型肝炎：此型亦称慢性肝炎亚急性肝坏死，是在慢性活动性肝炎或肝硬化的基础上发生的亚急性重型肝炎。其临床表现与亚急性重型肝炎相似，而又兼有慢性肝病的临床特点，如肝肿大或缩小、脾大、肝掌、蜘蛛痣、食管静脉曲张等。患者以进行性黄疸加深和不断加重的腹水为特征，伴有皮肤及黏膜出血、重度乏力、水肿等，末期出现肝性脑病，常死于肝肾综合征、上消化道大出血等并发症。

（4）淤胆型肝炎：临床主要表现为肝内梗阻性黄疸。症见持久的深度黄疸，乏力，皮肤瘙痒，尿呈深黄色，大便灰白色。其体征有肝大，部分患者可有脾大。急性淤胆型肝炎在黄疸出现前可有发热、关节痛等表现，但消化道症状和自觉症状较轻。慢性淤胆型肝炎有时可在眼睑、面颊部、颈部、躯干部、腹股沟等皮肤皱褶处出现黄色瘤，并可出现维生素 A、维生素 D、维生素 K 缺乏的症状。本型黄疸可持续数月至 1 年以上，多数可恢复正常，少数发展成为胆汁性肝硬化。

2. 辅助检查

（1）谷丙转氨酶（ALT）：轻度慢性肝炎轻度或偶尔升高或非持续性升高。轻、中度慢性肝炎反复中度至重度升高。

（2）γ - 谷氨酰转肽酶（γ - GT）：中度、重度慢性肝炎升高明显，反映肝细胞受损和胆汁郁积。

（3）谷草转氨酶（AST）：持续升高，或高于 ALT 值，提示病情处于活动期。

（4）碱性磷酸酶（ALP）：不具特异性，肝病患者升高反映了胆汁郁积或胆管增殖，重度慢性肝炎晚期明显升高。

（5）白蛋白与球蛋白：重度慢性肝炎白蛋白减低，球蛋白升高，重者白、球蛋白比例倒置。

（6）蛋白电泳：轻、中度慢性肝炎 γ 球蛋白升高明显。

（7）氨基酸改变：中、重度慢性肝炎血浆内总游离氨基酸浓度及必需氨基酸浓度增加，支链氨基酸与芳香氨基酸比例倒置。

（8）乙肝病毒标志物：HBsAg 阳性是表示有过或正存在 HBV 的感染。抗 HBs 阳性提示感染过 HBV 或接种过乙肝疫苗而产生了保护性抗体。HBeAg 阳性提示病毒复制，具有传染性。抗 HBc 阳性见于慢性感染或恢复期。HBcAg 阳性提示病毒感染及复制。抗 HBc 阳性见于急慢性乙型肝炎及其恢复期。HBV – DNA 阳性直接表示病毒核酸的存在。

（9）肝活体组织学检查：为鉴别轻、中、重度慢性肝炎准确性较高的检查手段。

（10）超声检查：超声切面显像提示肝表面回声光带增强、变厚，甚至出现波浪样改变，有较密到密集的光点或小光斑，分布不均，无明显门静脉增宽，胆囊壁常增厚。重型慢性肝炎门静脉增宽，但不超过 1.4 厘米。

【饮食宜忌】

1. 饮食宜进

（1）饮食原则

①富含优质蛋白质的食物：蛋白质摄入不足，可降低肝细胞对致病因素的抵抗力，不利于肝细胞的修复，故病毒性肝炎的患者应以高蛋白饮食为主，如蛋、奶、瘦肉、鱼类及豆类等。但在肝功能极度低下时，应限制蛋白质的摄入，因为大量进食高蛋白食物，可使血氨过高，肝脏无能力将血氨迅速转变为尿素，易诱发肝性脑病。

②富含维生素的食物：病毒性肝炎的患者宜增加谷类、豆类及新鲜水果、蔬菜的摄入。这些食物中含有丰富的维生素 E、维生素 C、B 族维生素及微量元素锌、锡、铜等，有利于肝细胞的保护和修复。

③足够的糖类：病毒性肝炎患者新陈代谢明显增加，营养消耗增多，肝内糖原储备降低，不利于病毒性肝炎的恢复，故病毒性肝炎的患者应摄入足够的糖类。但进食糖类过多，则易诱发糖尿病。糖类在肝脏内合成中性脂肪，导致脂肪肝，可加重肝脏功能的损害。

④低脂肪饮食：肝脏患病时，机体消化、吸收与代谢功能减退，如果食入高脂肪的食物，不仅不易消化、吸收，还会增加肝脏的负担，使脂肪在肝脏内堆积而形成脂肪肝。

⑤少食多餐：每餐不要吃得过饱，以免增加肝脏的负担。在三餐外，还可加 2～3 次点心。

⑥猴头菇：猴头菇中支链氨基酸含量较高，有益于纠正肝功能障碍所表现的支链氨基酸减少及芳香族氨基酸增多。猴头菇富含锌，能阻碍细胞膜脂质过氧化作用，保护肝细胞免受损伤。

（2）药膳食疗方

①薏苡仁 60g，加水适量，煮烂成粥，每日 1 次。适用于慢性肝炎脾虚不能运化水液者。

②橘皮 10g，粳米 200g。加水适量，煮烂成粥，每日 1 次或早、晚各 1 次。适用于腹胀者。

③黑木耳 15g，煎汤代茶，加适量糖，可小量长期食用。适用于恢复期无湿热者。

④黄芪 30g，红枣、乌梅各 10 枚。煎汤代茶饮。适用于恢复期患者。

⑤山楂粉 3~4g，每日 3 次，吞服，10 天为 1 个疗程，配合复方维生素有较好的辅助疗效。适用于慢性肝炎食欲不振者。

⑥蕃茄牛肉：鲜蕃茄 250g 洗净切块，牛肉 100g 切成薄片，加少许油、盐、糖调味同煮，熟后即可食用。有养肝补脾的功效。

⑦荸荠炖公鸡：公鸡 1 只、荸荠 500g，一起放清水适量，炖至鸡肉熟烂即可食用。喝汤吃鸡肉、荸荠，每周 1 次。有补气填精、化滞消积之功效。适用于病毒性肝炎证属肝肾阴虚者。

2. 饮食禁忌

（1）高脂肪、高糖饮食：食用高脂肪、高糖食物，不仅加重肝脏负担，还可使脂肪在肝脏内堆积而形成脂肪肝。

（2）辛辣肥腻食物：中医学认为，肝炎的病机是湿热疫毒为患。辣椒、大蒜、肥腻等食物，易助湿生热，加重肝胆湿热，使病情缠绵不解。

（3）高嘌呤及含氮食物：含氮浸出物，如肉汤、鱼汤、鸡汤等，食后要在肝脏内进行代谢，故肝炎患者食后会加重肝脏负担，而致肝功能严重损伤。高嘌呤食物，如猪肝、菠菜、黄豆、扁豆等，因嘌呤代谢在肝内氧化生成尿酸，需要由肾排出，从而加重肝肾负担，故不宜食用。

（4）粗纤维食物：如卷心菜、大白菜、韭菜等，能促进胆囊收缩素的产生，引起胆囊的强烈收缩，而胆管括约肌不能松弛，则影响胆汁的流出，妨碍肝脏代谢及消化系统的正常功能。

（5）油煎、炒、炸食物：由于脂肪分解代谢产生丙烯醛，经血循环至肝脏，刺激肝实质细胞能反射性引起胆管痉挛，并刺激胆管，减少胆汁分泌，影响肝脏的代谢。

（6）棉籽油：实验表明，长期食用棉籽油可使肝细胞萎缩，肝脏脂肪变性。

（7）南瓜子：南瓜子所含的南瓜子氨酸有使肝细胞轻度萎缩的作用，肝炎患者食用则更会加重肝脏的损害。

【药物宜忌】

1. 西医治疗

（1）甲型、戊型病毒性肝炎：治疗均不需抗病毒治疗，主要以对症支持治疗为主，辅以适当的保肝药物，如甘草酸制剂甘草酸二铵 150mg 加入到 250mL 的 5% 葡萄糖溶液中静脉滴注、还原型谷胱甘肽 1.2~2.4g 加入到 250mL 的 5% 葡萄糖溶液中静脉滴注等。避免饮酒、疲劳，避免使用损伤肝功能的药物。强调早期卧床休息，症状明显减退才可逐步增加活动，以不感到疲劳为原则。需住院隔离治疗至起病后 2 周、临床症状消失、血清总胆红素在 17.1μmol/L 以下、ALT 在正常值 2 倍以下时才可以出院，但出院后仍应休息 1~3 个月。

（2）乙型病毒性肝炎：急性乙型肝炎治疗基本同上，至于是否进行抗病毒治疗则需要根据患者 HBV–DNA 及乙肝五项血清学转换的情况来定；慢性乙型病毒肝炎，若具备抗病毒治疗的指征，在上述保肝治疗的基础上还需要进行抗病毒治疗。我国 2010年乙肝防治指南对乙肝抗病毒治疗的适应证为：①HBeAg 阳性者，HBV–DNA ≥ 10^5copy/mL（相当于 200001U/mL）；HBeAg 阴性者，HBV–DNA ≥ 10^4copy/mL（相当于 2000U/ml）。②ALT ≥ 2×ULN；如用 IFN 治疗，ALT 应 ≤ 10×ULN，血清总胆红素应 < 2×ULN。③ALT < 2×ULN，但肝组织学检查显示 Knodell HAl ≥ 4，或炎症坏死 ≥ G2，或纤维化 ≥ S2。对持续 HBV–DNA 阳性，达不到上述治疗标准，但有以下情形之一者，亦应考虑给予抗病毒治疗：①对 ALT > ULN 且年龄 > 40 岁者，也应考虑抗病毒治疗。②对 ALT 持续正常但年龄较大者（> 40 岁），应密切随访，最好进行肝组织活检；如果肝组织学检查显示 Knodell HAl ≥ 4，或炎症坏死 ≥ G2，或纤维化 ≥ S2，应积极给予抗病毒治疗。③动态观察发现有疾病进展的证据（如脾脏增大）者，建议行肝组织学检查，必要时给予抗病毒治疗。乙肝抗病毒治疗药物有普通干扰素 300~600 万 U，肌内注射或皮下注射；聚乙二醇干扰素 α–2b 注射剂 180μg 肌内注射或皮下注射，疗程 1 年；核苷（酸）类似物（包括拉米夫定 0.1g/d、阿德福韦酯 10mg/d、恩替卡韦 0.5mg/d）疗程 2 年以上。干扰素类起效相对较慢，但若取得疗效维持稳定的概率相对较高，疗程相对较短，缺点是不良反应相对较多；核苷（酸）类似物起效快、不良反应小，但疗程较长，停药后复发的概率较高。所以要根据患者的具体情况选择用药，并根据患者治疗过程中的应答情况适时调整方案来进行个体化治疗。若选用核苷（酸）类似物治疗还需注意病毒耐药变异的可能。

（3）丙型病毒性肝炎：无论急性还是慢性，只要 HCV–RNA 阳性则需进行抗病毒治疗。标准的抗病毒治疗方案是聚乙二醇干扰素 α–2a 180μg 肌内注射或皮下注射、加利巴韦林 1g，若经济不允许用聚乙二醇化干扰素者，也可用普通干扰素 300~600 万 U、肌内注射或皮下注射来代替，疗程根据患者在治疗的第 4 周、12 周及 24 周时的应答情况来确定。

2. 中医治疗

（1）辨证治疗

①肝胆湿热

主症：右胁胀痛，脘腹满闷，恶心厌油，身目黄或无黄，便黄赤，大便黏腻、臭秽不爽。舌苔黄腻，脉弦滑数。

治法：清利湿热，凉血解毒。

方药：茵陈蒿汤加凉血解毒药。茵陈、赤芍、金钱草各 15g，栀子、大黄、郁金、黄芩各 10g，车前草、猪苓、虎杖各 15g，生甘草 6g。

②肝郁脾虚

主症：胁肋胀满，精神抑郁或烦躁，面色萎黄，纳食减，口淡乏味，脘痞腹胀，大便溏薄。舌淡苔白，脉沉弦。

治法：疏肝解郁，健脾和中。

方药：逍遥散或柴芍六君子汤加减。柴胡、枳壳、焦白术、鸡内金、佛手、生麦芽、生谷芽各10g，白芍、茯苓、党参各15g，炙甘草10g。

③肝肾阴虚

主症：头晕耳鸣，两目干涩，口燥咽干，失眠多梦，五心烦热，腰膝酸软，女子经少经闭。舌体瘦，舌质红，苔少而少津，或有裂纹，脉细数无力。

治法：养血柔肝，滋阴补肾。

方药：一贯煎或滋水清肝饮加减。枸杞、沙参、麦冬、丹皮、白芍、女贞子、制首乌各15g，当归、生地黄、川楝子、枳壳各10g，炙远志、炒枣仁各6g。

④脾肾阳虚

主症：畏寒喜暖，少腹腰膝冷痛，食少便溏，食谷不化，甚则滑泄失禁，下肢水肿。舌质淡胖，脉沉细无力或沉迟。

治法：健脾益气，温肾扶阳。

方药：附子理中汤合五苓散，或四君子汤合金匮肾气丸等加减。制附片、桂枝各6g，干姜、白术、山药各10g，茯苓皮、猪苓、泽泻、大腹皮各15g，甘草6g。

⑤瘀血阻络

主症：面色晦暗，或见赤缕红斑，肝脾大，质地较硬，蜘蛛痣，肝掌。舌质暗紫或有瘀斑，脉沉细涩。

治法：活血化瘀，散结通络。

方药：血府逐瘀汤或膈下逐瘀汤，或下瘀血汤，或鳖甲煎丸等加减。桃仁、红花、郁金、丹皮、大黄各10g，泽兰、香附、枳壳各15g，炮山甲、制鳖甲、益母草各30g。

（2）验方

①茯苓20g，虎杖、半枝莲、平地木各15g，垂盆草20g，赤芍、姜黄、黑料豆各10g，甘草3g，随证加减。水煎服，每日1剂。适用于慢性迁延性肝炎、乙肝病毒携带者。

②五味子240g，黄芪、党参、熟地黄、枸杞、丹参、当归、黄精、香附各15g。共研细末，炼蜜为丸，每丸9g，每次1丸，日服3次。适用于慢性肝炎，转氨酶升高而无明显湿热者。

③当归、生白芍、丹皮、茵陈各12g，茯苓24g，白术、栀子、柴胡、郁金、龙胆草、薄荷、黄柏各9g，鳖甲30g，甘草、鸡内金各6g。水煎服，每日1剂。适用于慢性肝炎属肝热气郁、脾胃虚弱者。

3. 药物禁忌

（1）过早进补：肝炎患者在湿热尚未清退之前，不要急于进补人参、西洋参、党参、黄芪、大枣等，否则可使湿热壅滞中焦而致肝郁更甚。

（2）有肝毒性的药物：四环素、红霉素、磺胺类、异烟肼、对氨基水杨酸钠、利福平、氯丙嗪、苯妥英钠、利眠宁、地西泮、酒石酸锑钾、甲亢平、他巴唑、6-巯基嘌呤、瘤可宁、甲氨蝶呤、丝裂霉素、环磷酰胺、保泰松、扑热息痛、消炎痛、非那西汀及中药斑蝥、红娘子、苍耳子、黄药子、乌头、附子等，均可引起不同程度的肝脏损害，肝炎患者应禁用或忌用、慎用。

（3）糖皮质激素：急性肝炎不宜用糖皮质激素治疗。临床研究发现，应用激素治疗的患者病情容易反复，易演变成慢性肝炎。如患者有深度黄疸，经其他疗法无效时，方可考虑选用激素。

（4）阿糖腺苷

①与别嘌醇相克：别嘌醇有黄嘌呤氧化酶抑制作用，可使阿糖腺苷的代谢产物阿拉伯糖次黄嘌呤的消除减慢而蓄积，可致较严重的神经系统毒性反应。

②与糖皮质激素相克：与糖皮质激素等免疫抑制剂合用，可增加不良反应。

（5）无环鸟苷与其他肾毒性药物：无环鸟苷与其他肾毒性药物，如氨基糖苷类抗生素、两性霉素 B 等合用，可增加对肾脏的损害。

八、细菌性痢疾

【概述】

细菌性痢疾是由志贺菌引起的肠道传染病，简称菌痢。本病为消化道传染病，菌痢病人及带菌者为本病的传染源。主要由受染的食物、水经口传播，亦可通过苍蝇、蟑螂等媒介污染食物而传播。在流行期间可经受污染的食物或水导致暴发流行。

1. 病因

痢疾杆菌经口进入消化道后，在抵抗力较强的健康人可被胃酸大部分杀灭，即使有少量未被杀灭的病菌进入肠道，亦可通过正常肠道菌群的拮抗作用将其排斥。此外，在有些过去曾受感染或隐性感染的患者，其肠黏膜表面有对抗痢疾杆菌的特异性抗体（多属于分泌性 IgA），能排斥痢疾杆菌，使之不能吸附于肠黏膜表面，从而防止菌痢的发生。而当人体全身及局部抵抗力降低时，如一些慢性病、过度疲劳、暴饮暴食及消化道疾患等，即使感染小量病菌也容易发病。

2. 临床表现

（1）主要症状：可有畏寒、发热、腹痛、腹泻，每日大便数次至十余次不等。急性期多为黏液或黏液脓血便，量不多，有里急后重感。慢性期常为黏液便，或腹泻与便秘交替出现。中毒型菌痢患者可突发高热、反复惊厥、嗜睡，甚至昏迷。

（2）主要体征：①生命体征：中毒型患者可有高热；血压明显降低，脉搏细数难以触及；烦躁不安，嗜睡，惊厥，昏迷；呼吸节律不齐、深浅不均等呼吸衰竭的表现。②腹部体征：急性期患者有左下腹压痛，肠鸣音亢进。慢性期患者左下腹可扪及增粗的乙状结肠。③其他：慢性期患者可有营养不良、贫血等表现。

3. 辅助检查

（1）粪便检查：①常规检查：粪便外观多为黏液脓血便，无粪质。镜检有大量脓细胞或白细胞及分散的红细胞，如见巨噬细胞有助于诊断。②病原学检查：确诊依赖于粪便培养出痢疾杆菌，并同时进行药物敏感试验以指导临床合理选用抗菌药物。③志贺菌核酸的检测：用基因探针或 PCR 法检测，不仅能够缩短检测时间，而且能检出已用抗菌药物治疗患者标本中死亡的志贺菌 DNA，故尤其适用于细菌培养阴性的患者标本的检测，可提高 45% 志贺菌的检出率。

（2）血常规检查：急性期白细胞总数增高，多在（10~20）×10⁹/L，中性粒细胞亦增高。慢性期患者可有贫血的表现。

【饮食宜忌】

1. 饮食宜进

（1）因肠道的病理损害，发热、腹痛、腹泻等，可影响患儿食物的摄入、消化和吸收，同时又消耗了体内大量的营养物质，因此要及时补充营养，尤其是维生素，可给果汁、淡糖水、米汤等。

（2）在大便次数减少、黏液便改善后，可增加脂肪量少的流食，如豆浆、藕粉、酸奶、米粥等，采用少吃多餐的方法。

（3）恢复期饮食以米粥、蛋类、瘦肉等高蛋白饮食为主，但进食量不可过多。母乳喂养儿继续哺母乳。

（4）慢性痢疾患儿的饮食着重补充营养，首先要调节饮食，食物要味美可口，必要时在饭前半小时给予胃蛋白酶合剂。应给予含蛋白、维生素丰富的食品，如蛋类、鱼类、瘦肉、西红柿、豆腐、米粥等。

（5）由于发热、腹泻、出汗可使体内丢失大量的水分和盐类，因此要让患儿多喝水，最好是糖盐水、果汁等。

（6）呕吐严重时，可适当限制饮食，症状控制后再逐渐恢复正常饮食。

2. 饮食禁忌

（1）肉类浓汁及动物内脏：因其有大量的含氮浸出物，而含氮浸出物具有刺激胃液分泌的作用，汁越浓作用越强，加重消化道的负担。

（2）粗纤维、胀气的食物：如芥菜、芹菜、韭菜等纤维粗而多的食物，不易消化，导致肠道局部充血、水肿，炎症不易愈合。而牛奶、糖类、豆制品也易引起肠道蠕动增加，导致肠胀气。

（3）刺激性食物：煎、炸及腌、熏的大块鱼肉，对肠壁有直接刺激，使肠壁损伤加剧；这些食物又难以消化，导致胀气发热，停留的时间延长，会加重消化道负担。

（4）性寒滑肠的食物：如荸荠、甲鱼、生梨等物，性寒伤脾胃，易滑肠致泻。

（5）辛热刺激的食物：如韭菜、羊肉、辣椒和浓茶及各种咖啡饮料，都是强烈的刺激品，导致血管痉挛收缩，使肠道黏膜充血、水肿、破损。

（6）生冷食物：恢复期的患儿，由于肠胃功能较弱，仍应禁食生冷、坚硬、寒凉、滑腻之物，如凉拌蔬菜、坚果类、冷饮、瓜果等。

【药物宜忌】

1. 西医治疗

（1）急性菌痢的治疗

①一般治疗：消化道隔离。注意休息，给予易消化饮食。高热、腹泻频繁、腹痛

剧烈时，应对症治疗。脱水时采用口服补液（葡萄糖 20g、氯化钠 3.5g、碳酸氢钠 2.5g 或枸橼酸三钠 2.9g、氯化钾 1.5g，加温开水至 1000mL），脱水明显者给予静脉补液。酸中毒时，应给碱性溶液。

②抗菌治疗：根据当时、当地与患者的具体情况选择用药，18 岁以下未成年人尽量不采用喹诺酮类药物。

a. 诺氟沙星：儿童 15～20mg/（kg·d），分 2 次服，7 日为 1 疗程。

b. 诺氟沙星：儿童 10～15mg/（kg·d），分 2 次服，5～7 日为 1 疗程。

c. 环丙沙星：儿童 10～15mg/（kg·d），分 2 次服，5～7 日为 1 疗程。

d. 洛美沙星：儿童 10～15mg/（kg·d），分 2 次服，5～7 日为 1 疗程。

e. 黄连素：儿童 30mg/（kg·d），分 2 次服，5～7 日为 1 疗程。

f. 甲氧苄胺嘧啶：儿童 5～8mg/（kg·d），分 2 次服，5～7 日为 1 疗程。用药期间要注意观察血常规。

g. 抗生素酌情选用妥布霉素或阿米卡星等，亦可采用头孢菌素或磷霉素静脉滴注。

此外，可采用短程快速疗法：诺氟沙星 0.3g 或土霉素 0.75g 加 TMP 0.1g，12 小时 1 次，4 日为 1 疗程。高热时可酌加泼尼松 5～10mg 口服；腹痛酌加山莨菪碱（654-2），5～10mg，口服。

（2）中毒型菌痢的治疗：中毒型菌痢病情凶险，除有效的抗菌治疗外，宜针对危象及时采用综合措施抢救治疗。

①一般治疗：由于病情变化快，应密切观察意识状态、血压、脉搏、呼吸及瞳孔等变化，并做好护理工作，减少并发症的发生。

②病原治疗：应用有效的抗菌药物静脉滴注，如环丙沙星 10～15mg/（kg·d），静脉滴注，每日 2 次，或左氧氟沙星，每日静脉滴注。待病情明显好转后改口服。亦可应用头孢菌素如头孢噻肟，每日 4～6g，静脉滴注。

③对症治疗：对病情中出现的危象及时抢救。

a. 降温止惊：争取短时间内将体温降至 36℃～37℃，为此可将患儿放置在 20℃以下的空调房间，辅以亚冬眠疗法，氯丙嗪及异丙嗪各 1～2mg/kg，肌内注射或静脉注射。

b. 扩容纠酸，维持水及电解质平衡。

c. 血管活性药物应用：疾病早期可用阿托品，儿童 0.03～0.05mg/kg，静脉注射。面色转红、四肢温暖时说明血管痉挛解除，可予停药。如血压仍不回升则用升压药物，如多巴胺、阿拉明、酚妥拉明等治疗，用法参照抗休克治疗的相关章节。

d. 防治脑水肿和 ARDS：应及时给予甘露醇脱水、降低颅内压，以及采用吸氧和人工呼吸机治疗等。

2. 中医治疗

（1）辨证治疗

①湿热痢

主症：发热，腹痛，里急后重，下利脓血，肛门灼热，小便短赤，大便日达 10～

30 次。舌质红，苔黄腻，脉滑数。

治法：清热解毒，调气行血。

方药：芍药汤加减。金银花、赤芍各 15g，葛根、黄柏、槟榔、丹皮、木香、佩兰各 10g，黄连、酒大黄各 6g，马齿苋 30g。若下利血多，可加秦皮、地榆炭清热止血。

②疫毒痢

主症：发热急剧，壮热神昏，甚或惊厥，腹痛，里急后重，下利鲜紫脓血。舌质红绛，苔黄燥，脉滑数。

治法：清热解毒，凉血止痢。

方药：白头翁汤加减。白头翁、赤芍各 15g，秦皮、丹皮、黄连、黄柏各 10g，紫草、地榆各 12g，酒大黄 6g，马齿苋、板蓝根各 30g。若见壮热、神昏、惊厥者可用神犀丹加减（水牛角、石菖蒲、金银花、连翘、大青叶、丹皮、赤芍、黄连、生地黄、羚羊角），清热解毒、开窍镇痉，或据病情选用安宫牛黄丸、紫雪丹、至宝丹等药。

③积滞痢

主症：腹胀腹痛，胸脘痞闷，下利臭如败卵，里急后重，或小便黄赤。舌苔浊腻，脉滑。

治法：消导积滞，清热利湿。

方药：枳实导滞汤加减。枳实、大黄、黄芩、槟榔、白术各 10g，茯苓、神曲各 15g，泽泻、车前子各 6g。

④休息痢

主症：下利时发时止，发时则下利脓血，里急后重，平素则食少纳呆，倦怠乏力，大便干稀不调。舌质淡，苔腻，脉濡或虚数。

治法：温中健脾，清化湿热。

方药：连理汤加减。黄连、木香各 6g，干姜、炙甘草、党参、当归、枳实各 10g，白术、黄柏各 12g，炒麦芽、炒谷芽 15g。若积滞明显加槟榔、莱菔子行气导滞；兼阳气不足者，加附子温热散寒。

⑤虚寒痢

主症：下利稀薄，带有白冻，甚则滑脱不禁，腹部隐痛，四肢欠温，神疲体倦，纳食减少，腰酸怕冷。舌质淡红，苔薄白或白滑，脉沉细弱。

治法：温补脾肾，收涩固脱。

方药：真人养脏汤加减。党参、炒白术、柯子肉各 12g，肉豆蔻、木香、干姜、赤石脂、当归各 10g，肉桂 3g。若阳虚寒盛，加附子助阳散寒；气虚明显，加黄芪、黄精补益中气。

⑥噤口痢

主症：下利赤白脓血，恶心呕吐，不能进食，食入即吐，胸脘痞闷，胃脘如物堵塞。舌苔浊厚或黄腻，脉濡数。

治法：辛开苦降，清化湿热，和胃降逆。

方药：半夏泻心汤加减。法半夏、黄芩、党参、大黄、竹茹、佩兰、石菖蒲各

10g，黄连、生甘草各6g，大枣10枚，生姜3片。呕吐不止者加连苏饮；肝气呕逆者加左金丸。

（2）药膳食疗方及验方

①湿热痢

a. 槟榔10～15g，金银花5g，粳米50～100g。先将槟榔片与金银花煎汁，与粳米同煮为稀粥服用。

b. 鲜马齿苋50g（干者亦可，用量减半），粳米50g，红糖适量。将马齿苋洗净，切碎，粳米淘洗，一起入砂锅内，加水500mL，煮至米化汤稠，每日早晚温服。

c. 鲜马齿苋适量，蜂蜜30mL。将鲜马齿苋洗净，捣碎取汁约30mL，与蜂蜜一起用开水冲服，早晚服食。

②疫毒痢

a. 鲜丝瓜2条，山楂15g，炮姜10g，白糖适量。前3味水煎取汁，加白糖调味，温服，每日2次。

b. 鲜马齿苋500g，鲜藕500g。捣碎取汁，加白糖适量，每次服100mL，每日2～3次。

c. 鲫鱼2条（500g左右），大蒜2头。二者同煮汤调味服食，每日1次，连服数日。

d. 黄花菜50g，马齿苋50g，红糖10g。水煎服，每日1～2次，连服数日。

e. 黑木耳30g，豆腐250g。同煮汤调味服用，每日1～2次。

③虚寒痢

a. 肉桂2～3g，当归2～3g，陈皮3g，山楂6g，粳米100g，红糖适量。先将肉桂、当归、陈皮、山楂煎取浓汁，去渣，另煮粳米，待粥煮沸后，调入药汁及红糖，每日服用1～2次。

b. 干姜2.4g，艾叶2.4g，莱菔子3g。上药加水煎取药汁，温服，每日3次。

c. 制附子5～10g，干姜1～3g，粳米100g，葱白2茎，红糖适量。先将制附子、干姜同入砂锅，煎2小时，再入葱白、粳米、红糖同煮粥，温热服食。

d. 生姜9g，绿茶9g。将生姜、绿茶加水1碗，煎成浓茶水饮用。

④苦莎药：苦莎药为鄂西草药，叶、茎捣烂，冷开水搅拌取汁用，或将苦莎药晒干，粉碎成细末装胶囊，每粒0.26g，每次4粒，每日3次，可治疗急性菌痢。

⑤枫树叶、樟树根各2000g，加水10kg，煎1小时，去渣加甘草末150g，煮15分钟，滤汁浓缩为3600mL，每次300mL，口服，每日3次，可治疗急性菌痢。

3. 药物禁忌

（1）黄连素

①不宜用茶水服用黄连素：茶水中含有鞣酸、咖啡因及茶碱等成分，黄连素与茶水同服可降低药效。

②黄连素与犀角、珍珠相克：中药犀角、珍珠所含组氨酸、亮氨酸、苏氨酸、缬氨酸、蛋氨酸等，可拮抗黄连素的抗菌作用，合用时可降低黄连素的药效。

（2）呋喃唑酮

①不宜与含酪胺的食物同服：牛奶、巧克力、豆腐、菠萝、腊肉、牛肉、动物肝脏、酱油等食物中均含有酪胺，酪胺的化学结构与作用类似肾上腺素及去甲肾上腺素，与呋喃唑酮同服，可促进去甲肾上腺素释放，使血压升高，甚至出现高血压危象。

②与乳酶生相克：两者合用，乳酸杆菌被抑制，既可使乳酶生的疗效降低，同时也使呋喃唑酮的有效药物浓度降低。

③与拟肾上腺素类药物相克：呋喃唑酮为单胺氧化酶抑制剂，能抑制儿茶酚胺而使血压增高，而拟肾上腺素类药物（如麻黄素、苯丙胺及酪胺等）也有升压作用，两者合用时升压作用相加，导致高血压危象。

④与其他单胺氧化酶抑制剂相克：其他单胺氧化酶抑制剂（如苯乙肼、异唑肼、尼拉米、左旋多巴等）与呋喃唑酮合用易出现高血压危象。

⑤与利血平相克：两药同服则去甲肾上腺素浓度急剧增加，可导致血压迅速增高，甚至发生高血压危象，或并发心律失常。

（3）氨苄青霉素

①与氨基糖苷类相克：氨苄青霉素与氨基糖苷类药物（如链霉素、庆大霉素、卡那霉素、丁胺卡那霉素等）合用，可降低后者的疗效。

②配伍禁忌：氨苄青霉素不能与四环素、红霉素、氯丙嗪、万古霉素、琥珀氯霉素、磺胺嘧啶、去甲肾上腺素、阿拉明、氯化钙、阿托品、肝素、B族维生素、维生素C、利多卡因等合用，以免发生沉淀。

（4）不宜滥服止泻药：菌痢的腹泻是因为肠道受到细菌毒素的刺激反应，肠蠕动增加可加快毒物及细菌毒素的排出，不能滥用活性炭、鞣酸蛋白、复方苯乙哌啶等。

（5）不宜长期使用广谱抗生素：较长时间使用广谱抗生素，如第三代头孢菌素，能引起体内菌群失调而导致二重感染、B族维生素缺乏、出现胃肠道症状。

（6）不宜用补气的药物：湿热痢及疫毒痢禁用补养药物，如人参、黄芪、鹿茸等，以免加重病情。

九、流行性乙型脑炎

【概述】

流行性乙型脑炎（以下简称乙脑）是由乙型脑炎病毒引起、经蚊虫传播的一种急性传染病。乙脑的病死率和致残率非常高，是威胁儿童健康的主要传染病之一。

1. 病因

感染乙脑病毒的蚊虫叮咬人体后，病毒先在局部组织细胞和淋巴结以及血管内皮细胞内增殖，不断侵入血液，形成病毒血症。发病与否，取决于病毒的数量、毒力和机体的免疫功能，绝大多数感染者不发病，呈隐性感染。当侵入病毒量多、毒力强而机体免疫功能又不足时则病毒继续繁殖，经血行散布全身。由于病毒有嗜神经性故能突破血脑屏障侵入中枢神经系统，引起中枢神经系统损伤。

2. 临床表现

流行性乙型脑炎的潜伏期为 4 ~ 21 天，一般为 10 ~ 14 天。人体感染乙脑病毒后，可表现出轻重不一的症状，轻者仅出现发热、头痛，重者表现出高热、头痛、呕吐、颈项强直、惊厥、意识障碍、呼吸衰竭等。典型的乙脑可以分为四期。

（1）初期：病初的 1 ~ 3 天，起病急，有发热，体温在 1 ~ 2 天内达到 39℃ ~ 40℃，伴头痛、恶心、呕吐，多有嗜睡和精神倦怠。

（2）极期：病程的第 4 ~ 10 天。

①高热：体温继续上升，达 40℃ 以上，一般持续 7 ~ 10 天，重者可达 3 周。体温的高低与病情的轻重呈正相关。

②意识障碍：可表现出程度不等的嗜睡、谵妄、昏迷、定向力障碍等。神志不清最早可见于病程的第 1 ~ 2 天，但多见于第 3 ~ 8 天，通常持续 1 周左右，重者可长达 4 周以上。昏迷的深浅、持续时间的长短与病情的严重性和预后有关，昏迷越早、越深、时间越长，病情越重，预后越就不好。

③惊厥或抽搐：40% ~ 60% 患儿可发生惊厥或抽搐，可由高热、脑实质炎症及脑水肿所致，多于病程的第 2 ~ 5 天出现。先有面部、眼肌、口唇的小抽搐，随后呈肢体阵挛抽搐，重者出现全身抽搐、强直性痉挛，历时数分钟至数十分钟不等，均伴有意识障碍。频繁抽搐可导致紫绀，甚至呼吸暂停。

④呼吸衰竭：主要为中枢性神经呼吸衰竭，多见于重症患儿，是本病的主要死亡原因。表现为呼吸节律不规则及幅度不均，如呼吸表浅、双吸气、叹息样呼吸、潮式呼吸、抽泣样呼吸等，最后呼吸停止。乙脑患儿有时也可出现外周性呼吸衰竭，多由脊髓病变导致呼吸肌麻痹，表现为呼吸先快后慢、胸式或腹式呼吸减弱、发绀，但呼吸节律整齐。

⑤脑膜刺激征：发生率约为 40% ~ 60%，表现为颈项强直、凯尔尼格征和布氏征阳性，婴幼儿则常表现为前囟隆起而脑膜刺激征缺如。

⑥颅内压增高：主要表现为剧烈头痛、呕吐、血压升高、脉搏变慢。重症者可发生脑疝，表现为昏迷加重或烦躁不安、面色苍白、喷射性呕吐、反复或持续惊厥、抽搐、肌张力增高、脉搏转慢、过高热、瞳孔不等大或忽大忽小、对光反应迟钝。小儿可有前囟膨隆，视盘水肿。

⑦其他神经系统症状和体征：乙脑的神经系统表现多在病程的 10 天内出现，第 2 周后就较少出现新的神经症状和体征。常有浅反射先减弱后消失，膝、跟腱反射等深反射先亢进后消失，锥体束征阳性。昏迷时，除浅反射消失外，可有肢体强直性瘫痪、偏瘫或全瘫，伴肌张力增高，还可伴膀胱和直肠麻痹（大、小便失禁或尿潴留）。此外，根据病变部位不同，可有颅神经损伤或自主神经功能紊乱的表现。

高热、抽搐和呼吸衰竭是乙脑极期的严重症状，三者相互影响，尤其是呼吸衰竭常为致死的主要原因。循环衰竭较少见。

（3）恢复期：极期过后，体温逐渐下降，精神、神经症状逐日好转，一般于 2 周左右可完全恢复。但重症患儿可有神志迟钝、痴呆、失语、多汗、吞咽困难、颜面瘫痪、四肢强直性瘫痪或扭转痉挛等症状。经积极治疗后大多数患儿于 6 个月内恢复。

（4）后遗症期：患病 6 个月后如仍遗留有精神、神经症状未恢复者称后遗症，发生率为 5%～20%，甚至近半数的重症患儿可有后遗症。主要有意识障碍、痴呆、失语、肢体瘫痪、扭转痉挛和精神失常等，经积极治疗后可有不同程度的恢复。癫痫后遗症可持续终生。

3. 辅助检查

（1）血常规检查：白细胞总数常在（10～20）×10⁹/L，病初中性粒细胞在 80% 以上，随后淋巴细胞占优势，部分患儿血常规始终正常。

（2）脑脊液检查：脑脊液压力增高，外观无色透明或微浑，白细胞计数多在（50～500）×10⁶/L，个别可高达 1000×10⁶/L 以上。早期细胞分类中性粒细胞稍多，氯化物正常，糖正常，蛋白质轻度升高。少数患儿于病初脑脊液检查正常。

（3）血清学检查

①特异性 IgM 抗体测定：可采用 IgM 抗体捕获酶联免疫吸附测定、间接免疫荧光法、2 - 巯基乙醇（2 - ME）耐性试验。特异性 IgM 抗体一般在病后 3～4 天即可出现，脑脊液中最早在病程的第 2 天即可测到，2 周达高峰，可作早期诊断。轻、中型乙脑患儿检出率高（95.4%），重型和极重型患儿检出率较低。

②其他抗体的检测：补体结合试验、血凝抑制试验、中和试验均能检测到相应的特异性抗体，主要用于乙脑的流行病学调查。

（4）病毒分离：病程的第 1 周内死亡病例的脑组织中可分离到病毒，但脑脊液和血中不易分离到病毒。

【饮食宜忌】

1. 饮食宜进

（1）饮食原则

①疾病初期：可选用辛凉解表的食物，如豆豉、薄荷叶等。

②急性期：宜给清凉和流质饮食，如西瓜汁、绿豆汤、豆浆、米汤、菜汤、藕粉和牛奶等。

③热盛期：宜食具有清热、解毒、凉血作用的食物，如菊花脑、西瓜翠衣、苋菜等，昏迷及吞咽障碍者，可用鼻饲供给饮食。要注意给予糖类、高蛋白、富含维生素和无机盐的食物，如牛奶、西瓜汁、番茄汁、生梨水、苹果水、橘子水等。每次鼻饲前，应注意鼻饲管有无脱出或盘曲在口腔内；注入饮食前，应先抽吸胃液，证明鼻饲管确在胃内后方可灌注饮食；灌入速度宜缓慢；鼻饲后注入少量温开水，以冲净导管。鼻饲管每周更换 2～3 次，针筒每次用后以开水洗净，每日消毒 2～3 次。

④恢复期：应逐渐增加营养成分的摄入，如牛奶、瘦肉、鸡蛋、新鲜水果、新鲜蔬菜等。还需给予具有养阴益胃作用的食物，如荸荠、甘蔗、西瓜、生梨等。

（2）药膳食疗方

①豆豉粥：扁豆 30g，豆豉 10g，粳米 50g。共煮成粥，加适量调味品服食。每日 1 剂，

分 2 次食，连食 1~3 天。有健胃抗邪、发散解表的作用。适用于乙脑初期见有头痛、嗜睡、轻度恶寒发热、恶心呕吐等症状者。已见高热烦躁、抽搐等症状者则不宜食用。

②荸荠苋菜汤：鲜荸荠 250g，苋菜 50g，冰糖适量。荸荠洗净，去皮，与苋菜同煮 30 分钟，调入冰糖，待冰糖融化后饮汤吃荸荠。每日 1 剂，分 3~4 次服食。本方有清营、凉血、解毒的作用。适用于乙型脑炎高热、口渴、抽搐等营热炽盛者。神志昏迷者不宜服食。

2. 饮食禁忌

（1）辛辣刺激性食物：如辣椒、辣酱、芥末、咖喱等，可刺激迷走神经兴奋，不利于疾病恢复。

（2）热性食物：如羊肉、狗肉等，可使火性炎上，加重头痛。

（3）强烈的调味品：如芥末粉、胡椒粉、辣椒粉等，可刺激胃黏膜，引起恶心、呕吐、咳嗽而加重病情。

（4）油腻的食物：如肥肉、黄油等，多食不易消化，易致恶心、呕吐，加重病情。

（5）腥膻发物：如海鱼、虾、蟹、鳝鱼等不宜食用，以免加重炎症的扩散。

【**药物宜忌**】

1. 西医治疗

（1）抗病毒治疗：在疾病早期可试用广谱抗病毒药物病毒唑 0.1~0.3g 加入 250mL 的葡萄糖注射液中静脉滴注，每天 1 次，但疗效尚缺乏循证医学的支持。

（2）肾上腺皮质激素及其他治疗：肾上腺皮质激素有抗炎、退热、降低毛细血管通透性、保护血脑屏障、减轻脑水肿、抑制免疫复合物的形成、保护细胞溶酶体膜等作用，对重症和早期确诊的病人即可应用，待体温降至 38℃ 以上，持续 2 天即可逐渐减量。一般总疗程不宜超过 5~7 天。过早停药症状可有反复，如使用时间过长，则易产生并发症。

（3）后遗症和康复治疗：康复治疗的重点在于智力、吞咽、语言和肢体功能等的锻炼，可采用理疗、体疗、中药、针灸、推拿等疗法，以促进恢复。

2. 中医治疗

（1）辨证治疗

①暑入阳明

主症：高热，心烦，头痛且晕，面赤气粗，口渴汗多，或背微恶寒。苔黄燥，脉洪数或洪大。

治法：清暑泄热，益气生津。

方药：白虎加人参汤加减。生石膏 30g（先煎），知母 12g，甘草 6g，粳米 20g，人参、生大黄各 10g。临床运用时可酌加金银花、连翘、竹叶、荷叶、西瓜翠衣等清暑透热之品。

②暑热动风

主症：灼热，四肢抽搐，甚或角弓反张，牙关紧闭，神迷不清，或喉有痰壅，脉弦数。

治法：清热息风。

方药：羚角钩藤汤加减。羚羊角片3g（先煎），钩藤18g，生地黄20g，川贝母、桑叶各9g，菊花12g，茯神、白芍各15g，甘草4g，竹茹8g（与羚羊角片一起先煎）。若腑实燥结者，可加大黄、芒硝、全瓜蒌以通腑泄热；若心营热盛者，可加水牛角、玄参、丹皮等清营泄热；若痰壅抽搐者，可加至宝丹3g，2~3次/日，化水服，以涤痰、开窍、止痉；若抽搐频繁、难以控制者，可加全蝎、蜈蚣、地龙、僵蚕等以助息风定痉之效；若热甚神昏谵语，甚或昏愦不知人者，宜加服安宫牛黄丸，3岁以下者2g/次，2次/日，4~6岁者3g/次，2次/日，以清心开窍；若痰涎壅盛者，宜加入胆南星8g，竹沥20g以清化痰热。

③暑湿内阻

主症：身热面赤，耳聋，胸闷脘痞，下利稀水，小便短赤。舌红赤，苔黄滑，脉洪大。

治法：清热利湿，宣通三焦。

方药：三石汤加减。滑石、寒水石、杏仁、金银花各9g，生石膏15g，竹茹、通草各6g。若中焦湿邪盛，可酌加藿香、佩兰、大豆卷等以化湿浊。

④暑入心营

主症：灼热烦躁，夜寐不安，时有谵语，甚或昏迷不语，或猝然昏倒，不知人事，身热肢厥，气粗如喘，牙关微紧或口开。舌绛，脉数。

治法：凉营泄热，清心开窍。

方药：清营汤加减。水牛角30g，生地黄20g，丹参、金银花、连翘各15g，玄参12g，淡竹叶7g，黄连4g。邪热内陷心包者，加用安宫牛黄丸、紫雪丹等清心开窍之品。

⑤暑入血分

主症：灼热躁扰，斑疹密布，色呈紫黑，吐血，衄血，神昏谵妄，甚或四肢抽搐，角弓反张，喉间痰声辘辘。舌绛，苔焦。

治法：凉血解毒，清心开窍。

方药：神犀丹加减。水牛角30g，石菖蒲、紫草各8g，黄芩9g，金银花、连翘、板蓝根、玄参、天花粉各15g，淡豆豉10g。

⑥余邪未尽，痰瘀滞络

主症：低热不退，心悸烦躁，手足颤动，神情呆钝，默默不语，甚则痴呆、失语、失明、耳聋，或见手足拘挛，肢体强直。

治法：化痰祛瘀，搜络退热。

方药：三甲散加减。地鳖虫6g，醋炒鳖甲、穿山甲各15g，生僵蚕、柴胡各12g，桃仁10g。可酌加青蒿、地骨皮、白薇以退余热。

（2）验方

①金银花、大青叶、重楼、丹参各30g，连翘、生大黄（后下）、葛根、藿香、佩

兰各15g，六一散18g（包），生石膏60g（先煎）。水煎服，适用于暑热在气分时。

②金银花、大青叶、丹参、钩藤各30g，连翘、生大黄（后下）、葛根、竹沥半夏、郁金各15g，芒硝、藿香、胆南星、厚朴、全蝎各12g，六一散18g（包），蜈蚣5条。水煎服。适用于痰浊内蒙心窍者。

③金银花、大青叶、生地黄、白茅根各30g，连翘、黄芩、生大黄（后下）各15g，黄连、黄柏、栀子、芒硝（冲服）、赤芍、丹皮各12g，知母10g，石膏90g，龙胆草6g，甘草3g。水煎服。适用于痰火内盛、肝热亢盛者。

④金银花、大青叶、生地黄、丹参各30g，连翘、生大黄（后下）、芒硝、黄芩各15g，栀子、赤芍、全蝎、地龙、僵蚕各12g，龙胆草10g，生石膏90g，蜈蚣5条。水煎服。适用于热盛引动内风者。

3. 药物禁忌

（1）苯巴比妥

①服苯巴比妥不宜饮茶：茶水中含有鞣酸、咖啡因及茶碱等成分，对中枢神经系统有兴奋作用，可减弱苯巴比妥的镇静作用。

②与含硼砂的中药相克：硼砂为碱性药，可减少苯巴比妥的吸收，降低其疗效。

（2）地西泮与含有氰苷的中药相克：地西泮与含有氰苷的中药，如枇杷仁、桃仁、苦杏仁等同时应用，可造成呼吸中枢抑制，甚至会引起呼吸衰竭，此外，还会损害肝脏功能。

（3）中枢兴奋药：如咖啡因、尼可刹米、洛贝林等可使惊厥加重，应注意。

第五章 寄生虫病

一、蛔虫病

【概述】

蛔虫病是由似蚓蛔线虫寄生于人体小肠或其他器官所致的疾病。国内流行极广，以儿童发病为多。蛔虫为蚯蚓状线虫，是寄生于人体内最大的线虫。本病的传染源为蛔虫病患者和带虫者，猪蛔虫与人蛔虫相似，偶可传染给人。感染期虫卵主要经手入口，亦可随灰尘飞扬而被吸入咽部吞下而感染。

1. 临床表现

人感染蛔虫后，临床大多无自觉症状，称蛔虫感染。有症状者主要见于儿童及体弱者，症状一般较轻，部分患者以并发症就医。

（1）蛔虫幼虫移行症：主要见于短期吞食大量污染蛔虫卵的食物所致，多在吞食后1周左右发病，为蛔虫幼虫在肺内移行所致。临床表现为畏寒、发热、咳嗽、咳痰、胸闷、气急，偶有痰中带血，重者可出现哮喘样发作，少数患者见荨麻疹，可于双肺闻及干湿啰音。X线胸片可见肺部点状及片絮状阴影。若无继发感染，上述症状多在7~10天消失。

（2）肠蛔虫病：绝大多数无症状。儿童以腹痛最常见，大多为脐周一过性隐痛或绞痛，多突然发生，片刻后自行缓解，常伴有食欲减退、腹泻或便秘，并可从粪便排出或呕吐出蛔虫。小儿严重感染者可引起营养不良、发育迟缓、磨牙、夜惊、异食癖等。

（3）异位蛔虫症

①胆道蛔虫病：是最常见的并发症，为蛔虫窜至胆道所致。表现为突然发病，上腹部阵发性绞痛，可放射至背部，常伴恶心、呕吐甚至吐出蛔虫，症状与体征不相称，即疼痛发作期无明显体征，黄疸少见。若继发细菌感染，可出现畏寒、发热。

②蛔虫性肠梗阻：小儿多见，表现为阵发性腹痛，呕吐，腹胀，停止排便、排气，半数患儿见肠型与蠕动波，腹部可扪及条索状肿块。腹部X线检查可见多个液气平面。肠梗阻时间过长，肠壁缺血可并发肠坏死、肠穿孔、肠扭转等。

③蛔虫性阑尾炎：多发于儿童，在小儿阑尾炎病因中占重要地位。驱虫不当可为诱因。临床表现与一般阑尾炎相似，但易发生阑尾穿孔。

④蛔虫性胰腺炎：由蛔虫侵入胰管致胰管阻塞所致，临床表现为左上腹阵发性钻顶样绞痛，继而腹痛转为持续性，伴恶心呕吐，上腹压痛明显，有腹肌紧张。血清和

尿淀粉酶升高，重者可发展为出血坏死性胰腺炎。

2. 辅助检查

（1）血常规检查：蛔虫幼虫移行期白细胞总数及嗜酸性粒细胞均增多，伴细菌感染时白细胞及中性粒细胞增多。

（2）粪便检查：由于蛔虫卵量大，粪便直接涂片镜检容易检出虫卵，饱和盐水漂浮法阳性率更高。

【饮食宜忌】

1. 饮食宜进

（1）饮食原则

①高纤维食物：为了及时把被麻痹的虫体排出，患儿宜在服驱虫药后多吃高纤维食物，如粗粮、芹菜、韭菜、小白菜、白萝卜、香蕉、苹果等。这些食物能在肠道内吸收水分，膨胀能够刺激肠道，使肠蠕动增加，及时将虫体随粪便排出。

②大葱：宜空腹食用，特别是发生蛔虫性腹痛时，食用大葱能减轻腹痛。

③酸性食物：酸性食物可使虫体安静，减轻蛔虫引起的腹痛，如食醋、石榴、草莓、乌梅等。

（2）药膳食疗方

①将鲜青梅洗净，去核捣烂，绞去其汁，取残渣晒干研末备用。小儿每次服 5g，早晚各 1 次。

②豆油、藕粉各适量，用豆油将藕粉调为糊状，每次 60mL，每日服 3 次。可驱蛔通腑，适用于蛔虫性肠梗阻。

③黑丝瓜子仁，儿童服 30 粒，空腹嚼服，每日 1 次。有驱虫之功效。

④未熟木瓜适量，晒干研粉，每次 10g，早晨空腹食。有驱虫的作用。

⑤将使君子肉炒焦，儿童每次 1 粒，每日 1 次，连服 2 日。有驱虫的功效。

⑥陈醋 30~60mL。视年龄大小，适量顿服，至痛止为度，疼痛缓解后再服驱虫药。适用于胆管蛔虫症之腹痛。

2. 饮食禁忌

（1）辛辣食物：辛辣食物，如辣椒、蒜苗等可助湿生热，蛔虫受到热的刺激后会在肠内窜动，如进入胆管就造成胆管蛔虫症，如在肠内扭结成团就会引起蛔虫性肠梗阻。

（2）油腻食物：食入过分油腻的食物可阻滞脾胃，使其运化失职、积湿成热，为寄生虫在体内生存创造良好的条件，故不要过食肥肉、鸡汤等。

（3）甜食：过食高糖食物，如糖果、甜点心、糖水罐头、奶油蛋糕、巧克力等会助湿生热，加重病情。

【药物宜忌】

1. 西医治疗

（1）常用的驱虫药物

①左旋咪唑：广谱驱虫药，可用于胆道蛔虫病和蛔虫所致的不完全性梗阻的驱虫

治疗。本品不良反应轻微，偶有恶心、呕吐、食欲减退、腹痛、头晕等，停药后即消失。少数患者服药后出现轻度肝功能损害，故有肝、肾疾患者应慎用或不用。服法：2.5mg/kg，空腹或睡前顿服，若排蛔不全，1 星期后可再服一次。

②甲苯咪唑：广谱驱虫药。本品不良反应轻微。有少数人服药后可引起蛔虫骚动和游走，出现腹痛或蛔虫现象。严重心、肝疾病患者慎用，2 岁以下小儿不宜使用。服法：儿童均 1 次顿服 200mg 即可；若每次 100mg，每日 2 次，连服 3 日，疗效更好。

③噻嘧啶：广谱驱虫药。不良反应有头痛、头晕、呕吐、腹痛和腹泻。急性肝炎、肾炎、严重心脏或发热患者应暂缓给药。服法：睡前 1 次顿服 1.2～1.5g 即可。

④枸橼酸哌嗪（驱蛔灵）：本品几乎无毒性，在用量过大时偶有恶心、呕吐、腹痛、腹泻、荨麻疹等不良反应。对有慢性肝、肾疾患，有癫痫史及黄疸者应慎用。服法：儿童每天剂量 70～150mg/kg，1 天最大量不能超过 3g。

（2）并发症的治疗

①胆道蛔虫病：解痉止痛，纠正酸碱及水、电解质失衡，抗感染治疗，同时予有效驱虫。解痉可用阿托品 0.5mg 加异丙嗪 12.5mg 静脉滴注或肌内注射，蛔虫大多可自动从胆道退出。经内科治疗 24 小时，病情不改善反加重，检查（如 B 超）提示蛔虫在胆道内嵌顿者，或出现化脓性胆管炎、肝脓肿者均应立即手术治疗。

②蛔虫性肠梗阻：大多为不完全肠梗阻，以内科治疗为主，包括禁食、胃肠减压、解痉止痛、纠正酸碱失衡及水和电解质失衡。若经 1～2 天病情继续发展，或出现肠穿孔，应立即手术治疗。

2. 中医治疗

（1）辨证治疗

①阳明腑实

主症：腹痛以脐周为甚，时作时止，腹胀，不大便，有时剧痛如钻顶样痛，呕吐，疼痛时腹部有包块，包块时聚时散。

治法：驱除蛔虫，泻下里实。

方药：万应丸加大承气汤加减。苦楝皮 12g，槟榔 30g，大黄、芒硝、厚朴、枳实各 15g，榧子 18g，使君子 20g，黑丑、白丑各 10g。

②肝脾虚寒

主症：脐周疼痛，时作时止，胃脘嘈杂，或吐蛔，排蛔，面色黄，消瘦，鼻孔痒，睡中啮齿流涎。

治法：安蛔驱蛔，健运脾胃。

方药：乌梅丸与化虫丸加减。乌梅、鹤虱、榧子、槟榔各 15g，苦楝皮 12g，川椒、桂枝、人参、当归各 10g，黄连、黄柏、干姜、附子各 9g，细辛 5g。

③脾胃虚弱

主症：腹部隐隐作痛，喜吃异物，有时腹泻，有时便秘，口吐清水，嘈杂，脐周阵发性隐痛，面色萎黄，肌肉消瘦，四肢乏力，纳食差。

治法：健脾益气，驱虫。

方药：香砂六君子汤与布袋丸加减。广木香、砂仁、法半夏、陈皮、焦白术、炙甘草各 9g，党参、榧子、使君子、槟榔、芜荑各 15g，炒山楂、炒谷芽、炒麦芽各 12g，生百部 18g。

（2）验方

①苦楝皮洗净，刮去粗皮取白皮 30g，水煎，1 次空腹温服。

②使君子肉 30g，微炒，1 日分 3 次空腹吃下，吃后喝温开水，连服 3 日。

③花椒 10g，水煎，空腹 1 次服下。

④使君子肉、苦楝子、芜荑各 10g，甘草 4g。水煎，空腹 1 次服下。

3. 药物禁忌

（1）服驱虫药时不宜食用猪肉。

（2）阿苯达唑（肠虫清）：2 岁以下儿童、癫痫、急性病、活动性消化性溃疡及肝、肾、心功能不全的患者忌用。

（3）枸橼酸哌嗪（驱蛔灵）

①与吩噻嗪类药相克：哌嗪与吩噻嗪类药（如氯丙嗪、奋乃静等）合用会增加锥体外系反应，如四肢震颤、语音不清、扭转痉挛等。

②与双羟萘酸噻嘧啶相克：两者有相互拮抗作用，不可合用。

（4）左旋咪唑

①与苯妥英钠相克：两者合用可使苯妥英钠血药浓度增加。如需同时使用应监测苯妥英钠的血药浓度，必要时可减少苯妥英钠的用量。

②与华法林等香豆素类药物相克：两者合用可使凝血酶原时间延长，应注意监测凝血酶原时间，并注意调整华法林及其他香豆素类药物的用量。

（5）腹痛时不宜先用驱虫药：蛔虫窜动时会引起患儿腹痛，应先安虫，待虫安止痛后再驱虫。

（6）不宜盲目加大驱虫药用量：服用驱虫药 1~3 日后，虫体才会随粪便排出。如体内虫体较少，可能就看不到有虫体排出。如盲目加大驱虫药的剂量，会增加药物的不良反应，造成肝肾功能损害。

（7）有严重心、肝、肾疾病的患儿不宜用驱虫药：患有严重肝、肾疾病时，肝脏对药物的解毒作用及肾脏对药物的排泄作用减慢，即使常规剂量用药也会发生药物中毒。如患有严重的心脏疾病，可因刺激消化道而引起恶心、呕吐、腹泻、腹痛，使病情加重。

二、钩虫病

【概述】

钩虫病是由十二指肠钩虫和（或）美洲钩虫引起的肠道寄生虫病。本病流行很广，世界上几乎所有国家均有本病发生。

国内大部分地区为两种钩虫混合感染，北方以十二指肠钩口线虫感染为多，南方个别地区则以美洲板口线虫感染为主。本病传播途径以皮肤接触感染为主，手指间和脚趾间的皮肤是最常见的侵入部位。在有生食蔬菜习惯的地区，则可经口感染。人对钩虫普遍易感。一般以青壮年为多，儿童较少。

1. 临床表现

本病分为幼虫和成虫感染所引起的两种表现。

（1）幼虫感染引起的临床表现：丝状蚴侵入皮肤处产生红色点状丘疱疹，奇痒，俗称"粪毒"或"地痒疹"，一般3~4天消退，重复感染可再次出现上述症状。感染1周左右，可出现咳嗽、咳痰，以夜间为甚，重者痰中带血，甚至出现哮喘、低热，持续数周，肺部可闻及干湿啰音或哮鸣音，胸片示肺纹理增粗或点片状浸润阴影，数日后自行消退。

（2）成虫感染引起的临床表现：上腹隐痛不适，食欲减退，腹胀，腹泻，消瘦，少数出现异嗜症，喜食生米、沙石、泥土等。感染后3~5月出现进行性贫血，表现有头昏眼花、耳鸣、心悸、气促、面色蜡黄、精神萎靡不振、心率增快、心脏增大、心尖区闻及收缩期杂音，严重者出现心力衰竭或低蛋白性水肿。儿童严重感染者可引起生长发育障碍。

2. 辅助检查

（1）血常规检查：红细胞计数减少，血红蛋白降低，呈低色素小细胞性贫血；白细胞总数正常；嗜酸性粒细胞早期增多，后期因严重贫血而降低。

（2）粪便检查

①粪便隐血试验常为阳性。

②虫卵检查法

a. 直接涂片法：是检查虫卵简便易行的方法，但阳性率低。

b. 饱和盐水漂浮法：因钩虫卵比重较饱和盐水比重低，容易漂浮，检出率明显高于直接涂片法。

③虫卵计数法：可测定钩虫的感染度。常用有司氏（Stoll）稀释虫卵计数法与改良加藤（Nato）计数法。这些方法多用于流行病学调查及药物疗效评价。虫卵小于3000个/g（粪）为轻度感染，3000~10000个/g为中度感染，多于10000个/g为重度感染。

（3）骨髓涂片镜检：红细胞系统呈增生象，骨髓中无细胞外铁存在，铁粒幼红细胞的百分比大多很低。

【饮食宜忌】

1. 饮食宜进

（1）饮食原则

①钩虫借口囊吸咬肠黏膜，并经常更换吸附点，造成小肠内多发出血、溃疡面出血引起缺铁性贫血，因此，宜多食含铁食物，如玉米、动物肝脏、豆类、木耳、紫菜、山楂、桃、草莓、葡萄、樱桃等。

②严重的钩虫感染，可导致低蛋白血症和重度营养不良，所以，在驱虫治疗后，应给予高蛋白、高热量和高维生素食物，以蛋类、肉类、动物肝脏和新鲜蔬菜最佳。

（2）食药膳食疗方

①豆腐与香油：以香油炒豆腐，每日晨起服食。

②银耳与白糖：银耳20g、白糖适量，做羹吃。

③鸡蛋与韭菜：鸡蛋2个、韭菜50g，加调料，用油炒熟服食。

④鲜马齿苋200g（干品100g），乌梅15g，麦芽糖适量。将马齿苋洗净，与乌梅同入锅内煎煮，去渣取汁，麦芽糖调味。每天1剂，早、晚各1次空腹温服，连食1周。

⑤鹤虱60~100g，麦芽糖适量。将鹤虱洗净，入锅内加水适量，煎20分钟，去渣取汁，加麦芽糖调匀，代茶温服。每天1剂，早、晚各1次分服，连吃3天至1周。

⑥苦楝根白皮30g，槟榔20g。加水适量，煎浓汤加白糖制成60mL糖浆，睡前空腹服完，连服2天。注意：不可久服，为安全起见，儿童要酌减用量。

⑦南瓜子（每千克体重2g），槟榔片（每千克体重2g），玄明粉（每千克体重0.3g）。将南瓜子焙干研粉，槟榔片浸泡3小时后，加水400mL，煮取200mL，早晨空腹将南瓜子粉1次吞服，一个半小时后温服槟榔煎剂，再过半小时开水冲服玄明粉。

⑧鲜南瓜子60g，白糖适量。将南瓜子研粉，温水调成乳状，加白糖适量，空腹服用。注意：带壳生用研粉效果最好。

2. 饮食禁忌

①生的瓜果蔬菜：本病虽以皮肤接触感染为主，但有生食蔬菜习惯者，亦可经口感染，因此，应尽量不生食蔬菜、瓜果。必须生食时，应冲洗干净。

②腐烂不洁的瓜果：腐烂不洁的瓜果中可带有虫卵，进食后易被感染。

③未熟透的肉类：未熟透的肉中可能有未被杀灭的虫卵，进食后有可能被感染。

④暴饮暴食：饥饱失时，损伤脾胃，易形成积滞而化生虫积。

【药物宜忌】

1. 西医治疗

（1）一般治疗

①钩蚴性皮炎的治疗：可用左旋咪唑涂肤剂（左旋咪唑750mg，硼酸1.3g，薄荷1.3g，加50%乙醇至100mL）或15%噻苯软膏涂擦患处，每日3次，可连续涂液2日，能杀死停留于皮肤的部分钩蚴，不仅可以较快地消肿、止痒，还能预防呼吸道症状的发生。

②贫血的对症治疗：纠正贫血甚为重要，可根据贫血程度采用以下措施：a. 给予富有铁质、蛋白质和维生素的饮食。b. 特别注意补充铁剂，可服用硫酸亚铁0.1~0.15g/（kg·d），分3次口服，或饭后服用10%~20%枸橼酸铁铵2~3mL/（kg·d），分3次口服。为利于铁剂吸收，可同时服用维生素C 100mg/（kg·d），分3次口服。c. 如有重度贫血（血红蛋白30g/L以下）、心肌缺氧劳损较重、心力衰竭、体力特别衰弱者，应小量多次输血。输血时注意切勿突然增加心脏负担，应预先采取措施，如服

用利尿剂以减少血容量等。

（2）病原治疗：对一般情况较差的重度感染者，应首先加强综合治疗，纠正心功能不全后再服驱虫药，以减少不良反应的发生。

①丙硫咪唑（肠虫清）：本药吸收良好。2岁以上钩虫病患儿顿服400mg，10日后再服1次。1~2岁儿童剂量减半。

②甲苯咪唑：本药口服后24小时内90%的药物由粪便排出。患者不分年龄、体重、剂量均为100mg，每日2次，连服3日。十二指肠钩虫卵阴转率为75%~100%，美洲钩虫卵阴转率为76.6%~86.6%。增加剂量（200mg/次）、延长疗程（4日）可提高疗效。少数患者有短暂的头昏、乏力和腹痛等不良反应的发生。本药作用缓慢，可引起蛔虫游定。

③氟苯咪唑：本品又称氟化钾苯咪唑，儿童剂量为300mg/日，顿服，连服2日，钩虫卵阴转率为42.1%~51.8%；若改为每次100mg，每日2次，连服3~4日，虫卵阴转率可达95.6%~100%。不良反应有恶心、腹痛、肠鸣等。

④左旋咪唑：常用剂量为1.5~3.5mg/（kg·d），顿服，连服2~3日，十二指肠钩虫卵阴转率为80%~96%。

⑤丙氧咪唑：剂量为10mg/（kg·d），顿服，若采用旧疗法，十二指肠钩虫卵和美洲钩虫卵的阴转率为66.7%和55.6%；若采用3日疗法，则阴转率可达100%。本品无明显不良反应，主要为头昏、乏力。

⑥噻嘧啶：本品口服后不易吸收，5%以上的药物由粪便排出。常用剂量按基质计算为6~10mg/（kg·d），间隔1星期后可反复应用。

⑦噻乙吡啶：剂量为5mg/（kg·d），半空腹1次口服。

⑧甲胺苯脒：剂量为8mg/（kg·d），顿服。

（3）联合用药：单独使用上述药物均不能使所有患儿虫卵阴转，特别是对美洲钩虫的疗效不理想。在混合感染地区，常需多次反复治疗，并联合用药。

①复方甲苯咪唑（速效肠虫净）：每片含C型甲苯咪唑100mg、盐酸左旋咪唑25mg。4岁以上儿童每次1片，每日2次，连服3日。

②甲苯咪唑300mg和左旋咪唑250mg，1次顿服，连服3日。

③噻嘧啶250mg和左旋咪唑450mg，半空腹1次顿服。

④噻嘧啶250mg和噻乙嘧啶100mg，每日1次，连服3日。

⑤复方噻嘧啶：每片含噻嘧啶和酚嘧啶、基质各50mg，每次1片，每日2次，连服2日。

2. 中医治疗

（1）辨证治疗

①虫邪犯表

主症：皮肤丘疹或斑丘疹，或水疱疹，局部红肿瘙痒难忍，遇热尤甚，畏寒发热，脉浮或浮数。

治法：疏散风邪，清热解毒。

方药：荆防方加减。荆芥、防风、僵蚕各 10g，金银花 15g，蝉蜕 6g，百部 20g，苦参、白鲜皮各 12g，生甘草 9g。若水疱疹流水较多者加苍术 12g、薏苡仁 15g；热盛者加黄芩 9g，大黄 6g。

②虫邪袭肺

主症：喉痒，呛咳，无痰或少痰，或痰中带血丝，畏寒发热。苔薄白或薄黄，脉浮或浮紧。

治法：疏风宣肺，解毒杀虫。

方药：钩蚴感染方加减。百部 20g，苦参 15g，荆芥、桔梗、玄参、蝉蜕、射干、象贝母、牛蒡子各 10g，生甘草 6g。若咳嗽咯痰、痰黄黏稠、喉中有血腥味者，减荆芥、牛蒡子、射干，加黄芩 6g、焦山楂 9g、金银花 15g、连翘 12g、全瓜蒌 12g、桑白皮 12g；痰中有血丝者加黛蛤散 30g、黄芩 6g；咯血加焦栀子、黄芩、生地黄、侧柏炭各 10g。

③脾虚虫积

主症：面黄肌瘦，消谷善饥，腹胀腹痛，大便溏薄或完谷不化，喜食生米、茶叶、生豆、泥土等物。舌淡苔薄或微腻，脉沉细或弦滑。

治法：健脾燥湿，驱虫化积。

方药：黄病绛矾丸加减。苍术、厚朴、党参、陈皮、绛矾各 10g，百部 15g，贯众、槟榔、使君子各 10g，川椒、生甘草各 6g。若有食积者加鸡内金、山楂各 12g，麦芽 20g。

④气血亏虚

主症：面色萎黄或蜡黄浮肿，甚或下肢浮肿，头昏，眩晕，耳鸣，气短，动则加重，甚或心慌，四肢乏力，消谷善饥。舌淡苔白，脉细无力。

治法：八珍汤加减。党参、白术、茯苓、陈皮、当归各 10g，白芍 12g，炙甘草 9g，熟地黄、槟榔各 15g，苦楝皮 30g。若失眠、心悸加酸枣仁 15g、茯神 12g；心悸、脉结代者合炙甘草汤。

⑤阳虚水泛

主症：神疲乏力，畏寒怕冷，肌肤蜡黄，全身浮肿，心悸气短，甚或气逆而喘，不得平卧，小便清长或短少。舌淡胖嫩，苔滑腻，脉沉细或沉迟。

治法：温补脾肾，化气行水。

方药：先以真武汤加味，续进济生肾气丸加减。真武汤加味：附子 9g，党参 12g，黄芪 20g，白术、茯苓、芍药各 10g，生姜 8g。济生肾气丸加减：附子、桂枝各 6g，茯苓、熟地黄、山药各 15g，泽泻、山萸肉、车前子、牛膝、人参各 10g，当归 9g。若痰多气喘者加葶苈子 15g、苏子 12g。

（2）验方

①贯众 90g，苦楝皮 15g，紫苏 15g，荆芥 15g。水煎服。5～10 岁者服 25mL，10～15 岁者服 50mL，1 次顿服。

②榧子 120g，使君子 120g，白糖 250g。将榧子、使君子共研细末，加入白糖调匀即成。温开水送服，每次服 15g，每日 3 次，连服 10 日为 1 疗程。

③苦楝皮 30g，青蒿 120g，磨碎，用米汤合成丸，早晨空腹服，每服 9g，连服 4

日。5 岁以下儿童禁服。

④马齿苋新鲜者 150g，加水 500mL，慢火煎 30 分钟，去渣加白糖 25g，睡前服，连服 2 晚，儿童量酌减。

3. 药物禁忌：参见"蛔虫病"相关内容。

三、蛲虫病

【概述】

蛲虫病是由蠕形住肠线虫（简称蛲虫）寄生于人体肠道所引起的疾病。患者以儿童为主。本病的传染源为蛲虫病患者。虫卵从肛门至手经口感染。通过内裤、地板、桌面、门把手或食物等间接感染。虫卵悬浮于空气中通过空气从口鼻吸入而咽下可引起感染。虫卵在肛门附近自孵，而后幼虫进入肠道。该病在世界分布甚为广泛，不论在城市或农村，均可造成本病的流行。

1. 临床表现

蛲虫病患儿临床多无显著症状。感染较重者常表现为夜间肛周或会阴部奇痒与虫爬行感。由于搔抓，可引起肛周糜烂、出血及继发感染、局部肿痛。患儿常有睡眠不安、夜惊、磨牙等，有时出现食欲不振、腹痛、恶心等消化道症状，偶尔可引起异位并发症，如侵入泌尿道可引起尿频、尿急、尿痛与遗尿，侵入阴道引起阴道炎，侵入腹腔引起肉芽肿病灶，侵入阑尾引起阑尾炎。

2. 辅助检查

（1）肛周检虫法：根据雌虫具有夜间爬出肛门外产卵的特性，儿童入睡后 1 ~ 3 小时内，在肛门外皱襞或会阴等处寻找成虫，该法简便，准确率高，易于普及。

（2）肛周检卵法：在肛门四周皱襞上刮取、擦取或粘取污物镜检虫卵。方法常用擦拭法或胶粘法，一般在清晨便前进行，一次检出率为 50%，三次检出率可高达 90% 以上。

【饮食宜忌】

1. 饮食宜进

（1）饮食原则

①进食易消化、高营养食物：钩虫病患儿大多出现消化功能障碍和营养不良的症状，所以饮食宜进易消化且营养丰富的食物，如蛋羹、豆腐脑及肉类、禽类的煲汤等。胃肠道功能恢复后，应加大高蛋白食物的摄入量，如各种肉类、鸡蛋、豆腐、乳制品等。

②进食富含维生素 C 和富含铁的食物：钩虫病患儿存在不同程度的缺铁性贫血，需要进食含铁量高的食物，如红肉、红骨髓、动物血、动物肝脏等。维生素 C 是铁还原过程中的主要因素，增加维生素 C 的摄入，对增加铁的吸收至关重要，故应多进食新鲜蔬菜、水果，如菜花、番茄、菠菜、豆芽、苋菜、胡萝卜、柠檬、菠萝、西瓜、梨、桃、甜瓜等。

③进食具有驱虫效能的食物：有些食物既可提供丰富的维生素 C，也可驱虫，如马

齿苋、生南瓜子等。

④有胃肠症状如恶心呕吐、腹痛腹泻者，可调配和胃健胃、缓痛止泻的饮食，如姜糖水、炒米糊、山药粥等。

（2）药膳食疗方

①槟榔6片（约30g），茴香8个。加水煎煮，每日分2次服用，连续服用7日。

②绿豆粉条若干，香油或豆油适量。将绿豆粉条用油炸至黄白色起泡、香脆可口为度。服食不计量、不计时，连服3～5次。

③鲜椰子肉50g，鲜山楂果250g，石榴皮10g。鲜山楂果去核，与鲜椰子肉和石榴皮入锅同煎，去渣取汁，温服代茶。每日1剂，早、晚各服1次。

④樱桃树根10g，槟榔10g，麦芽糖适量。樱桃树根、槟榔入锅同煎，去渣取汁，加麦芽糖调味。每日1剂，早、晚各服1次。

⑤百部、使君子各适量。百部焙干研粉，使君子研粉，按1∶1混合，酌加白糖调味。每日按每岁2～2.4g计算，分3次服用，连服3日为1个疗程。注意：药粉应现配现用，不可久放。

2. 饮食禁忌

（1）含铁少的食物：生理情况下，人体外源性的铁来自食物，铁与食物蛋白结合为血红蛋白。如果外源性的铁摄入不足，血红蛋白缺乏，就会影响红细胞内血红蛋白水平，造成缺铁性贫血。粳米、玉米、小麦含铁少，奶类含铁最少，瘦肉、蛋类、动物肝脏、海带、木耳、香菇等含铁丰富。使用时应搭配合理，不要偏食。

（2）饮浓茶：茶中含有鞣酸，可与食物中的铁元素和蛋白质结合，转变成不溶性的物质，不易被消化。

（3）长期使用铝制品炊具：铝制炊具不含铁质，长期使用可使人体铁的摄入减少，可造成儿童缺铁性贫血的发生。

（4）食用不利于铁吸收的食物：研究表明，酸涩味的水果及咖啡中含有鞣酸，可与铁结合形成鞣酸复合物，影响铁的吸收。膳食纤维不利于铁的吸收，故应少食富含膳食纤维的食物。

（5）碱性食物：人体内如为碱性环境，不利于铁质的吸收，胃酸缺乏也会影响食物中铁的游离和转化，贫血患儿应尽量少食碱性食物，如馒头、荞麦面、高粱面等。

【药物宜忌】

1. 西医治疗

（1）驱虫治疗

①苯咪唑类药物：包括阿苯达唑与甲苯咪唑，对驱除蛲虫有良好的疗效。阿苯达唑剂量为100mg或200mg，一次顿服，2周后再服一次。甲苯咪唑剂量为每天100mg，1次顿服，连服3日。肝肾功能不全者慎用。

②噻嘧啶：为广谱驱虫药，以总剂量12mg/（kg·d），分2次服用，连服2日。

③扑蛲灵：属花青染料类药物，对蛲虫具有显著的杀灭作用。剂量5mg/kg，睡前

1 次顿服，如有复发，可间隔 2~3 星期再服一次。

④扑蛲净：抗蛲虫作用较抗蛔虫、鞭虫强，剂量 5mg/kg，一次顿服。

（2）局部治疗：每次大便后和每日睡前用肥皂与温水清洗肛门，擦干后在肛周涂抹 10% 氧化锌油膏以杀虫止痒。

2. 中医治疗

（1）辨证治疗

①虫扰魄门（轻证）

主症：蛲虫排卵时肛门发痒，夜间为甚，睡眠不安，甚则惊叫，神倦乏力。苔薄白，脉细。

治法：杀虫消积，行气导滞。

方药：苦楝皮 9g，槟榔 12g，鹤虱 12g。

②脾胃虚弱（重证）

主症：蛲虫反复感染，食欲减退，腹胀，形体消瘦。舌淡，苔薄，脉细弱。

治法：先以杀虫为主，后再调理脾胃。

方药：先用追虫丸，后用香砂六君子汤加减。追虫丸：黑丑 120g、雷丸 30g、木香 30g、槟榔 120g，研为细末。茵陈 30g、皂角 15g、苦楝皮 15g，煎取浓汁，将上药末泛为水丸，每服 10g。方中黑丑、雷丸以杀虫为主，木香、槟榔为理气导滞，茵陈、皂角、苦楝皮除湿杀虫。本方具有驱虫除湿、理气通腑的作用，适应于症状明显而体质未虚者。如果病久体虚，脾胃虚弱较明显，或者服驱虫剂后蛲虫又去，气血虚弱未复者，可用香砂六君子汤加减：人参 6g、白术 8g、茯苓 8g、半夏 6g、陈皮 8g、木香 6g、甘草 5g。方中六君子汤健脾燥湿，木香、砂仁理气和胃。

（2）验方

①使君子 120g，芜荑 120g，槐白皮 60g。共为细末，水泛小丸如梧桐子大，每天清晨空腹服 9g，连服 3 日，下一星期再服 3 日，4 星期共 12 次。因蛲虫寿命为 1 个月左右，1 个月的治疗可驱除肠道残存的蛲虫。

②槟榔 30g，水煎，每日 1 剂，分 2 次服。本方以大剂量、疗程长者效果为优。

③使君子肉炒熟、研粉，每次口服 0.5~2g，每日 3 次，连服 15 日为 1 疗程。本药服后可有轻度恶心和头晕感。

④百部炒熟、研粉，10~15g/d，分 3 次服，连服 3 日。如百部与使君子同时服用，效果更好。或以生百部 50g 浓煎至 50mL，加米醋 100mL，每服 40mL。

（3）药物禁忌

①滥用铁剂：应用铁剂注射液常出现一些不良反应，如局部肿痛、面色潮红、头痛、肌肉关节痛、淋巴结炎、荨麻疹，严重者可发生过敏性休克。

②使用可引起贫血的药物：直接干扰红细胞代谢引起贫血，如阿司匹林、氨基比林、非那西汀、奎宁、氯霉素、合霉素、磺胺类药等；免疫抑制剂，如左旋多巴、甲灭酸、氯磺丙脲、磺胺类等。

其他禁忌请参考"营养性贫血"及"蛔虫病"相关内容。